悬壶杂记 ③

外妇儿杂病医案集

唐伟华 著

全国百佳图书出版单位
中国中医药出版社
·北 京·

图书在版编目（CIP）数据

悬壶杂记 . 3，外妇儿杂病医案集 / 唐伟华著 . —北京：中国中医药出版社，2022.4

ISBN 978 - 7 - 5132 - 7401 - 2

Ⅰ . ①悬…　Ⅱ . ①唐…　Ⅲ . ①医案—汇编—中国　Ⅳ . ① R249.1

中国版本图书馆 CIP 数据核字（2022）第 022482 号

中国中医药出版社出版

北京经济技术开发区科创十三街 31 号院二区 8 号楼

邮政编码　100176

传真　010-64405721

保定市中画美凯印刷有限公司印刷

各地新华书店经销

开本 710×1000　1/16　印张 14.25　字数 217 千字

2022 年 4 月第 1 版　2022 年 4 月第 1 次印刷

书号　ISBN 978 - 7 - 5132 - 7401 - 2

定价　58.00 元

网址　www.cptcm.com

服 务 热 线　010-64405510

购 书 热 线　010-89535836

维 权 打 假　010-64405753

微信服务号　zgzyycbs

微商城网址　https://kdt.im/LIdUGr

官 方 微 博　http://e.weibo.com/cptcm

天猫旗舰店网址　https://zgzyycbs.tmall.com

如有印装质量问题请与本社出版部联系（010-64405510）

前言

《悬壶杂记》出版之后，陆续有读者来电来信，或亲临赐教，佥望早读续集。有感于此，遂勉力为之。幸临证以来，每病悉有记录。迄今五十余载，所记病历，满架盈箱。后辈若欲查阅，漫无目的，既费时日，又难获益。乃将常见病、多发病，疗效彰著者，治法有别者，奇异罕见者，以及临证有悟者，陆续另册录出，作为经验。对久治无效，甚或失误者，亦录而查找原因。之后或从书中、师友处寻得答案，附之于后，以匡前误，免蹈覆辙。事虽繁琐，然可增识长智，亦可裨益后学，避走弯路。诚然所摘所录，仍散乱无类，常病偏多，病种不全；叙案虽详，未曾剖释，后学阅之，亦难究其底蕴。

今得诸君勉励，遂与次子一桓，将前之所录，重新整理，按科归类，续写《杂记》，并由一桓录入电脑。之后，每例病案，加入按语，阐析辨证之要、立法之据、用药之意，所用草药、单方、外治各法，或针刺穴位，一并解析。俾读之者，能有所获，或能学以致用。续集稿成，再由子侄校读，方定书稿。

医案为临证之纪实，然病情变化，错综复杂，隐微曲折。余非上工，医术平平，临证虽悉心深究，曲体病情，辨治偏差，亦难避免。故有部分病例，初服方药，病情不减，再审脉症，细究病因，乃得症结，而获治愈者。为展病案全貌，不避纰漏，过程实录，俾后学阅之，庶免重蹈余误。

乡村行医，病不分科，内外妇儿，五官疾病，靡不常见。习医之初，先严在中公即嘱：中医各科，悉心研习，重点掌握，全面了解；并谓：内科为主，触类旁通。故内科宜深入学习，牢固掌握，之后研习妇儿，领略五官，兼及外科。虽非门门精通，然宜了解，基本技能，亦应知晓。昔日乡村，经济困难，患病企望速愈，费用希冀低廉，故凡重急顽症，多方并举，务使收效迅速。遂又兼学针灸、草药，以应急需。因而《杂记》所录，涉病繁多，科别不一。个别病案，除正方外，兼用草药单方、外治敷洗、针刺艾灸，治疗看似杂乱，实求效速费廉。

此次选录医案医话，凡一百九十余则，选案三百七十余例，按科分篇，便于归类查阅，计内科篇、外科篇、妇儿篇、五官篇、奇病篇，五个部分。针灸附在相关案中，不单列篇。此次出版，分辑两册：《悬壶杂记2》为内科病医案集；《悬壶杂记3》为外妇儿杂病医案集。两集所录，悉以常见病、多发病为主。一病之中，选录不同证型，详析辨证要领，治法方药。奇难顽症，较为少见，选录数例，以广见闻，并供后学借鉴。

《杂记》之作，系将数十年临证得失，总结出来，提供后辈临证参考。阅后或有启示，有所获益。所选医案，虽以理论绳之，然愧学识蔧陋，文笔钝拙，尚多言不尽意之处。杂沓成篇，错讹难免。一孔之见，刍荛之言，企盼同仁不吝赐教。

唐伟华　于四川岳池

2021年8月　时年八十

目录

外科病篇

伤科病篇

妇科病篇

儿科病篇

五官科病篇

奇病篇

外科病篇

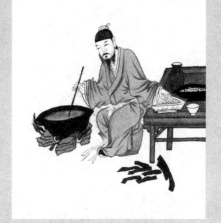

一、发颐

代妇联碧，年甫三十。1995 年 3 月 4 日来诊。

病起于 3 日之前，初见发热恶寒、口渴引饮、头身疼痛等症。前医予西药数次，寒热渐减，疼痛缓解。次日，却见右颐颔间肿痛，前医未习外科，荐来求治。

患者右腮，漫肿不红，按之顽硬，疼痛颇剧，痛引右耳及头部，张口受限，吞咽不利，咽喉肿痛，右侧为甚。舌红苔淡黄根厚，脉浮滑。此为发颐，系感受风寒时邪，汗出不畅，余邪化热，结于少阳、阳明之络，气血凝滞，致成斯疾。法当清热解毒，祛风散结。用普济消毒饮加减。

处方：黄芩 15g，黄连 15g，牛蒡子 15g，柴胡 10g，升麻 10g，僵蚕 15g，玄参 15g，牡蛎 30g，浙贝母 15g，防风 15g，桔梗 15g，射干 15g，连翘 15g，板蓝根 20g，甘草 6g。水煎温服。忌辛辣香燥食物。

外以赤小豆泡涨，捣如泥，敷患处。

二诊（3 月 6 日）：服上方 1 剂，疼痛缓解，腮肿变软，张口已利，吞咽痛减，但又项强。舌苔转为薄白，脉象弦缓。前方稍作加减，续进 1 剂。

处方：黄芩 15g，黄连 15g，升麻 10g，牛蒡子 15g，柴胡 10g，白芷 15g，僵蚕 15g，玄参 12g，牡蛎 30g，葛根 30g，浙贝母 15g，射干 12g，连翘 15g，板蓝根 20g，甘草 6g。水煎温服。

外敷方同前。

4 月 27 日，以妇科病来诊，告谓：前病 2 剂而愈。

按： 此或感受风寒之邪，初期表解，汗出不畅，余邪化热，未能外达，壅结少阳、阳明之络，导致气血凝滞，形成本病。故用普济消毒饮加减，清热解毒，祛风散结。方中重用黄连、黄芩，苦寒直折，清热泻火，以解热毒；防风、牛蒡子、连翘、僵蚕，疏散风热，透邪外达；玄参、板蓝根，助芩、连泻火解毒，并能凉血；射干、甘草、桔梗，清利咽喉；牡蛎、浙贝母，解毒散结；升麻、柴胡，疏散风热，兼引诸药上达头面，并寓"火郁发之"之意。赤小豆发胀捣如泥，外敷患处，有解热毒、消痈肿之效。内外合治，其效更捷。

二、痄腮

王世云，男，年甫十岁。

数日前，感冒发热，头身疼痛，嗜睡纳呆，口渴频饮。经治感冒稍减，右耳下肿痛，2日后又延左侧，即延村医，打针服药（用药不详），肿痛未减。1995年4月19日，祖母带孩来诊。

见孩双侧耳下红肿，扪之灼热，按之疼痛。询知咀嚼不便，微恶风寒，头昏，口苦口渴，咽喉干痛，时而泛恶，小便短赤，大便尚可，舌红苔黄，脉弦数。此为痄腮，系风温时邪，蕴结少阳经络，络脉失和，气血郁结所致。治宜疏风清热，解毒散结。

处方：柴胡10g，黄芩10g，升麻10g，板蓝根12g，马勃10g，射干10g，浙贝母10g，牡蛎15g，白芥子10g，白芷10g，天花粉10g，连翘10g，荆芥10g，防风10g，甘草3g，夏枯草15g。2剂，水煎温服。

外用满天星（天胡荽）鲜草适量，捣敷患处。

服1剂后，头身汗出，肿痛并减；2剂遂愈。

按：痄腮为小儿常见外感疾病，冬春发病为多。本病乃感受风温病毒，壅阻少阳、阳明经脉，郁而不散，结为痄腮，故见耳下漫肿灼痛，咀嚼不便；邪热入里，故口苦口渴；邪干胃气，则上逆泛恶；微恶风寒，头昏，是表邪仍在。故治之当疏风清热，解毒散结。方中荆芥、防风、柴胡、白芷、升麻，疏风开表，俾邪毒外透；板蓝根、黄芩、天花粉、马勃、射干，清热解毒，生津利咽；浙贝母、牡蛎、白芥子、连翘、夏枯草，清热消肿，通络散结；甘草和药解毒。诸药协调，共收疏风散热、解毒消肿之效。满天星（天胡荽）捣敷患处，有清热解毒、消肿止痛功效。内外合治，痄腮更易消散。

又按：《中医儿科学》九版教材，将"痄腮"改为"流行性腮腺炎"；在鉴别诊断里，又将"发颐"改为"化脓性腮腺炎"。其诊断、鉴别，悉按西医标准，已无中医特色矣！其实二者不难鉴别，痄腮多发于冬春季节，患者常为小儿，发病双侧为多，单侧为少，濡肿酸痛，不易化脓，而易传染，并致流行。发颐多见于成人，常继发于热病之后，大多单侧发病，患处红肿硬痛，治不及时，每致成脓溃烂，并不传染。

三、上腭痈

杨妇坤芬，年五十五。1990 年 10 月 20 日来诊。

上腭肿痛，已历 7 日，曾在当地服药、输液，肿痛不减。医疑癌肿，劝去重庆医治。其夫却挈妻来诊。

观其右面微肿，按之灼热疼痛。令其张口，仅可微启。手电照之，上腭如悬一桃，右侧肿甚，连及牙龈、咽喉。余问："吞咽利否？"对曰："食唯粥羹，小口慢吞，咽犹梗痛。"其张口不利，语言低微。稍停又谓："右鼻灼热，涕中夹血，渴欲凉饮。"切脉浮数，舌尖红苔白。此上腭痈也，乃三焦积热化火，循经炎上所致。治当清热泻火，解毒消肿。

处方：柴胡 15g，半夏 15g，玄参 20g，金银花 15g，连翘 15g，半枝莲 20g，桔梗 15g，射干 15g，僵蚕 15g，天花粉 15g，白芷 15g，川芎 15g，川连 15g，甘草 6g。水煎温服。并含化六神丸，每次 10 粒，日三四次。

二诊（10 月 21 日）：昨方服后，面肿消退，疼痛缓解，口可半张。查其上腭，肿块已小，色仍鲜红。语言已利，咽喉仍痛，口渴口苦，小便色黄。舌苔薄黄，脉弦数。

处方：玄参 15g，半夏 15g，柴胡 15g，半枝莲 20g，桔梗 15g，山豆根 15g，射干 15g，僵蚕 15g，天花粉 15g，白芷 15g，赤芍 15g，茯苓 15g，连翘 15g，甘草 6g。2 剂，水煎温服。含化六神丸，用法同上。

服 2 剂后，诸症消除。其夫恐其复发，续进 1 剂。

按：《疮疡经验全书》谓："此毒生于上腭，形如紫李，坠下抵舌。其人口不能言，舌不能伸，头不能低，仰面而立，鼻中时出红涕。"《医宗金鉴》亦云："上腭痈若葡萄形，少阴三焦积热成，舌难伸缩鼻红涕，口难开合寒热憎。"患者临床见症，与上述两书所论，大致相同，亦为热邪上升，结于上腭，化毒成痈。故宜解毒泄热，消肿止痛。方中以金银花、连翘、半枝莲、黄连，清解热毒，消肿止痛；半夏、僵蚕，化痰散结；柴胡疏少阳之邪；白芷祛阳明之风；桔梗、射干，清热解毒利咽；玄参凉血滋阴，泻火解毒；川芎活血；天花粉清热生津，消肿解毒；甘草调和诸药。六神丸清热解毒，消肿止痛。诸药合用，共奏清热泻火、解毒消肿之效。

四、乳痈

袁芬，年二十二，中和人。

产后 2 个月，倏然左乳不通，渐致乳房胀痛，内生硬结。曾服消炎西药，又外敷鱼石脂，肿痛不消，乳仍不通。遂于 1999 年 2 月 1 日来就余诊。

观伊左乳肿胀，皮色光亮，按之硬痛，中有结块，大如鸡子。乳头触之亦痛，挤压乳房，乳汁滴沥而出，伴口渴，胁胀。舌红苔白，脉浮数。此乳痈也，乃肝气不舒，乳汁不行，郁结化热，阻于乳房所致。治宜疏肝理气，清热散结通乳。

处方：柴胡 15g，瓜蒌皮 15g，天花粉 15g，桔梗 15g，白芷 15g，金银花 15g，连翘 15g，牡蛎 30g，重楼 15g，蒲公英 20g，香附 15g，郁金 15g，王不留行 15g，青皮 12g，陈皮 12g，当归 10g，川芎 10g，白芥子 12g，漏芦 12g，藁本 10g。2 剂，水煎温服。

二诊（2 月 7 日）：服上方 2 剂，疼痛大减，乳汁稍畅，乳头疼痛消除，乳房硬核未散，按之微痛。舌红苔白，脉弦数。上方加入软坚散结之品续进。

处方：柴胡 15g，瓜蒌皮 15g，浙贝母 15g（打碎），夏枯草 20g，牡蛎 30g，郁金 15g，香附 15g，炮山甲 6g，白芥子 15g，重楼 15g，皂角刺 10g，蒲公英 20g，鹿角片 10g，青皮 15g，当归 15g，川芎 12g，橘核 15g，连翘 15g，王不留行 15g，甘草 6g。水煎温服。

后守此方，服至 4 剂，肿痛全消，硬核消散，乳汁畅通。

按：乳头属足厥阴肝经，乳房为足阳明胃经所过。肝主疏泄，调节情志，分泌乳汁。若情志不遂，肝气不舒，厥阴失于疏泄，则乳汁排出不畅，壅滞结块，发为乳痈。故当疏肝清热，通乳散结。方中柴胡、香附、郁金、青皮、陈皮，疏肝理气；瓜蒌皮、金银花、连翘、重楼、蒲公英，清热解毒，消肿散结；牡蛎、浙贝母、白芥子，开郁化痰，软坚散结；当归、川芎，养血活血；桔梗、白芷，载药上达阳明；藁本能"治痈疽，排脓内塞"（《本草纲目》）。二诊时硬结未消，方中加入皂角刺、炮山甲、鹿角片，以增软坚散结之力。服后肿痛消，硬核散，乳房络脉复通，乳汁自然畅通矣。

五、妒乳兼感冒

张义群，年二十三，岳池县高垭人。2008年4月16日来诊。

产后数日，右乳不通，迅致红肿疼痛，迄今3月不愈。曾多处求医，服药输液，又兼外敷，肿痛不减。友人指引，来就余诊。

来诊时，呈痛苦病容，呻吟不绝。细查之，右乳红肿拒按，扪之灼热，乳头内缩，环周硬结，大如鹅卵。近又感冒，微恶风寒，头痛身痛，口苦微渴。舌边红苔薄白，脉浮弦数。此妒乳也，然兼表证，当先解其表，兼理气散结。

处方：荆芥15g，白芷15g，柴胡15g，香附15g，枳壳15g，漏芦15g，当归15g，赤芍15g，王不留行15g，连翘15g，蒲公英20g，夏枯草15g，桔梗10g，瓜蒌皮15g，浙贝母15g，路路通15g，甘草5g。水煎温服，取汗忌风。先服1剂，以观进止。

二诊（4月18日）：上方服后，通身汗出，头身疼痛缓解，乳房疼痛、灼热大减，硬结稍软，而乳汁仍不得出。此之妒乳，乃产后婴儿未能吮通其乳，乳汁宿积阻络所致。昨又伤风，鼻塞身痛，当分而治之。方一通其乳；方二解表并散乳中硬核。

方一：瓜蒌皮30g，甘草10g，生姜15g。以白酒约300mL，与前三药共入瓦罐，盖罐后慢火煎取药汁约150mL，顿服。服后患侧而卧，以利药行患乳，通逐蓄乳。若乳仍未通，次日药渣如法再煎服。

方二：柴胡15g，白芷15g，赤芍15g，蒲公英20g，瓜蒌皮15g，浙贝母（打碎）15g，王不留行12g，夏枯草15g，青皮12g，郁金12g，陈皮12g，木香10g，甘草6g。水煎温服。

三诊（4月24日）：上方次第服后，次日右乳胀痛缓解，乳可挤出，遂用吸乳器吸出蓄乳，令儿吮吸。而头晕鼻塞未除，大便干结，脉浮而弦，舌淡红，苔薄白。外邪未尽，仍需疏风解表，兼散乳中硬结。

处方：荆芥 15g，防风 15g，连翘 15g，金银花 15g，桔梗 12g，赤芍 15g，玄参 15g，浙贝母 15g（打碎），白芥子 15g，夏枯草 15g，王不留行 15g，青皮 15g，郁金 15g，麻仁 15g，辛夷 10g（包煎），丝瓜络 10g，甘草 6g。3 剂，水煎温服，每日 1 剂。

四诊（4 月 29 日）：右乳已通，儿吮乳出，以手挤之，尚无喷射之状。乳房偶有隐痛，大便干结难解，鼻窍交替阻塞。舌苔薄白，脉浮缓。表邪已去，上方去荆、防，加入通乳散结、泄热通便之品。

处方：瓜蒌皮 30g，白芷 15g，红花 10g，甘草 10g，生姜 15g，大黄 10g（后下），连翘 15g，金银花 15g，青皮 15g，陈皮 15g，木香 10g，赤芍 15g，白芥子 15g，郁金 15g，玄参 15g，升麻 15g，王不留行 15g，辛夷 10g（包煎），夏枯草 15g。水煎温服。

五诊（5 月 1 日）：上方服后，乳汁大通，挤之喷射。唯哺乳时，乳头微痛，口苦，大便微结。舌红苔薄白，脉浮弦而缓。再疏理肝气，兼润阳明。

处方：柴胡 15g，赤芍 15g，香附 15g，郁金 15g，青皮 15g，陈皮 12g，夏枯草 15g，当归 15g，川芎 12g，白芷 15g，枳壳 15g，桔梗 15g，生地黄 15g，牡丹皮 15g，甘草 6g，蒲公英 15g，玄参 15g。2 剂，水煎温服。

此后乳汁畅通，哺乳亦不痛矣。

按：《济阴纲目》云："夫妒乳者，由新产后，儿未能吮，至乳不泄；或乳胀，捏其汁不尽，皆令乳汁蓄结。与血气相搏，即壮热大渴引饮，牢强掣痛，手不得近是也。"何臻此病，民间另有别说：或夜卧婴儿口含母乳而睡，口气直吹乳头，气滞乳孔，阻塞乳汁，日久蓄积，乳腺不通，乳房肿胀疼痛（曾询患者，其婴确系含乳而睡）；或产妇乳头过小，凹陷内缩，婴儿难吮乳头，乳汁停蓄，壅结胀痛。若不急治，多成乳痈。急当疏肝理气，散结通乳。唯其又兼感冒，故初诊拟解表理气、散结通乳之法治之。方用荆芥、白芷、柴胡，疏风解表；柴胡与香附、枳壳，犹疏肝气；通草、漏芦、路路通、王不留行，通经下乳；连翘、瓜蒌皮、浙贝母、夏枯草、蒲公英，清热消肿散结；当归、赤芍，活血散瘀；桔梗为胸中之舟楫，乃引经报使之用。二诊时，乳头硬核稍软，疼痛稍减，而乳汁仍塞，实堪忧也。必当剔出败乳，疏通乳道，乳汁方可畅通。遂采用两方，分而治之，一以"败乳自退方"，逐瘀化浊，退其久蓄败乳；一为解表疏肝行气之剂，解除表邪，消散乳中硬核。"败乳自退方"出自《医钞类编》，方由"瓜蒌皮一个（半生半炒）、甘草一寸（半生半炙）、生姜一块（半生半煨）组成，用酒一碗煎取半碗，去渣服之。少顷，痛不可忍，即搜去败乳"。余则改为：瓜蒌皮。30g，甘草10g，生姜15g，全用生品，酒煎顿服（曾两用此方，均未见服后"痛不可忍"者）。方中瓜蒌皮，甘凉滑润，"最洗瘀浊"（《医学摘粹·本草类要》），盖乳汁蓄积日久，化为瘀浊之物，正宜瓜蒌滑润逐之；甘草清热解毒，甘缓止痛，以消蓄积热毒；生姜辛窜，豁痰利窍，乳窍开启，瘀浊方有出路；煎以白酒，更助药力发挥。一服瘀浊化开，胀痛缓解，乳汁沥出。再按初诊方药，随症加减，数剂而愈。

六、乳癖

刘某艳，女，初中学生，花季之年。2001年9月30日来诊。

左乳内侧，生一硬结，大约6cm×6cm，按之顽硬疼痛，推之可移，已有1年。曾去某医院诊治，劝其手术治疗。其母虽知手术效捷，唯恐日后育儿缺乳，遂婉言谢绝。后求他医，多按乳痈施治，服药殊多，肿痛反增，患孩痛苦，家人焦虑。一日，刘母上街，遇小学老师，交谈中偶涉女病，老师荐就余治。遂于2001年9月30日，带女来诊。

症如上述，询其月经。其母告谓："艳儿十三岁初潮，之后经期延迟，每二三月一至，量少色暗，经来乳房胀痛加剧。"切脉弦长，舌红苔薄白。诊毕再询刘母："令爱性情温和否？"其母曰："艳儿生性倔强，稍不如意，便啼哭吵闹。"综合脉症，诊为乳癖。缘于肝气不舒，痰气搏结，聚于乳中，日久结为硬核。治宜疏肝理气，化痰散结。

处方：柴胡12g，牡蛎30g，海藻12g，昆布12g，浙贝母15g，橘核12g，当归12g，白芍12g，桔梗12g，白术12g，茯苓12g，白芥子10g，夏枯草15g，青皮10g，瓜蒌皮12g，白芷12g，丝瓜络10g，鲜橘叶10张。5剂，水煎温服。

二诊（10月11日）：服上方5剂，左乳硬核，稍见缩小，胀痛减轻。原方加减续进。

处方：柴胡12g，牡蛎30g，香附12g，海藻12g，昆布12g，浙贝母 15g（打碎），白芥子 12g，夏枯草 15g，瓜蒌皮 12g，海浮石 20g，柴胡 12g，当归 12g，白芍 12g，白术 12g，丝瓜络 10g，鲜橘叶 12 张，青皮 10g，郁金 12g。5 剂，水煎温服。

三诊（11 月 28 日）：乳中硬核，本已小如指头，然患童屡嫌药苦，不愿继续服药，家长无奈，便停服药。孰知停药月余，乳中硬核，又大如鸡子。其母见乳核消而复发，甚为忧虑，带女前来复诊，言有责备之意："我女尚幼，请老师治病，切勿留根复发。"余曰："非我治病留根，实则病未根除，令爱便讳疾忌医，安不复发？"彼闻之又谓："为今但请老师细心医治，务求根治。"切脉弦缓，舌苔薄白。续按理气化痰，软坚散结治之。

处方：牡蛎 30g，香附 12g，鹿角片 10g，浙贝母 15g（打碎），白芥子 12g，夏枯草 15g，瓜蒌皮 12g，海浮石 20g，柴胡 12g，当归 12g，白芍 12g，丝瓜络 10g，鲜橘叶 12 张，青皮 10g，郁金 12g，王不留行 12g，甘草 3g。5 剂，水煎温服。

后按此方，稍作加减，至 12 月 18 日来诊时，乳中已无硬核。嘱再进 4 剂。前后共计服药 29 剂，终获痊愈。

次年春，其母感冒来诊，告谓："小女乳结消散，未再复发。"言罢再三致谢。

按：个性倔强者，则肝气偏旺；情志过激，气血逆乱，致使气不行津，津聚凝痰；复因木旺克土，脾不运湿，胃不降浊，而生痰浊；痰气搏结，阻于乳络，结成硬块，出现胀痛。故宜疏肝理气，化痰散结。方中柴胡、青皮、橘核、鲜橘叶，疏肝理气，散结止痛；当归、白芍，补血养肝，缓急止痛；白术、茯苓，益气健脾，养胃除湿；脾胃健旺，自不生痰。浙贝母、瓜蒌皮、白芥子，开郁散结，化痰通络；牡蛎、海藻、昆布、夏枯草、露蜂房，软坚散结，并能消痰；足阳明经脉过乳房，故加入白芷，以引诸药入于阳明；丝瓜络"通经脉，和血脉，化痰顺气"（《本草再新》）。盖乳癖形成，与肝肾不足，冲任失调亦有关联，故三诊方加入鹿角片，与当归、白芍、牡蛎配合，调理冲任。吾始终遵循疏肝理气、消痰散结之大法，花季乳癖，终获治愈。

此外，慢性疾病，宜守方续进，不可浅尝辄止，否则难愈，即使初愈，亦易复发。

七、乳疬三例

例一

学生王芹，年十三，王君立安之女也。已上初中，成绩斐然。欲考高中名校，学习倍加努力。忽双乳速增，大若覆盘，且觉胀痛。父母惊异，求医月余，疗效渺然。乃于 2001 年 3 月 25 日，王母带女来诊。

查其双乳，隆然肥大，按之柔软，微觉胀痛。左侧乳中，扪及硬核两枚，大若蚕豆，质地较硬，推之可移，乳头触痛。询及他症，则两胁微胀，纳谷偏少，二便正常。其母告称：患儿本月初潮，量少色暗，并无腹痛。切脉弦缓，舌红苔白。综合脉症，当属乳疬。系肝气郁滞，痰气搏结，停聚乳中所致。治宜疏肝理气，化痰散结。方用逍遥散合消瘰丸加减。

处方：柴胡 10g，当归 10g，白芍 12g，枳壳 10g，橘核 10g，牡蛎 20g，浙贝母 10g（打碎），白芥子 10g，香附 12g，郁金 12g，白术 12g，陈皮 10g，青皮 10g，玄参 12g，藁本 10g，甘草 3g，夏枯草 12g。2 剂，水煎温服。

服上方 2 剂，乳胀缓解，疼痛消除。续进 3 剂，乳房恢复正常。

按：童女初潮前后，出现乳房增大，中见硬结，触之疼痛，古称乳疬。该病名始见于宋·窦默之《疮疡经验全书》。儿童何患此证？盖儿童阳常有余，阴常不足，况王童读书用功，暗耗阴血，肾阴不足，则水不涵木，肝失疏泄，郁而化火；且肝郁气滞，津凝成痰，痰气相搏，循经上扰，结于乳房，则见胀大疼痛。方用柴胡、香附、郁金，疏肝解郁，行气止痛；当归、白芍，养血敛阴，柔肝缓急；白术、陈皮，健脾益气，燥湿和胃；牡蛎、浙贝母、玄参，为古方消瘰丸，治疗痰火凝结之瘰疬痰核，借治乳疬，亦属对证；加入白芥子、夏枯草，更能软坚散结，清热化痰，消除乳中硬核；枳壳、橘核，理气散结，行气消滞；藁本祛风除湿，并疗乳头疼痛。诸药协同，共收疏肝理气、消痰散结之效。

例二

蒋秋秋，女，豆蔻年华，在校学生，广安沙湾人氏。

双乳增大，近乎成年乳房，日夜胀痛，时逾半年。中西方药，不辍于口，效仍不显。2001年5月12日，其母带来求治。

询知双乳膨隆，胀痛引胁。按之痛增，中有硬结。伴见胸闷，咳吐痰涎。舌淡红，苔薄白腻，脉象弦缓。此肝郁脾虚，肝郁则气滞不疏，脾虚则生湿化痰，痰气相搏，阻于胸乳，故见胸闷、乳房增大。当疏肝解郁，理气化痰。方用逍遥散合导痰汤加减。

处方：柴胡10g，当归10g，白芍10g，白术10g，茯苓10g，瓜蒌皮10g，海浮石15g，牡蛎15g，青皮10g，橘核10g，香附10g，郁金10g，半夏12g，白芥子10g，浙贝母10g（打碎），枳壳10g，黄药子10g，甘草4g，竹茹6g。6剂，水煎温服。

二诊（5月21日）：服上方6剂后，胸闷、乳房胀痛大减，咳痰已少。脉象细弦，舌苔粗白。原方加减续进。

处方：柴胡10g，当归10g，赤芍10g，桔梗10g，瓜蒌皮10g，海浮石15g，牡蛎15g，香附10g，郁金10g，半夏12g，茯苓12g，白芥子10g，浙贝母10g(打碎)，枳壳10g，黄药子10g，甘草4g，竹茹6g。6剂，水煎温服。

6月中旬，其母电话专告："小女乳房胀痛消除，回缩如初……"

例三

男童亦有患乳病者。何生孝平，年近十五，其家临江而居。暑假某日，何生邀伴，下河游泳，数童齐往。众脱衣裸身，忽一童高呼："尔曹来睹，孝平变女也，乳都肥胖矣。"众即围观，且笑且摸。何生顿觉羞涩，急穿衣裤，飞驰回家，自此不与人下河洗澡。进门哭告乃母，母检视良久，呼来乃父，仔细观察，惊异不已。带之求医，服药两月，乳大未消。九月开学，闻余返校，其母乃于9月10日，带儿来诊。

查该患儿双乳丰满，按之柔软微痛，中可扪及硬结，左结大如杏核，右结等同蚕豆，推之可移，余无他症。舌苔白腻，脉象弦缓。此亦乳病，乃痰气搏结，停聚乳中所致。用四逆散合海藻玉壶汤加减治之。

处方：柴胡 12g，赤芍 12g，青皮 12g，半夏 12g，浙贝母 12g（打碎），海藻 10g，昆布 10g，牡蛎 20g，郁金 12g，连翘 12g，香附 12g，当归 12g，橘核 12g，白芥子 10g，白芷 10g，皂角刺 5g。2 剂，水煎温服。

二诊（9 月 15 日）：2 剂服后，乳房稍缩，按之硬核已软，自云乳胀减轻。原方加减续进。

处方：柴胡 12g，赤芍 12g，玄参 12g，浙贝母 12g（打碎），海藻 10g，昆布 10g，牡蛎 20g，海浮石 20g，莪术 10g，郁金 12g，连翘 12g，香附 12g，当归 12g，青皮 12g，橘核 12g，白芥子 10g，白芷 10g，桔梗 10g，夏枯草 12g。3 剂，水煎温服。

三诊（9 月 24 日）：左乳硬核已消，右乳尚有豆大硬核。舌苔薄白，脉浮缓。上方加减再进。

处方：柴胡 12g，赤芍 12g，莪术 10g，香附 12g，浙贝母 12g（打碎），海藻 10g，昆布 10g，牡蛎 20g，海浮石 20g，郁金 12g，连翘 12g，当归 12g，桔梗 10g，路路通 12g，白芷 10g，桔梗 10g，夏枯草 12g。3 剂，水煎温服。

按：此亦肝气不疏，脾湿生痰，痰气搏结，阻于乳中所致。治宜疏肝理气，化痰消核。方中柴胡、郁金，疏肝解郁；青皮、香附、橘核，疏肝理气，橘核且能散结止痛；以赤芍易白芍者，乃因"赤芍药散邪，能行血中之滞"（《本草纲目》），赤芍与莪术相伍，还能活血散结；海藻、昆布，化痰软坚；半夏、浙贝母，化痰散结；白芥子"专化胁痰，皮里膜外，痞块能安"（《明医指掌·药性歌》）。乳中痰核，岂非皮里膜外之痰欤？故当用之。连翘清热解毒，消肿散结；白芷疏风止痛，且引诸药入于阳明；皂角刺消肿托毒，攻坚散结。诸药配伍，共奏化痰行气、消肿散结之功。

八、乳头皲裂（乳头风）

傅女开英，年二十四。1996 年 8 月 22 日初诊。

六月产子，乳汁不足。婴儿强力吮乳，乳头破碎，溢血疼痛，遂欲断哺。儿方两月，于心不忍。多处外治，未曾服药，皲裂依旧，哺乳仍难。后遇熟人，引就余诊。

查其乳头内陷，破碎皲裂。自云：衣触即痛，婴儿吮吸，痛如刀割，哺后裂口益开，偶有血出。伴乳房作胀，心烦口渴。舌尖边红，苔薄黄腻，脉弦细缓。此肝郁化火，兼阳明蓄热所致。治宜疏肝理气，清胃除热。

处方：柴胡15g，白芍15g，当归15g，香附15g，郁金15g，青皮15g，蒲公英30g，天花粉15g，白芷15g，连翘15g，知母15g，夏枯草15g，甘草6g。水煎温服。

外用冰硼散，以猪油调匀，哺乳后涂于乳头。

二诊（9月8日）：患者连服上方4剂，并日涂冰硼猪脂膏数次，乳头裂口，大多愈合，口渴心烦消除，但乳房仍觉胀痛。舌红苔粗白，脉沉弦稍数。上方加玉竹、天冬、橘叶，续进。外用同上。

三诊（9月23日）：上方连进3剂，乳头皲裂，基本愈合。唯乳汁不足，婴儿常松口啼哭，乃来求酿乳方药。

处方：黄芪50g，当归15g，沙参30g，百合20g，莲子30g，怀山药30g，漏芦15g，通草15g，七孔猪蹄1只，共炖服。

上方炖服，乳汁大增，婴儿吮吸轻松，且能迅速饱腹，乳头未再皲裂。

按： 乳头皲裂有内因，亦有诱因。内因者，或肝血素虚，肝火素旺，肝失疏泄；或素嗜辛辣，阳明蕴热，未得清泻；加之患妇乳头内陷，乳汁稀少。诱因多为婴儿强力吮吸，碎裂乳头；或小儿出牙之际，吮乳咬破乳头所致。本例患者，除乳头皲裂外，尚觉乳房作胀，心烦口渴。舌尖边红苔黄，足见其肝气郁结，阳明积热。故治以疏肝理气，清泄胃热。方中柴胡、香附、郁金、青皮，疏肝解郁，理气消胀；蒲公英"泻胃火之药，但其气甚平，既能泻火，又不损土"（《本草新编》），与连翘、夏枯草配合，清热泻火；凡乳头皲裂者，津血多亏，不但乳汁不足，肌肤亦失濡养，故用当归、白芍，养血柔肝；天花粉、知母，生津润燥。诸药配合，津血渐旺，以利皲裂愈合；白芷、甘草，止痛生肌。外用冰硼散，清热解毒，生肌止痛；猪脂润燥解毒。二药调膏，最利皲裂愈合。

九、缠腰火丹（带状疱疹）

柏妪宏英，年七十五，临溪人氏。2001年1月15日来诊。

患缠腰火丹数日，连服西药，未能控制。其媳颇孝，搀扶来诊。妪慢步而行，呻吟而至，尚未落座，便谓余曰："老师，求您快快止痛，服药几日，毫无作用，白天稍好，夜痛难熬，已数日未成寐矣。"余曰："先看汝之所患，再开药止尔疼痛。"妪媳遂帮解开上衣，右胸连胁，皮色嫩红，疹子水疱，密集成片，部分溃破糜烂，渗出浑浊脂水。随后又露右臂，外侧红疹密布，尚无水泡。轻触痛甚，兼有瘙痒。伴头脑昏重，纳呆心烦。脉弦而长，舌红苔白厚腻。此"缠腰火丹"，乃湿邪热毒，蕴积肌肤而发。治当清热利湿，解毒止痛。

先外治应急，以苎麻搓线，饱蘸菜油，点燃后于疮四周，各焠二三壮。再以雄黄细末，白酒调如稀泥，棉签蘸涂患处，外覆薄膜，绷带缠之。灯火焠后，并敷雄黄，疼痛大缓。剩余药泥，全付妪媳，嘱其早晚涂抹。

处方：苍术15g，黄柏15g，薏苡仁30g，土茯苓30g，萆薢30g，蚕沙30g，赤小豆30g，牡丹皮15g，当归15g，赤芍15g，金银花15g，重楼15g，黄芩15g，栀子15g，蒲公英15g，滑石30g，泽泻15g，白芷15g，荆芥15g，地肤子15g。水煎温服。

二诊（1月17日）：服药1剂，并日涂雄黄数次，痒痛大减，水痘消缩，部分结痂，头痛亦除，纳食增多，脉象弦缓，苔转白厚。嘱原方续进1剂，遂愈。

数日后，有邻人刘某，亦患此疮，向妪媳借此处方，服药2剂亦愈。此其媳所告也。

按：缠腰火丹，亦称蛇丹、蛇串疮、串蛇丹，西医称为带状疱疹。此疮多发于腰腹，亦有发于头面、四肢者。致病之因，多由内蕴湿热，又感毒邪而发。《医宗金鉴》认为："此证……有干湿不同，红黄之异，皆如累累珠形。干者色红赤，形如云片，上起风粟，作痒发热。此属肝心二经风火，治宜龙胆泻肝汤；湿者色黄白，水疱大小不等，作烂流水，较干者多疼，此属脾肺二经湿热，治宜除湿胃苓汤。"本例患者，皮色嫩红，疹疱兼有，密集成片，溃渗脂水，疼痛剧烈，伴头脑昏重、纳呆心烦、舌红苔白厚腻，为湿热壅滞之象。治当清热除湿，解毒止痛。方用苍术、薏苡仁、滑石、泽泻、蚕沙，燥湿健脾，敛疮止痒；黄柏、金银花、重楼、黄芩、栀子、蒲公英，清热解毒，泻火除烦；土茯苓、草薢，分清去浊，除湿解毒，土茯苓且"能入络搜剔湿热之蕴毒"（《本草正义》）；赤小豆、牡丹皮、赤芍，凉血解毒，散瘀止痛；白芷、荆芥、地肤子，疏风止痒，兼能止痛。全方有清热除湿，祛风解毒之效。更兼灯火环周而焠，可祛风止痒，堵截疮毒外窜。外涂雄黄，善治"恶疮"，去"死肌"（《本经》），"长肉而补脾"（《名医类案》），故能二剂而愈。

十、痰核二例

例一

张勇，男，年十四。1991 年 4 月 14 日来诊。

右肘内下缘，生一痰瘤，大如杯口，按之软而不痛。右腕内侧，硬核如李，按之坚硬，推之可移。不时呃逆，余无他苦。舌苔薄白，根部略黄，脉沉缓。此为痰核，乃痰凝气结所致。治宜理气化痰，通络散结。方用导痰汤加味。

处方：半夏 15g，南星 12g，茯苓 15g，陈皮 12g，枳壳 12g，苍术 15g，白芥子 12g，桂枝 12g，昆布 12g，海藻 12g，柿蒂 12g，海浮石 20g，生姜 15g。2 剂，水煎温服。

二诊（4 月 17 日）：服上方 2 剂，右肘痰核已见缩小，呃逆亦除，而腕内硬核如故，舌苔薄白，脉沉缓。方药已效，稍作加减续进。

处方：半夏 15g，南星 12g，茯苓 15g，连翘 15g，枳壳 15g，僵蚕 15g，威灵仙 15g，白芥子 15g，海藻 15g，昆布 15g，牡蛎 30g，玄参 15g，浙贝母 15g，生姜 10g。3 剂，水煎温服。

三诊（6 月 1 日）：张生厌恶药苦，不愿服药，停药 10 天后，母劝不允，父督来诊。见右肘痰瘤消散，右腕硬核稍小仍硬，舌苔薄白，脉弦缓。上方加入消瘰丸再进。

处方：昆布 15g，海藻 15g，半夏 15g，牡蛎 30g，玄参 15g，远志 10g，皂角刺 6g，连翘 15g，白芥子 12g，浙贝母 15g，郁金 15g，夏枯草 20g。水煎温服。

此方由父母督促，连服 6 剂，硬核全消。

按：痰核之致，或饮食失节，过食肥甘，生湿化痰，凝聚体肤，酿成痰核；或素有痰湿，又感风邪，风痰相搏，阻于经络，凝结成核。治宜理气通络，消痰散结。方中苍术、半夏、茯苓、南星，燥湿化痰；白芥子善消皮里膜外之痰湿痞块；海藻、昆布、海浮石，消痰利水，软坚散结；桂枝横行手臂，温通经络，以利痰湿消散；陈皮、枳壳，理气行滞；因不时呃逆，故加柿蒂下气降逆。二诊时肘部痰核缩小，腕部硬核如故，故加入牡蛎、玄参、浙贝母、连翘，以增化痰散结之力。

后又治一女童，符姓，年甫三岁。头左突一包块，大小约 6cm×6cm，高出头皮约 1cm，按之濡软，并无疼痛。眠、食、二便，均属正常，指纹淡紫，舌苔薄白。此亦痰核，仍以化痰散结、理气通络治愈。

处方：半夏 10g，茯苓 10g，陈皮 10g，瓜蒌皮 10g，海浮石 12g，竹茹 6g，南星 8g，白芥子 8g，枳壳 10g，蜈蚣 1 条，川芎 10g，浙贝母 10g，炮山甲 5g，甘草 3g，夏枯草 10g。水煎温服。

外敷药方：生半夏晒干研粉，取粉适量，醋调如泥，日敷患处，夜卧去除，直至消散。

例二

黄岳龙，男，年甫五岁。1996 年 11 月 6 日，其母带之来诊。

入夏以来，每临日晡，额上起核多个，大小不等，大如指头，小如豆粒，皮色不变，不痛不痒，按之濡软，次晨全消，傍晚又起，已有三月。伴纳谷素差，形体消瘦。舌红苔薄白腻，脉象弦数。此痰气郁结，时聚时散所致。治宜疏畅气机，化痰散结。用四逆散合二陈汤加味。

处方：柴胡 10g，白芍 10g，枳壳 15g，香附 10g，陈皮 10g，半夏 10g，茯苓 10g，僵蚕 10g，苍术 10g，楂曲各 10g，甘草 3g，白芥子 10g。2 日 1 剂，水煎温服，守方缓进。

12 月 2 日，因尿频尿急，夜间遗尿来诊。询其额部痰核，母告余：服上方 5 剂全消，未再起核。

按：黄孩纳谷素少，形体消瘦，脾虚可知。夫脾虚不运，生湿化痰，痰气搏结，聚散无时，聚则核起，散则核消。或问：额上痰核，何以日晡而起，清晨自消？答曰：痰为阴邪，旺于阴分，日晡之时，阳中之阴也，故日晡核起；清晨阳中之阳也，痰气遇阳则消减，故清晨痰核自消。既为痰气搏结，治当疏畅气机、化痰散结。方中四逆散加香附，疏肝理气；二陈汤，燥湿化痰，理气和中；苍术、茯苓、山楂、建曲，燥湿健脾，开胃进食，脾健则杜痰生；僵蚕化痰散结；白芥子利气消痰，且皮里膜外之痰，非此莫消；甘草调和诸药。全方共收理气、化痰、散结之效。唯小儿服药量少，故宜守方缓进。

十一、瘰疬二例

例一

符成，男，年七岁。1997 年 11 月 14 日来诊。

3 岁时，左耳之后，出现结节，逐年增多，延生颈部。父母始觉严重，医曾外治罔验。其父带儿来诊。

见患儿左颈，瘰疬成串，大如指头，小如豌豆，推之可移，硬而微痛。符父告谓："曾逐一而数，大小凡六十一枚。"形体消瘦，纳差食少；大便或干结，数日一行，或稀溏日解数次。切脉弦缓，舌红苔白。此瘰疬也，乃痰结少阳所致。当化痰散结，疏利少阳。用小柴胡汤合消瘰丸治之。

处方：柴胡 10g，半夏 10g，黄芩 8g，党参 10g，玄参 12g，连翘 12g，浙贝母 12g，牡蛎 20g，郁金 12g，香附 10g，怀山药 15g，甘草 4g，夏枯草 15g。2 剂，水煎温服。

二诊（11 月 20 日）：服上方 2 剂，颈上硬核无明显变化，兼见项强，脉弦，苔薄白。前方加减再进。

处方：柴胡 10g，半夏 10g，黄芩 10g，玄参 10g，牡蛎 15g，白芥子 10g，郁金 12g，香附 10g，僵蚕 10g，制首乌 10g，海藻 10g，昆布 10g，赤芍 10g，海蛤壳 15g，金银花 10g，葛根 15g。2 剂，水煎温服。

三诊（11 月 25 日）：二诊方后，颈上瘰疬，大者缩小，小者消散。其父又谓：总数减至 42 个。舌苔薄白，脉象弦缓。效不更方，继服上方 2 剂。

四诊（12 月 1 日）：颈上瘰疬，大都消散。唯耳后尚可扪及，大如赤豆者 2 枚。上方稍作加减，再进。

处方：海蛤壳 15g，海藻 10g，昆布 10g，牡蛎 15g，柴胡 10g，半夏 10g，郁金 10g，白芥子 10g，连翘 10g，当归 10g，玄参 10g，香附 10g，木通 8g，黄芩 8g，夏枯草 15g，僵蚕 10g，葛根 12g。水煎温服。

2 剂后瘰疬全部消散。

按： 瘰疬之致，或外感六淫，羁留肌腠，与体内痰湿搏结，凝结经脉而成；或脾失健运，湿聚生痰，再兼肝胆失于疏泄，三焦气化不利，痰气结于少阳脉络，而成瘰疬。小儿瘰疬，亦与禀赋不足有关。瘰疬既结于少阳地界，故当化痰散结，疏利少阳。方用小柴胡汤合消瘰丸加减。方中柴胡、香附、郁金，疏散郁结，且柴胡"疏木气之结塞，奏效最捷"（《长沙药解·卷二》），香附"为气郁血滞，必用之药"，郁金"清气化痰……其性轻扬，能散郁滞"（《本草汇言》）。三药协力，散少阳经脉之结节。黄芩清泄少阳郁热；半夏燥湿散结化痰；玄参凉血滋阴，"散瘤瘿瘰疬"（《药性本草》）；浙贝母清热化痰，解毒散结；牡蛎咸能软坚，善消结核；连翘"主寒热，鼠瘘，瘰疬"（《神农本草经》）；夏枯草"散结开郁，大治瘰疬"（《本草正》）。数药合用，清热化痰，软坚散结。其形体消瘦，纳差食少，大便或结或溏，均为脾虚之象，故用党参、山药、甘草，益气补中。二诊时，颈部结核无明显变化，故加入僵蚕、海藻、昆布、海蛤壳，以增化痰软坚之力；制首乌既养精血，又"主瘰疬"（《开宝本草》）；加葛根以解项背强急。服后瘰疬缩小，枚数减少，后按此方加减，数剂后全部消散。

1991 年，暑假回乡，治邻人严祯朋之女春梅，年十七，右侧颈部，瘰疬多个，排列成串，按之坚硬不痛，大者如李，小如蚕豆，舌红苔白，脉弦缓。亦以小柴胡汤合消瘰丸加炮山甲、瓜蒌皮、白芥子、夏枯草、海浮石。连服 6 剂，全部消散。

例二

女童肖庆华，年甫三岁，住中和镇。1996 年 10 月 14 日来诊。

肖童 1 岁时，其母偶扪左颈结节数枚，求治某医，医诊之曰："此淋巴结肿大。"并谓："稍长自消、不必服药。"随后2年、结节未见消散、反而增多。父母忧心、带来求治。

见患儿形体消瘦，左颈结节成串，或大如蚕豆，或小如黄豆，表面光滑，扪之质硬，推之可移，不觉疼痛。询知纳谷呆滞，二便正常。脉象浮弦，指纹淡紫，舌苔薄白。此痰郁三焦，凝聚而成。治当理气解郁，化痰散结。用小柴胡汤加味治之。

处方：柴胡10g，半夏10g，黄芩10g，玄参10g，牡蛎15g，郁金10g，连翘10g，白芥子10g，白芷10g，川芎10g，木香10g，香附10g，甘草3g，夏枯草12g。4剂，水煎温服。

二诊（10月21日）：服上方4剂，左颈结节减少，大者缩小。纳谷仍少，脉弦缓，苔薄白。上方加入健脾助运之品。

处方：柴胡10g，半夏10g，黄芩10g，玄参10g，牡蛎12g，白芷10g，白芥子10g，海浮石12g，连翘10g，郁金10g，香附10g，楂曲各10g，怀山药12g，甘草4g。4剂，水煎温服。

按：颈部淋巴结肿大，属中医"瘰疬"范畴。正如《河间六书·瘰疬》所云："瘰疬者，经所谓结核是也。或在耳前后，连及颈颌，下连缺盆，皆为瘰疬。"论其病因，成人多因情志不畅，肝气郁结，化火内燔，炼液成痰，痰火上升，结于颈项，遂成此症。然小儿常因外感六淫邪毒，渐及肌肤经脉，与内蕴痰湿搏结，凝结颈项，形成痰核。而耳下颈部，乃少阳经界地面，故治之以通利三焦、化痰散结。方以小柴胡汤清邪散火，攘外安内，调阴阳以转枢机，和表里以运开阖，剔邪于三焦腠理之间；玄参"散瘤瘿瘰疬"（《药性本草》）；连翘"主寒热、鼠瘘、瘰疬"（《神农本草经》），与牡蛎、夏枯草同用，更能化痰软坚，降火散结；半夏、白芥子，消痰散结；木香、香附，理气解郁；白芷散风除湿；川芎行气开郁，活血祛瘀。诸药合用，共收通三焦、散郁火、化痰结之效。

十二、流痰（骨结核）二例

例一

刘君怀体，年四十六，华蓥市溪口镇人。

右脚内踝，漫肿隐痛，求治多医，肿痛依然，行动不利，逾八月矣。其戚有住中和者，前往探视，见其久治不愈，家中困乏，乃荐余诊。刘君诺之，遂于1991年2月5日，随戚搭车来诊。

车达校门，戚人搀扶，蹒跚而至。见其右脚，内踝上下，肿覆踝骨，皮色淡暗，扪之微热，按之濡软。告谓："坐卧痛缓，行走痛甚。"舌质淡，苔白腻，脉沉缓。并询他症，则告：素体虚弱，秋冬畏寒，且易感冒，纳食尚可，二便正常。诊毕谓曰："此流痰也，溃后难愈，当即治之，需连续服药，方能获效。"刘曰："恳请老师仔细诊治。"治宜温经通络，散寒化痰。用阳和汤加味治之。

处方：麻黄6g，鹿角片12g，熟地黄30g，白芥子10g，干姜10g，肉桂10g，连翘15g，苍术15g，萆薢30g，黄柏15g，全蝎6g，蜈蚣2条，土鳖虫10g，川牛膝15g。10剂，水煎温服。

二诊（2月27日）：落座即告：上方已服10剂，肿消痛缓，行走微痛可忍；并示右脚，内踝已露。之后又来回行走，步态已稳。脉沉缓，舌苔薄白。再守前法。

处方：麻黄6g，熟地黄30g，干姜10g，鹿角霜12g，肉桂10g，白芥子10g，连翘15g，黄柏15g，苍术15g，蜈蚣2条，全蝎6g，土鳖虫10g，木通10g，川牛膝15g。10剂，水煎温服。

4月初，其戚患病来诊，顺告刘君病愈，行走自如矣。

按：流痰多因肾气不足，骨骼空虚，风寒乘虚侵袭，致气血不通，痰浊凝聚，外则肌肤肿胀，内则筋骨受损。刘君素体阳虚，感寒难除，寒凝踝骨，化毒而肿。寒痰久郁，亦可生热，故见肿处微热。方用温通经络、散寒化痰之阳和汤加味。方中重用熟地黄，补阴血，填精髓；鹿角补肾阳，壮精血；稍佐麻黄，宣经络，开腠理，散阴结；干姜、肉桂，温阳散寒；白芥子，透皮里膜外痰湿；酌加苍柏，燥湿清热；连翘散结清热；萆薢"祛经络关节之湿……并医恶疮"（《玉楸药解》）；三虫通络镇痛，散结消肿；牛膝引药下行。诸药协同，共收温通经络、散寒化痰、消肿散结之效。

例二

吴生国林，年方而立，广安市化龙乡人。2001年8月30日来诊。

患者 2 年前，腰部疼痛，久治不愈。2000 年 6 月下旬，经广安市某医院诊为"腰椎结核"，医治数月，病未改善。2001 年 2 月 28 日，专去南充市某医院手术治疗，术后腰痛一度缓解。3 个月后，腰痛复发，且逐日加重。8 月 22 日，再次去该院复查，经 X 线片检查示：腰 2/3 椎体稍向右后凸，腰 2 椎体下缘和腰 3 椎体上缘可见骨质增生修复，并可见低密度影，腰 2 椎体尚存 1/3，腰 2/3 椎间隙变窄；诊断"腰 2/3 椎体结核，腰 3 椎体术后改变，腰椎轻度失稳"。B 超检查示：双侧腰大肌冷脓肿。回家不久，经人介绍，租车来诊。

刻下：腰部疼痛，不能弯腰，可短暂慢步行走，行仅数步，腿痛挛急，便欲坐歇。查其腰脊，见命门处，脊骨上凸，按之灼热呼痛。嘱其弯腰拾物，则双手按膝，下蹲而拾；起则双手扶腿，缓慢站立。伴口淡纳呆，脘腹作胀，隐痛嘈杂，口中干渴，浅品即止；终日肛胀，如厕虚坐；足心灼热，欲踩地板。舌淡红苔水黄，脉沉细数。

此肾亏督空，寒湿入侵，化痰生浊，腐肉蚀骨，形成冷脓，以致腰痛不能立、行；寒郁化热，故见患处及足心灼热、口渴饮少；久病脾气虚衰，故口淡纳呆，脘腹作胀，肛胀欲便，如厕虚坐。治当温化寒痰，补肾固中，以治本；清热解毒，活血止痛，以治其标。方用阳和汤合补中益气汤加减。

处方：麻黄 6g，干姜 8g，白芥子 12g，鹿角片 12g，肉桂 6g，熟地黄 20g，杜仲 15g，续断 15g，补骨脂 30g，黄芪 30g，党参 15g，白术 15g，升麻 10g，当归 15g，赤芍 15g，金银花 15g，连翘 15g，重楼 15g，乳没各 15g，狗脊 15g，怀牛膝 15g，蒲公英 20g，甘草 6g。水煎温服。

二诊（12 月 2 日）：上方连服 22 剂，腰痛缓解，精神有振，足热、腹胀隐痛、嘈杂、肛胀等症均除，纳谷已复，大便正常。今日步行，来校诊治。观其腰凸，现已平复，重按微痛，已无灼热。舌苔薄白，脉细缓。效不更方，加减续进。

处方：麻黄 6g，干姜 10g，肉桂 10g，熟地黄 20g，鹿角片 15g，龟甲 15g，怀牛膝 15g，党参 15g，黄芪 30g，杜仲 15g，续断 15g，黄柏 12g，金银花 15g，白术 15g，茯苓 15g，当归 15g，夏枯草 20g，狗脊 20g，甘草 6g。水煎温服。

后其父生病来诊，告称：二诊方又进二十余剂，腰痛尽除，体力恢复，可参加农田劳动。

按： 流痰亦称骨痨，西医称为骨结核。其病变部位，以脊椎、肩、肘、腕、膝等为多见，尤以脊椎发病最多。其致病之由，或先天不足，或房劳过度，肾亏脉虚，为发病之本；风寒乘虚侵袭，痰浊凝聚，或外伤气血失和，为发病之标。初期多为寒证，成脓之际，寒郁化热，后期虚实夹杂。本例患者，即属虚实夹杂。故用阳和汤加杜仲、续断、补骨脂、狗脊，温阳补肾，散寒通滞；补中益气汤，升阳举陷，益气补中。两方协同，扶正固本，以利祛邪。金银花、连翘、重楼、蒲公英，清热解毒，消肿散结；乳香、没药、赤芍，活血散瘀，消肿定痛。此皆治标之剂。后又稍作加减，守方续进，终获全功。

外科病篇

十三、丹毒两例

例一

傅小平，男，年十五，住华蓥市高兴镇。1989年3月1日来诊。

双腿紫块累累，大小不均，灼热如燎，疼痛如锥，唯静卧稍缓。曾服西药、输液数日，灼痛不减。1989年3月1日，其母伴随，乘车来诊。

症如上述，查其下肢，紫块以膝下为多，边界分明，表面绷急光亮，扪之灼热。兼见渴不欲饮，纳呆食少，腹中时痛，大便干结，小便短赤。切脉细数有力，舌红苔少欠润。此为丹毒，乃心火妄动，血分伏热所致。治宜清热解毒，凉血活血。用犀角地黄汤加味治之。

处方：水牛角15g，生地黄15g，牡丹皮15g，赤芍15g，金银花15g，连翘15g，板蓝根18g，菊花15g，蒲公英15g，黄柏12g，乳没各12g，甘草6g，川牛膝10g。3剂，水煎温服。

二诊（3月11日）：服上方3剂，丹毒已消，灼痛亦除。唯下肢微浮，夜间发热，周身瘙痒，搔之不停，纳少易饥，舌红苔薄黄，脉弦数。血热已缓，余毒未清。当清除余毒，上方加减续进。

处方：荆芥12g，地肤子12g，白鲜皮12g，金银花12g，牛蒡子12g，蝉蜕10g，赤芍12g，牡丹皮12g，紫草10g，山药15g，桑白皮12g，菊花10g，甘草6g。3剂，水煎温服。

三诊（3月21日）：下肢浮肿已消，白天未见瘙痒，夜仍发痒，脉弦稍数，舌红苔薄黄。风邪未尽，加减续进。

处方：生地黄10g，赤芍12g，牡丹皮12g，制首乌20g，刺蒺藜12g，紫草10g，金银花12g，荆芥10g，地肤子20g，白鲜皮20g，桑白皮12g，僵蚕12g，蒲公英20g，甘草5g。2剂，水煎温服。

半月后，其母咳嗽来诊，谓其子身痒已愈。

例二

曾传云，男，年二十七，合川区石龙镇人。

1993年2月下旬，患者右大腿前侧，突现焮红灼痛，日夜不休，曾服药打针，未能控制。经人介绍，于1993年3月6日，来就余诊。

查其右侧少腹部至大腿上部，焮红肿胀，高出皮肤，面积约20cm×10cm，扪之灼热。自云：灼痛兼痒，身困嗜卧，纳呆口苦。舌红苔黄腻，脉滑数。此丹毒也，乃风热夹湿，阻于血分所致。宜清热化湿，活血凉血。

处方：金银花15g，连翘20g，重楼15g，赤芍15g，牡丹皮15g，萆薢30g，黄柏12g，苍术15g，蚕沙30g，栀子12g，大青叶20g，荆芥15g，蒲公英20g，当归15g，白芷12g，甘草6g。2剂，水煎温服。

二诊（3月8日）：灼痛缓解，皮红转淡，仍有瘙痒。效不更方，上方去重楼、白芷，加地肤子30g。

续进2剂，遂愈。

按：丹毒为春夏常见外科疾病，发无定处，以下肢为多，面部为重。患者多由心火偏盛，血分伏热，复因风热外袭，风火相扇，热毒蕴结皮肤，不得外泄，发为丹毒，故初期多兼表证。此两例丹毒患者，均经多日治疗，表邪已解，内热未除，故组方但清里热。傅某丹毒色紫，渴不欲饮，舌深红欠润，辨为血分热盛，故用犀角地黄汤加味治之。方中水牛角清热凉血解毒，平息火热；生地黄凉血滋阴，佐牛角清热凉血；牡丹皮、赤芍，不但清热凉血，且可散瘀；加入金银花、连翘、板蓝根、菊花、蒲公英、黄柏诸品，以增清解热毒之力；乳香"定诸经之痛"（《珍珠囊补遗药性赋》）；没药"善通壅滞，则血行气畅而痛止也"，故入方中，以消疼痛；川牛膝引药下行，直达病所；甘草调和诸药。二诊时丹毒消散，灼痛亦除，又见皮肤瘙痒，故除去牛角、地黄等味，加入祛风止痒之药，以靖余邪。曾某兼见身困嗜卧，纳呆口苦，舌苔黄腻，是为夹湿之象。故用金银花、连翘、重楼、大青叶、蒲公英、栀子，清热解毒；赤芍、牡丹皮、紫草，活血凉血；草薢、黄柏、苍术、蚕沙，清热除湿；荆芥、白芷，祛散风邪；甘草和中调药。2剂病减，稍作加减，续进而愈。

十四、紫斑

邓君德贵，年三十五，赛龙人。

身患紫斑，时轻时重，病重服药，病减停药，以致经年不愈。1991年8月4日，赛龙逢场，彼病又重，上街欲求某医疏方，见余已在药店坐堂，乃来求治。

观其面色萎黄，唇淡无华，精神不振。闻其述病，乃查其身，见胸背腰腹，紫斑隐约，稀疏分布；下肢紫斑较密，色淡而暗，分布不均。彼又告称："紫斑时多时少，劳后增多，按之微痛。"伴神疲倦怠，动辄汗出，心悸短气，额痛身酸，胃脘隐痛，嘈杂泛涎，纳呆食少。舌淡苔薄白，脉沉细缓，重按无力。此脾气虚亏，不能统血之故。治宜健脾益气，摄血止血。方用归脾汤加减。

处方：黄芪30g，党参15g，当归15g，白术15g，茯苓15g，仙鹤草30g，白芷15g，白芍15g，熟地黄15g，龙眼肉12g，怀山药15g，枳壳15g，紫草10g，陈棕炭10g（兑服），阿胶15g（烊化兑服），生甘草6g。3剂，水煎温服。

二诊（8月11日）：服上方3剂，紫斑全消，纳谷增多。唯额痛身酸，胃痛嘈杂，泛吐涎沫未除，脉转浮缓，舌淡苔薄白。当健脾益气，疏肝和胃，以愈余恙。方用六君子汤合四逆散加味。

处方：黄芪30g，党参15g，白术15g，茯苓15g，陈皮12g，半夏15g，吴茱萸6g，白芷15g，防风15g，白芍15g，枳壳15g，竹柴胡15g，香附15g，甘草6g，益智10g。水煎温服。并嘱诸症愈后，可购服归脾丸数瓶，以资巩固。

按：患者紫斑淡暗，劳后加重，伴面色萎黄，唇淡无华，神疲倦怠，动辄汗出，心悸短气，乃脾虚气弱，不能统血之故。盖脾为生血之源，又为统血之脏，思虑过度，或饮食不节，损伤及脾；或禀赋薄弱，劳倦伤气，均致统摄无权，血不循经，外溢肌肤，而成紫斑。故当健脾益气，摄血止血。方中黄芪合四君、山药，补益脾气而摄血；当归、白芍、熟地黄、龙眼肉、阿胶，补血止血；仙鹤草、紫草、陈棕炭，收涩止血；枳壳理气而除胃胀；白芷祛风，"除皮肤燥痒"（《珍珠囊补遗药性赋》），并止额痛。3剂后紫斑消除，再疏健脾益气、疏肝和胃之方，善后收功。

十五、浸淫疮

严小燕，年四岁，邻人之女也。

1991年夏，患浸淫疮，月余不愈。7月25日，余暑假回乡，其母见之，带孩来诊。

观患儿头面、胸背、四肢，皮肤焮红，密布丘疹，夹有水疱，痒而搔之，脂水溢出，兼见脓液。伴烦啼口渴，小便短赤，舌红苔黄，脉浮数。此浸淫疮，乃内蕴湿热，外感风邪所致。治当清热利湿，祛风止痒。用桂枝汤合二妙散加味。

处方：桂枝10g，赤芍10g，苍术10g，黄柏10g，蚕沙12g，金银花10g，连翘10g，重楼10g，甘草6g，大枣2枚，生姜2片。水煎温服。忌南瓜、黄瓜。

外用茶水洗净，外敷加味雄矾散（枯矾、雄黄、松香各等份，研为极细末，瓶装备用）。

1剂脂水减少，皮红转淡；2剂结痂，落屑而愈。

按：浸淫疮，四季可发，夏季为多，无年龄、性别之分。初生细小如疥，瘙痒无度，迅速蔓延，抓破黄水，浸淫成片，故名浸淫疮。此病首见于《金匮要略·疮痈肠痈浸淫病脉证治》，其谓："浸淫疮从口流向四肢者可治；从四肢流来入口者不可治……黄连粉主之。"《医宗金鉴·外科心法要诀》则云："此证初生如疥，瘙痒无时，蔓延不止，抓津黄水，浸淫成片，由心火脾湿受风而成。"故治之当祛风清热利湿。或问：浸淫疮何用桂枝汤治之？答曰：桂枝汤为祛风解表第一方，且其主治证中，有自汗一证，而本病脂水长流，与自汗颇有相似之处，故移治本病。加入二妙散，清热利湿；金银花、连翘、重楼，清热解毒；蚕沙除湿化浊，祛风止痒。诸药协同，共收调和营卫、清热除湿、祛风止痒之效。同时外用加味雄矾散，收湿敛疮，杀虫止痒，其效更佳。

十六、风瘾疹（荨麻疹）三例

例一

代琴，女，年十四。1997 年 6 月 10 日来诊。

周身突起风瘾疹块，时发时隐，已有数日。曾服氯苯那敏等西药，止痒迅速，旋又复发，颇感苦恼。其母带来，求服中药。

查其头面、胸腹、腰背及四肢均有分布，风团色红成片，状如地图，扪之灼热。自云：奇痒难忍，遇热益剧，得冷稍缓。伴有微热，恶风，心烦，口渴。舌红苔黄，脉浮数。此风与热搏，郁滞腠理，发为本病。治宜疏风清热止痒。用银翘散加减。

处方：忍冬藤 15g，连翘 12g，荆芥 10g，防风 10g，牛蒡子 12g，蝉蜕 10g，刺蒺藜 10g，赤芍 10g，僵蚕 10g，紫草 10g，当归 10g，白鲜皮 15g，地肤子 15g，蒲公英 15g，甘草 4g。水煎温服。

1 剂痒止，风团尽消。

按："风者，百病之长也，善行而数变"，故凡发病急骤，来速退快，疹块连片，奇痒难忍者，"风"之特征也。此女风瘾疹，时发时隐，奇痒难忍，且又恶风，感受风邪明矣；而兼心烦，其痒受热加剧，得冷则缓，则又兼血热也。故当清热凉血，疏风止痒。方中忍冬藤、连翘、蒲公英，清热解毒，凉散风热；赤芍、紫草、当归、刺蒺藜，养血活血，凉血消疹；荆芥、防风、牛蒡子、蝉蜕、僵蚕，疏散风热，消疹止痒；白鲜皮、地肤子，清热利湿，祛风止痒；甘草调和诸药。服后风祛热除，疹块消退。

例二

陈妇维书，年四十四。1997 年 9 月 4 日来诊。

手触冷水，瘙痒立作，风块骤起，已有 2 年。多方求治，殊无疗效。

询知或洗涤水冷，或寒风吹拂，身即瘙痒，风块即起，夏日冰箱取物，亦不例外，需经数日，风块渐消，瘙痒渐止。来诊时风块未消，其色淡红，皮肤发热。素易感冒，动辄汗出，头晕短气，稍劳疲乏。脉浮数，舌淡苔白。此气血亏虚，卫外不固所致。治当益气养血，温阳御寒。用黄芪赤风汤合八珍汤加减。

处方：黄芪30g，防风15g，赤芍10g，党参15g，白术15g，茯苓12g，当归15g，川芎10g，熟地黄15g，附片10g（先煎），白鲜皮30g，制首乌20g，刺蒺藜15g，地肤子30g，甘草6g。水煎温服。

1剂风块瘙痒消失；为防复发，又进3剂。此后日洗冷水，亦未复发。

按：此类风瘾疹，乃气血两虚，卫表不固，感受寒邪所致。易患此者，素体虚弱，或久病致虚，以致气血不足。气虚则卫外不固，风寒乘虚而入；血虚则肌肤失养，虚风内生，则瘙痒不已；气血郁滞，则皮肤发热。治宜益气养血，散寒止痒。方中黄芪、四君，益气建中，以培气血生化之源；且黄芪与白术、防风、附子配合，蕴含玉屏风、芪附、术附在内，既可益气固表，预防感冒，又能助阳固表，以抗寒邪入侵，兼温脾阳而固中焦；制首乌配四物汤，养血活血，含治风先治血之意；防风、白鲜皮、地肤子、刺蒺藜，祛风止痒。此方标本兼治，以扶正为主。

例三

祝妇玉芬，年甫四旬。1998年5月27日来诊。

接触冷水，或冷风吹拂，周身瘙痒，风团骤起，色淡不红。服阿司咪唑即消，故常备之，已有年余。昨日冰箱取物，接触冷物，旋发风块。服阿司咪唑2次，仍奇痒难忍，因来求服中药。询知，除上述症外，尚见平时畏冷，时时感冒，自汗恶风。切脉浮缓，舌淡胖，苔薄白。此卫阳亏虚所致。宜益气固表，祛风止痒。用黄芪赤风汤合桂枝加附子汤加减。

处方：黄芪30g，赤芍10g，防风15g，白术15g，制首乌20g，桂枝15g，当归15g，蝉蜕10g，附片12g（先煎），地肤子30g，甘草6g，大枣10g，生姜10g。水煎温服。

1剂痒止；又进3剂，以杜复发。1年后随访，遇冷未再发病。

按：黄芪赤风汤出自《医林改错》，其谓："治瘫腿……如治诸疮诸病，或因病虚弱，服之皆效。无病服之，不生疾病。"又谓："此方治诸病皆效者，能使周身之气血通而不滞，血活而不瘀，气通血活，何患疾病不除。"药虽三味，却具补气活血祛风之功，对气虚血瘀之风痒，殊有良效。方中黄芪大补元气；赤芍活血散瘀，兼能凉血；防风祛风止痒；制首乌养血祛风。患者频繁感冒，自汗恶风，脉浮缓，兼有营卫不和，故加入桂枝汤，调和营卫。以其平时畏冷，频繁感冒，故又加入附片，助阳固表，以增御寒之力。

十七、血风疮

余妇兴群，年近四旬，中和人。1993 年 5 月 21 日来诊。

每至夏季，双膝以下，红疹密布，瘙痒无度，日轻夜重，难于入寐。搔之出血，继流脂水，结痂色暗。秋后天凉，不药自愈，已历五年。观伊双膝以下，粟样红疹满布，兼有搔后血痂，扪之皮肤灼热。自云：今年复发逾月，痒甚服止痒西药（不详），可得暂缓。询其他症，则曰：心烦口渴，尿赤便结。舌红苔黄，切脉沉数。此血热、风热、湿热，交织所致，治当清热凉血，消风止痒。

处方：乌梢蛇 15g，赤芍 15g，生地黄 15g，牡丹皮 15g，重楼 15g，黄柏 15g，苍术 15g，蚕沙 30g，槐米 15g，全蝎 6g，白鲜皮 15g，蝉蜕 10g，蒲公英 20g，地肤子 30g，猪牙皂 6g，甘草 6g。2 剂，水煎温服。

外治方：用凉茶洗净，外敷雄黄散（雄黄、氧化锌按 1∶1 混合，研细瓶贮，脂水多则干搽；结痂时用凡士林，调成 15% 膏剂外敷。

二诊（6 月 7 日）：服上方 2 剂，并外用雄黄散 4 天，疮痒大减，红疹消退过半，但夜间仍觉瘙痒，因家中经济困难，延至今日方来复诊。查其下肢已无血迹疮痂，红疹稀疏。上方去蒲公英，加刺蒺藜 15g，以增祛风止痒之力。再进 2 剂。

并嘱捕乌梢蛇一条，煎汤熏洗患处；若有铁扫把（地肤子苗），亦可加入同煎。

按：《医宗金鉴·外科心法要诀》认为，血风疮"由肝、脾二经湿热，外受风邪，袭于皮肤，郁于肺经，致遍身生疮，形如粟米，搔痒无度，抓破时，津脂水浸淫成片，令人烦躁，口渴，搔痒，日轻夜甚"。余见此疮，多生下肢，春夏复发，秋冬结痂，累年难愈。方以赤芍、牡丹皮、生地黄、紫草，凉血解毒；重楼、黄柏、蒲公英，清热解毒；全蝎、乌梢蛇，二药专主祛风，其中全蝎入肝，搜风攻毒，乌梢蛇"疗风淫热毒"（《得配本草》）；蝉蜕散风除热；苍术、蚕沙、地肤子、白鲜皮，祛风燥湿止痒；猪牙皂通关透窍，除湿止痒。全方共收清热凉血、祛风止痒之效。外用雄黄散，能收湿止痒、祛腐生新。内外合治，故能根除顽疾。

活乌梢蛇一条（约 0.5kg），煎汤一盆，先熏后洗，间日 1 次，连洗 2～3 次，无论新久之患均效。余乡居时，常教患者以此方熏洗，治疗此疮，愈不复发，诚良方也。

十八、疥疮

廖庆一，年五十五。1995 年 6 月 4 日来诊。

身染疥疮，已有月余，并传妻子。疹小如粟，扪之碍手，以腋下、指缝、小腹、大腿内侧、前阴、会阴等处为多，奇痒难忍，夜间尤甚，搔之色红出血，渐起鳞屑，结痂，甚则化脓。曾用硫黄软膏外涂，可得暂缓。舌红苔薄黄，脉弦数。此风热湿邪，虫毒感染皮肤所致。治宜祛风清热，解毒杀虫。

处方：全蝎 6g，蝉蜕 10g，苍耳子 15g，猪牙皂 6g，牡丹皮 15g，赤芍 15g，生地黄 15g，白鲜皮 30g，地肤子 30g，荆芥 15g，防风 15g，紫草 15g，金银花 15g，苦参 15g，甘草 6g，蒲公英 30g。2 剂，水煎温服。

外洗方：苦参 50g，蛇床子 50g，苍耳草 200g，八角枫 200g，杠板归（猫儿刺）200g。水煎取药汁一大盆，浴身洗涤。再用硫黄软膏外涂，日 2～3 次。并勤洗晒衣被。

按：《诸病源候论》云："疥疮多生手足指间，染渐生至于身体，痒，有脓汁……其疮里有细虫，甚难见。"其致病机理，多因肌肤湿热，日久蕴毒，化形生虫所致。此病最易传染，或衣物接触，或同铺而卧，或浴盆互用，甚至病人坐后初起，他人即坐其凳，疥虫皆易侵袭体肤，而染此疾。《疡科会粹》亦云："疥疮者，皆由风热而生，遍体瘙痒，搔之皮起，或血出，或水出，结作干痂，其中有虫，人往往以针挑出，状如水内瘑虫。此盖由肌肉之间，深受风邪热气之所致也。"故治宜祛风清热，解毒杀虫。方以荆芥、防风、蝉蜕、全蝎，祛风止痒；牡丹皮、赤芍、生地黄、紫草，清热凉血；金银花、蒲公英，清热解毒；苦参、地肤子、白鲜皮，清热除湿止痒；猪牙皂开毛窍，祛风逐邪。全方共收清热、祛风、解毒之效；外洗药亦有除湿祛风、止痒之效；硫黄专杀疥虫。三管齐下，故能收效迅速。

十九、小儿脐疮

婴儿文强，年仅 10 个月。出生数日，脐眼湿烂，腥臭难闻，啼哭不安。自用痱子粉，撒扑脐中，脂水可得暂止，旋又溢出。曾求外治，未曾获效。1996 年 11 月 4 日，其母负儿来诊。

细查脐部，红肿灼热，脓水溢出。时时烦啼，舌红唇燥，苔黄而腻，指纹沉紫。此脐疮也，乃湿毒浸脐，化火肿溃。治当清利湿热，排脓生肌。

处方：龙胆 3g，柴胡 3g，当归 3g，生地黄 3g，栀子 6g，黄芩 6g，泽泻 6g，金银花 6g，连翘 6g，地肤子 6g，车前子 5g（包煎），土茯苓 10g，萆薢 8g，甘草 3g。水煎温服。

外用雄矾散（雄黄、枯矾、松香各等份，冰片少许，共为极细末，瓶贮备用），先用温开水洗净脐部，消毒棉球拭干，再用棉签蘸药粉，撒布疮面，以消毒纱布包扎。

服药 1 剂，外治 5 天，遂愈。

按：脐疮或断脐护理失当，或洗浴水留脐中，或尿不湿而未换，致湿浊浸渍皮肤；且脐眼凹陷，易兜水湿，水湿郁久，化热成毒，阻滞气血，脐部红肿灼痛，继而成疮溃脓。故当清热解毒，排脓生肌。方中龙胆、栀子、黄芩，清热燥湿；金银花、连翘，清热解毒；土茯苓、萆薢，除湿解毒；泽泻、车前子，渗湿并导湿下行；地肤子利湿止痒，兼能祛风；当归、生地黄，养血滋阴，使湿祛而阴血不伤；以脐轮属于厥阴，故用柴胡引经报使，且疏肝气；甘草调和诸药，固护卫气。外用散剂，有收湿止痒、排脓祛腐之妙。内外合治，共收清热解毒、利湿生肌之效。

二十、成人脐痈

邻人贺大明连襟肖某，住赛龙九大队。1970 年初，患脐痈久溃不愈。其家赤贫，无使医购药之资，虽至廉之雷夫奴尔纱条，亦数日招医一换。夏日更无须医药，自采乌桕叶贴之，以致 2 年不愈。

1972 年岁末，贺请连襟家人，共吃"团年午饭"。肖某卧病，无法赴宴。肖妻陆某，携孩而至。贺问连襟病情，陆以实告。贺甚怜之，即解囊相助，并嘱尽力医治。次日，贺来询余，并力邀往诊。遂于 1973 年正月初三，随同贺妻往之。时近中午，方抵肖家，三间茅舍，低矮阴暗。肖君衣单，卧床御寒。见余至，起坐拥被，与余寒暄。观其形体消瘦，面色萎黄，精神萎靡。询其年甫四旬，已然皱眉蹙额，老态浮现。查其脐痈，并无敷贴，脐周淡暗，按之板硬，直呼疼痛，脐中溃烂，脓清如水，时有少许稠脓溢出，气味腥臭。又询他症，则畏寒肢冷，周身乏力，不胜劳力两年矣。虽纳谷未减，而食多粗粝，亦乏营养。舌淡苔白，脉沉细无力。此气血大亏，不能托毒排脓、生肌长肉。治当大补气血，排脓生肌。内服拟十全大补汤加减。

处方：黄芪 30g，党参 18g，白术 15g，茯苓 15g，当归 15g，白芍 15g，川芎 15g，熟地黄 15g，肉桂 10g，白芷 15g，干姜 15g，连翘 15g，桃仁 6g，红花 6g，甘草 6g。水煎温服。

外治方：先用温开水洗净疮口，再用棉签蘸五五丹（红升丹、煅石膏各等份，共为极细末，瓶贮备用）涂于疮口，外贴黑膏药。

临别留赠五五丹、黑膏药 10 次换药量。嘱其每日 1 换，仍先以温开水清洗疮面，再上丹药，后贴膏药。

后贺君相告：肖某服 4 剂，换药 10 次，遂愈。

按：《医宗金鉴·外科心法要诀》云："脐痈毒发在脐中，肿大如瓜突如铃，无红无热宜蒜灸，稠脓为吉污水凶。"可见脐痈日久，脓液清稀，污秽而臭者，预后不良。此乃气血亏虚故也。《外科启玄》亦云："凡疮口不合，脓水清稀，气血俱虚也。"故当益气补血，排脓生肌为治。方用十全大补汤，温补气血；加白芷排脓生肌；干姜、肉桂同用，温壮脾肾，扶阳散寒；连翘解毒散结；疮痈日久，必有瘀滞，故加少量桃仁、红花，活血消瘀。连进 4 剂，气血来复，便能托毒外出，再以五五丹、黑膏药外用，排脓生肌，其效尤速，故能十余日告愈。

二十一、横痃

黄生春林，年十八。1997 年 9 月 8 日来诊。

数年前，左腹股沟，生一痈肿，经治消散。此后每届夏季，或他季感冒，该处肿痛复起。半月前，溪中洗澡，受凉感冒，硬核又起，静卧痛微，行走痛增。其父访知余晓外科，乃用板车拖来求诊。

查其左腹股沟少腹侧，有一突起硬核，大如鹅卵，坚硬木痛，皮色不变。左下肢屈而不伸，苟强行伸脚，疮肿绷急，疼痛倍增。在家拄杖，可慢行数步。伴微恶风寒，头身酸痛。舌苔薄白，脉象弦缓。此为疽类，生于腹股沟处，左名横痃，右为阴疽，乃寒湿郁结三阴所致。宜温经散寒，通脉消结。治以当归四逆汤加味投之。

处方：当归 15g，白芍 15g，桂枝 15g，细辛 6g，乳没各 15g，金银花 15g，连翘 15g，川芎 15g，柴胡 15g，独活 15g，木通 15g，防风 15g，夏枯草 20g，甘草 6g。水煎温服。

二诊（9 月 10 日）：服上方 1 剂，周身微汗，恶寒即罢，头身痛除，横痃痛缓，肿硬未减，伸足仍痛。昨日过食水果，腹痛下泻 2 次，致纳谷乏味，食量顿减，苔转白厚，脉弦而缓。此乃过食寒凉，伤脾湿盛。上方加入苍术、草果、薏苡仁，化湿醒脾；并加牡蛎、白芥子，软坚散结。

处方：苍术 15g，草果 10g，薏苡仁 30g，当归 15g，北细辛 6g，白芍 15g，桂枝 15g，金银花 15g，连翘 15g，柴胡 15g，楂曲各 20g，牡蛎 30g，白芥子 15g，夏枯草 20g，甘草 6g。水煎温服。

三诊（9 月 12 日）：肿痛稍平，按之仍坚硬，行走不觉痛，亦不拄杖，纳谷增多，然左脚仍不能伸直。头左微痛，口苦微渴，小便色黄，舌苔黄厚，脉转弦数。此内湿化热，改以清热化湿、温经散寒。

处方：苍术 15g，黄柏 15g，薏苡仁 30g，白豆蔻 10g，滑石 30g，土茯苓 30g，金银花 15g，连翘 15g，重楼 15g，桂枝 15g，白芷 15g，当归

15g，川芎 15g，白芥子 15g，牡蛎 30g，赤芍 15g，干姜 15g，僵蚕 15g，柴胡 15g，甘草 6g，川牛膝 15g。水煎温服。

服此方 2 剂后，肿块明显缩小，按之微痛，可行百米，但左脚仍不能伸直。守本方随症加减：股沟绷急，加木瓜、伸筋草；肿块瘙痒，加白鲜皮、地肤子；下肢作胀，加木香、槟榔片。间日 1 剂，服至 10 月 16 日，左下肢屈伸自如。至 10 月 19 日，肿核全消，行走、跑跳均可。为防复发，又进 3 剂。10 月 27 日来诊时，仅纳食未复，久行脚软，苔白根厚，拟香砂六君子汤合四妙丸加减，健脾燥湿，以资巩固。

2000 年，黄生结姻，专程送来喜糖喜烟，并云：经老师治愈，3 年未再复发。

按： 横痃、阴疽，俱生于腹股沟，生左者为横痃，生右者为阴疽，病因相同，治亦无殊。致病之由，或素体不足，露宿风冷，淋雨受寒；或房后受寒，下注肝经，结毒于斯。初起宜发汗散寒，温通经脉；溃后宜温养气血，排脓生肌。本例患者，初以当归四逆汤加防风、柴胡、独活，发散风寒，温通经脉；川芎、乳香、没药，活血镇痛；金银花、连翘、夏枯草，清热解毒散结。后因过食水果，伤脾生湿，故二诊加入苍术、草果、薏苡仁、山楂、神曲，燥湿醒脾，助运消食；横痃痛缓，故去乳香、没药；肿硬未减，故加牡蛎、白芥子，以增软坚散结之力。三诊时，口苦微渴，小便色黄，舌苔黄厚，脉转弦数，是中焦湿邪化热，故加苍术、黄柏、滑石等清热化湿；而横痃仍坚硬如故，不红不热，是经络寒结未散，仍用当归四逆汤，加干姜，温经散寒。服后横痃消散明显，后守是方，随症加减，终获痊愈。

二十二、膝痈（膝关节局限性骨髓炎）

刘洋，男，年甫三岁，华蓥市高兴人。

左膝关节，红肿灼痛，当地治逾旬日，未得控制。1999 年 2 月 16 日，重庆医科大学附属儿童医院，诊为"左膝关节局限性骨髓炎"。因无力住院，带药回家，数日药尽，肿痛未减。后经友人介绍，遂于 1999 年 3 月 1 日，其父负儿搭车来诊。

黄父脱解孩裤，露出左膝。见关节明显肿大，皮色焮红，扪之灼热。脱穿孩裤，触及肿膝，孩哭连声，呼痛不迭。内子见状，拿出糖果，方止儿哭。刘君告谓：左腿屈而难伸，不能站立，活动痛哭。喉中痰鸣，纳谷呆滞，口渴欲饮，大便干结，小便色黄。切脉滑数，指纹沉紫，舌红苔黄腻。此湿热下注，壅滞左膝所致。治宜清热解毒，消肿止痛。

处方：苍术 10g，黄柏 10g，薏苡仁 15g，萆薢 15g，蚕沙 15g，金银花 10g，连翘 10g，蒲公英 15g，赤芍 10g，牡丹皮 10g，露蜂房 8g，重楼 10g，木瓜 12g，独活 10g，茯苓 10g，泽泻 10g，赤小豆 15g，松节 12g，当归 10g，黄芪 10g。水煎温服，2 日 1 剂。

外治方：玉露膏（芙蓉叶、赤小豆各等份，研为细末），醋调如泥，外敷患处，覆以薄膜，绷带固定，每日 1 换。

二诊（3 月 26 日）：上方间断服 7 剂，外用药敷十余次，膝部肿痛，均得消减，亦不灼热。但仍屈而不伸，纳差呆滞，舌红苔薄黄，指纹沉紫。原方加减续进。

处方：苍术 10g，黄柏 10g，薏苡仁 15g，重楼 10g，忍冬藤 15g，连翘 10g，生地黄 10g，玄参 10g，赤芍 10g，土茯苓 12g，白芷 10g，紫花地丁 10g，当归 10g，川芎 10g，楂曲各 10g，甘草 3g。水煎温服。

三诊（4 月 1 日）：服上方 2 剂，膝肿全消，皮色正常，尚轻微疼痛，足可直伸，亦可站立，能慢行数步，但觉隐痛，纳谷未复，指纹淡紫，舌红苔薄黄。继续清热利湿。

处方：苍术 10g，黄柏 10g，薏苡仁 12g，独活 10g，茯苓 10g，当归 10g，赤芍 10g，生地黄 10g，玄参 10g，紫花地丁 12g，重楼 10g，忍冬藤 12g，连翘 10g，萆薢 10g，川牛膝 10g，白芷 10g，楂曲各 10g，甘草 3g，骨碎补 10g，补骨脂 10g。水煎温服。

四诊（5 月 4 日）：父母带孩同至，并告：上方连进 8 剂，左膝疼痛全除，行走自如，尚可跑跳，纳食增多，二便正常。父母恐其复发，专求根治方药。乃查指纹，浮而淡紫，舌苔薄白。遂据其体弱病久，正气已虚，便于上方，酌加补益之品，再进 2 剂。

处方：苍术 10g，黄柏 10g，桂枝 10g，赤芍 10g，金银花 10g，连翘 10g，独活 10g，薏苡仁 15g，川芎 10g，白芥子 10g，生地黄 10g，黄芪 15g，当归 10g，党参 10g，鹿角片 10g，补骨脂 10g，甘草 5g。水煎温服。

按：《医宗金鉴·外科心法要诀》论膝痈、疵（通"痹"）疽云："膝痈焮肿色红疼，疵疽如痈色不红，宣软为顺坚硬逆，脾肾肝经邪所乘。"即膝部红肿疼痛者，为膝痈，属邪热壅滞之实证；肿大如痈，皮色不变，寒热往来者，为疵疽，属气血不足之虚证。刘孩见左膝红肿灼痛、便结尿黄、舌苔黄腻等症，当属湿热壅盛之实证，故治以清热化湿、解毒消肿。方中赤小豆、金银花、重楼、蒲公英，清热解毒；苍术、黄柏、薏苡仁、萆薢、蚕沙，清热除湿；茯苓、泽泻，利湿消肿；木瓜、薏苡仁，缓解挛急；独活祛风止痛，且"能宣通气道"（《药品化义》）；露蜂房以毒攻毒，解毒消肿；小儿气血未充，故加黄芪、当归，补益气血，且黄芪能托毒外出；当归配赤芍，能活血散瘀。此后随症加减，均不离清利湿热、解毒消肿之法，务使肿痛消散，防其化脓溃烂。外用药中，芙蓉叶有凉血解毒、消肿止痛之功，《本草纲目》谓其"治痈肿之功，殊有神效"；赤小豆活血利水，解毒消肿；用醋调药，更能活血散瘀，解毒消痈。内外合治，故收效颇速。

二十三、肾囊风

林君文亮，年三十一，临溪人。1989 年 12 月 24 日，来校求诊。

自述阴囊奇痒难忍，夜间尤甚，搔不歇手，搔后痛如火燎，以开水兑盐热洗，可得暂缓。乃领内室，解裤视之，则阴囊色红，覆有鳞屑及搔后痂斑，部分糜烂，溢出脂水，口苦目赤。舌红苔黄腻，脉象弦数。此肝经湿热下注所致。当清热利湿，祛风止痒。用龙胆泻肝汤加味；并针刺百虫窠、三阴交，平补平泻，留针 30 分钟，中间行针 2 次，针后痒即减缓。

处方：龙胆 15g，黄芩 15g，柴胡 12g，当归 12g，生地黄 15g，泽泻 15g，地肤子 30g，白鲜皮 30g，苍耳子 12g，蛇床子 12g，蝉蜕 10g，土茯苓 30g，甘草 6g。3 剂，水煎温服。

外用方：黄柏 50g，苍术 50g，苍耳草 100g，苦参 50g，威灵仙 50g，蛇床子 40g，八角枫 100g，独角莲 100g，白矾 30g（分次兑入）。煎水熏洗患处，每日 1～2 次。

服药 3 剂，熏洗数次，瘙痒消除，溃烂愈合。

按：本病之因，或过食鱼腥发物、肥甘炙煿，致湿热内生，下注前阴，而生斯疾；或感受风邪湿热，循肝经下注前阴，蕴蓄阴囊皮肤，以致湿疹密布，奇痒难忍，搔后渗出脂水，灼热疼痛，潮红糜烂。治宜清热祛风，除湿止痒。方中龙胆、黄芩，清热除湿；蝉蜕、地肤子、白鲜皮、苍耳子、蛇床子，祛风止痒；土茯苓解毒利湿；柴胡引诸药直达肝经；当归、生地黄，养血滋阴。全方共奏清热祛风、除湿止痒之功，兼用洗药，更增清热除湿、祛风止痒之效。百虫窠即血海，有调血除湿、祛风止痒之效，对阴部瘙痒，殊有特效；三阴交亦有止痒功效。余常二穴配伍，治疗男女阴痒。

二十四、肛周湿疹

杨君起华，年四十有五，邻村人也。

患者肛周痒痛，脂水黏裤。某医治逾十日，痒痛未减。1991年余暑假回乡，8月11日赛龙坐堂。其妻来至药店，邀余午后往诊。

日晡抵其家，其妻导入内室。杨君退裤露臀，见肛周焮红湿烂，脂水溢出。告谓：肛周痛痒兼有，站立痛增，行走痛剧，唯侧卧痛缓；兼痔疮突发，肛门坠痛，大便干结，便后痔疮出血；小便短赤，口苦口渴。细查肛门，果有深红内痔，阻于肛内。舌红苔黄腻，脉濡数。此湿热下注，阻于肛周。治宜清利湿热，祛风止痒。

处方：大黄15g（后下），黄连15g，黄芩15g，地肤子30g，苍术15g，荆芥15g，地榆15g，苦参20g，甘草6g。2剂，水煎温服。

外治方：苍术20g，黄柏20g，忍冬藤30g，五倍子20g，白鲜皮30g，白矾20g（分次兑入），冰片3g（分次兑入）。前5味煎取药汁半盆，纳入白矾、冰片，候温坐浴。然后以雄矾散（雄黄、枯矾、松香各等份，冰片少许，共为极细末，瓶贮备用），散敷于患处。每剂可煎洗2次。

二诊（8月14日）：服上方2剂，肛周及痔疮，疼痛大减，肛胀亦除，脂水稀少，大便亦畅，仍觉瘙痒。嘱原方去大黄，续进2剂；外治方加扛板归一把，以增祛风止痒之力。

按：内痔及肛周湿疹，多因饮食不节，或过食辛辣肥甘，或素喜杯中之物，使风燥湿热，阻于肠道，流于肛周，则痛痒并作，脂水横溢。湿热内阻，气血不调，以致经络阻滞，瘀血浊气，下注肛门，形成痔疮。故治以清热利湿，祛风止痒。方中三黄、苦参，清热燥湿，泻火通便，且能止血消痔；地肤子、苍术、荆芥，除湿利尿，祛风止痒；地榆凉血止血；甘草调和诸药，并防苦寒伤胃。外用诸药亦清热解毒、收湿止痒之品。内外合治，其效更捷。

二十五、肛瘘

雷君永清，年甫不惑，临溪人。

肛生瘘疮，时轻时重，终日隐痛，受热或劳累，胀痛倍增，服药外治，均难获愈；或劝手术治疗，短时根治。然家道消乏，费用难筹，且闻手术，悬心吊胆，迁延至今，已逾3年。1990年7月11日，幼子感冒，带来求治，偶谈此病，并询："但服中药，可得愈否？"余曰："服药可愈，但耗时日，不如去医院手术，可得速愈。"彼曰："吾甚惧之，故求服药。"乃令解裤查之，肛门黏有脓液，肛前约1.5cm处，有一溃孔，小如米粒，皮色暗淡，按之硬而痛增，且有脓水溢出。询其他症，则终日肛胀，频频登厕，或虚坐不出，或涩滞不畅；内裤日换，均沾脓液，臭气浓烈，瘘周瘙痒。再审其人，形显清瘦，面呈萎黄，精神不振。切脉沉细，舌苔薄白。此因痔疮毒气，聚肛穿孔成瘘，唯其日久正虚，已生"多骨"（瘘管）。故宜扶正托邪，清热解毒，退管生肌。

处方：生地黄15g，蝉蜕15g，黄连15g，当归15g，皂角刺12g，白芷15g，牡丹皮15g，黄芪30g，白术15g，苍术15g，僵蚕15g，乌梅15g，甘草6g，水烛香蒲3支，水案板根50g，地牯牛10只。水煎饭前温服。

每日便后，淡盐开水，温洗肛周，并挤按瘘口四周，排出脓水。嘱守此方，间日1剂，服至10剂，瘘管陆续退出。共进22剂，生肌愈合。

按：《太平圣惠方·治痔瘘诸方》云："夫痔瘘者，由诸痔毒气，结聚肛边……穿穴之后，疮口不合，时有脓血，肠头肿疼，经久不差，故名痔瘘也。"然其溃孔日久，气血已亏，溃瘘犹生"多骨"，故经年不愈。治当扶正托邪，清热解毒，退管生肌。方中黄芪、白术，益气补中，托毒生肌；生地黄、牡丹皮、当归，滋阴养血，活血化瘀；黄连、水案板，清热解毒；皂角刺、僵蚕、乌梅，软坚消结。凡疮过百日，必生多骨绵筋，即为瘘管，瘘管不除，新肉不生，故用蝉蜕、水烛香蒲、地牯牛，退出瘘管。此中医退管独特良方。瘘管消退，则新肉可生，瘘疮可愈矣。

二十六、阴虱疮

彭生，学生，华蓥市高兴镇人。1988 年秋季开学，带一贺姓壮汉来诊。其人年约四旬，落座即问："老师，中医可治阴虱否？"余曰："可也。"彼曰："吾夫妻皆生此虫，多处求医，皆无良法。曾以'敌百虫'涂之，致前阴灼痛良久，而阴虱完好无损。亦曾用镊子夹捉，亦难绝之。"余曰："阴虱体小，不易扪捉；且虱虫夜出，噬人吸血，昼钻毛孔，仅露其尾，实难钳出。"彼又告谓："阴部瘙痒，夜尤难忍，搔不歇手，心烦难眠。前阴、小腹、股沟，均搔出红疹、紫斑。"诊脉浮缓，舌苔淡黄而腻。方用理中汤合四妙散加减内服。

处方：党参 15g，白术 15g，干姜 15g，黄柏 15g，苍术 15g，薏苡仁 20g，川牛膝 15g，甘草 6g。3 ～ 5 剂，水煎温服。

外用方：百部 60g，苦楝根 100g（切片晒干），烟叶 10g。上药共浸于 150 ～ 200mL 白酒中，3 日后用棉签蘸涂患处。

按：《疡医大全》云："八角虱即八角虫，又名阴虱疮，其形如花蜘蛛，叮于阴毛之上，生于前阴毛际，其痒如锥。内由肝肾气浊生热，兼淫欲失于浣洗，二精不洁，搏滞而成。瘙痒难忍，抓破色红，中含紫点。"于此可知，阴虱疮即由交媾不洁，相互传染；或由脾虚生湿，流注下焦，湿热郁久化虫。自古有"湿热生虫"之说。方用理中汤合四妙散，益气温中，清热除湿。外用诸品，皆有杀灭阴虱之效，以酒泡之，效力更宏。

彭生问："老师何用理中汤？"余曰："理中汤为古人治虱多难绝之方。余弱冠时读古籍医案，书载：一人生虱累累，虽日换衣被，次日内衣，亦见细小虱虫如麻。后遇一医，曰：'虱乃湿浊所化。'予服理中汤，数剂后虱虫遂绝。但此书已为虫鼠所毁，书名及医家，均不可记。"盖"文革"

时期，大破"四旧"，农村亦然。生产大队，组织青年，挨户清查，凡书籍无"新华书店发行"者，悉为"四旧"，搜缴销毁。吾为保留家传医籍，遂将医书，收装数筐，寄一文盲邻家。邻家并无箱柜，便放置堆柴阁楼。数月后取回，过半善本，毁于鼠噬，痛哉！彭生闻之，亦叹息不已。

2周后，彭生回家，返校来告：贺某夫妇阴虱疮愈矣。

二十七、蛇伤二例

例一

杨国华，男，年三十七。1996年7月24日来诊。

5天前，田间劳作，惊动草丛毒蛇，飞蹿而出，咬伤左内踝上方。忍痛回家，迅肿至膝。其弟找来草医，治疗数日，肿痛未消。今晨妻用板车，拉来求治。

见其左膝以下，肿胀光亮，扪之灼热。内踝稍上，伤口已溃，脂水淡血溢出，四周色暗，又见目黄。询得头晕眼花，踝周疼痛，平卧痛缓，站立痛剧，不能行走，小腿麻木，胀如绳缠，溺黄便结。切脉沉数，舌红苔白厚。乃以三棱针于伤口四周，点刺出血，拔罐吸出毒血毒液。再拟祛风解毒、清热通便方内服。

处方：白芷15g，重楼15g，金银花15g，连翘15g，赤芍15g，牡丹皮15g，薏苡仁30g，茵陈30g，黄柏15g，黄连15g，栀子15g，滑石30g，大黄15g，夏枯草20g，甘草6g。水煎温服。

外治方：野菊花、芙蓉叶、鬼针草、鸭拓草鲜品各一把，加入雄黄粉50g，五灵脂50g。共捣如泥，外敷膝下肿痛处，露出伤口，为毒邪出口。每日1换。

服药3剂，敷药5日，痛止肿消，半月后行走自如。

例二

石磊，男，年二十七。华蓥市高兴镇人。

2个月前，帮工邻家，晚饭微醺，摸黑归家，咫尺熟路，无须灯火，行至房前院坝，突觉右足刺痛，不能行走。叫出妻子，手电照视，右侧足背，鲜血直流，一条花蛇窜行已远。农村夏季，男人惯穿拖鞋，足背裸露，以致蛇可咬伤足背。妻子叫出公爹，扶进家门。须臾足背浮肿，其势颇急，即雇邻家农用三轮车，送入华蓥市某医院救治。经治数日，伤口愈合，踝下仍肿。医生劝其出院，采用中药调治。回家后，服药外敷，2个月足肿不消。经人介绍，1995年7月21日，其父陪同搭车来诊。

见其右踝以下浮肿，皮色光亮，扪之肤热，按有凹陷。询之，则患腿胀麻重着，行走乏力，行不半里，需坐歇片时。舌红苔白厚，切脉沉缓。此蛇毒未除，湿留肌肤，气血不畅，故肿胀麻木。治当清热解毒，除湿消肿。

处方：土茯苓30g，白芷15g，重楼15g，连翘15g，金银花15g，当归15g，川芎15g，泽兰15g，苍术15g，薏苡仁30g，大腹皮15g，甘草6g，夏枯草20g。3剂，水煎温服。

外治方：雄黄100g，五灵脂100g，共研为细末，以醋调敷肿胀部位，每日1换。

数日后父子又至，脚肿已消，麻胀俱除，行走稍久，仍觉右腿沉重乏力，切脉沉缓。既已获效，不必更方，嘱内服方再进2剂。

按： 十二生肖，蛇为巳，巳火性也，故毒蛇伤人，多现火热证候。古人有"蛇虽阴类，却为火口"之说。故治疗蛇伤，不外从清热解毒，祛风消肿用药。杨某伤仅数日，故仍需伤口拔罐吸毒，再外敷清热解毒之剂。白芷、重楼，为治疗蛇伤要药，既可内服，又可外敷，故两例患者均选用之；他如金银花、连翘、夏枯草，清热解毒，两例方中均用；赤芍、牡丹皮，凉血活血，亦在选用之列；滑石、薏苡仁，除湿利尿，以消其肿。杨某目黄，故加茵陈利胆退黄；热邪偏甚，故加黄柏、黄连、栀子，清热泻火；大便干结，故加大黄，通肠利便，兼引毒邪自大便而出。石某蛇伤，日久未消，系残毒未尽，致气滞血瘀湿停，故用大腹皮利气而兼行水；川芎、当归，行血活血；土茯苓、苍术、薏苡仁、泽兰，除湿解毒，土茯苓且"能入络，搜剔湿热之蕴毒"（《本草正义》），泽兰犹可活血化瘀，行水消肿，故能服后血行气畅、湿除肿消。

外用雄黄、五灵脂，研末醋调敷，并可内服。此为《医宗金鉴》治蛇咬验方，我用之屡愈蛇伤。

二十八、鼠伤

莫君泽林，年五十六，临溪人。

半月前，夜为鼠咬，痛而惊呼，鼠窜而逃。其妻掌灯视之，左手拇指滴血，且染衾褥矣。慌乱中撕旧衣包之，痛甚难眠，坐以达旦。次晨村医包扎，疼痛依旧，渐致拇指红肿，又服消炎止痛西药，历半月肿痛未减。乃于 1997 年 10 月 25 日，来校求治。

观其左手拇指，倍大于右，皮色紫红，扪之灼热，伤口愈合，疼痛未减，尤以夜间为剧，伴口渴、口苦。舌红苔黄，脉弦数而滑。此鼠毒内侵，瘀积化热所致。治当清热解毒，活血化瘀。

处方：桂枝 15g，赤芍 15g，当归 15g，川芎 15g，生地黄 15g，乳没各 15g，金银花 15g，连翘 15g，板蓝根 20g，黄连 15g，黄柏 15g，蒲公英 20g，夏枯草 30g，玄参 15g，重楼 15g，甘草 6g，椿根白皮 30g。2 剂，水煎温服。

外治方：用椿根白皮，横切断筋，捣烂如泥，外敷患处，每日 1 换。

1 剂肿消痛缓；2 剂遂愈。

按：鼠咬伤，最难速愈，以其齿细而长，上有毒汁，啮人内伤筋骨，故难愈也。苟为鼠咬，即用冷水冲洗，挤出血液，碘酊（或碘伏）消毒，再行包扎，可免中毒。患者鼠伤日久，已中鼠毒，自当清热解毒、活血止痛。方中四物汤加红花，养血活血，祛瘀止痛；桂枝温通经络；金银花、连翘、板蓝根、黄柏、玄参、重楼、夏枯草，清热解毒，消肿止痛；椿根白皮，专解鼠毒，内服外敷，并可用之；甘草解毒和药。方药服后，毒解热消，瘀血消散，气血流畅，因能两剂获愈。

二十九、牛皮癣二例

例一

林君德胜，年四十二，临溪人。

项及左肘生癣，已有数年，曾擦多种治癣药水、药膏，均乏疗效，遂于 1996 年 10 月 14 日来诊。

落座即问："老师，牛皮癣能愈否？"余曰："可也。"彼即指项示肘，曰："烦老师看此，可有特效良药。"余曰："癣虽小恙，病程缠绵，治可暂愈，但易复发。苟内外合治，方不复发。"彼问："如何治之？"答曰："内服中药，外配针灸。"乃令低头，项癣露出，又卷左袖露肘，见其项间，皮肤增厚，表面粗糙，高出皮肤，干燥纹状，上覆白色鳞屑，边界清晰，可见抓搔痕迹及血痂，左肘部亦然。项部癣面，大可近掌；肘部面积，大于杯口。自云瘙痒难忍，夜间益甚，须用开水加盐热洗，痒缓入眠。舌红苔薄黄，脉弦细数。此阴血亏虚，复感风湿热邪，蕴结肌肤所致。治宜养阴凉血，清热利湿，消风止痒。

处方：当归 15g，生地黄 15g，赤芍 15g，白芍 15g，制首乌 30g，刺蒺藜 15g，全蝎 6g，僵蚕 15g，地肤子 30g，白鲜皮 30g，紫草 15g，菊花 15g，忍冬藤 20g，槐米 15g，猪牙皂 6g，桑白皮 15g，苍耳子 15g，甘草 6g。水煎温服，间日 1 剂。

针灸：先用皮肤针，沿癣边缘，轻叩 1 圈，以皮肤见血点为宜；次以小炷雄黄艾围灸，始从体癣周边灸之，渐次向内，每日叩灸 1 圈，数日灸至核心完毕。艾炷大如米粒，施灸前于癣之表面涂抹凡士林少许，艾炷方能粘住。

二诊（10 月 16 日）：服上方 1 剂，并针灸 2 次，瘙痒大减，夜晚能安然入睡。遂于上方加入黄芪 30g，守方续进，针灸同前。

患者服药 6 剂，针灸 12 次，顽癣得以痊愈。

例二

林女玉兰，年甫二十。

项背、腋下、肘弯及大腿内侧，生癣连片，红白斑点相杂，奇痒难忍，夜间尤甚，以致入寐困难，1997 年 1 月 18 日来诊。

查其项背、肘弯等处，癣呈圆形丘疹，如粟米大小，平顶粗糙，质地坚实略硬，连成片状，中部密集，四周散在，搔之有白色鳞屑脱落。舌红苔薄白，脉细弦。细审则形体瘦弱，面色无华。询得月经历月延后，量少色淡。乃诊为血虚生风化燥，皮肤失于濡养，而生癣疾。治宜养血润燥，祛风止痒。

处方：制首乌30g，二地各15g，当归15g，赤芍15g，白芍15g，乌梢蛇15g，全蝎6g，苍耳子15g，紫草15g，蝉蜕10g，菊花12g，金银花15g，白鲜皮30g，地肤子30g，猪牙皂6g，苦参15g，槐米12g，荆芥15g，甘草6g，蒲公英30g。2剂，水煎温服。

林女畏惧艾灸，乃予以熏洗方：苦参30g，苍耳子20g，威灵仙30g，大风子20g，地肤子30g，艾叶10g，白矾20g（分次兑入），冰片3g（分次兑入）。熬水去渣，热洗患处。

二诊（1月23日）：服上方2剂，并每日洗涤，瘙痒大减，且生癣皮肤变薄，夜能安然入睡。舌红苔薄白，脉细缓。上方去乌梢蛇，加刺猬皮12g，蜈蚣2条。3剂，水煎温服。熏洗如前。

2月11日特来问余：癣块不显，皮肤已软，未觉瘙痒，可否停药？嘱再进二诊方三四剂，以资巩固。

按： 牛皮癣古称"摄领疮"，如《诸病源候论》有云："摄领疮，如癣之类，生于领上，痒痛，衣领拂着即剧。云是衣领揩所作，故名摄领疮也。"此因营血不足，血虚生风生燥，皮肤失于营养；或感受风湿热邪，蕴结肌肤所致。故两例癣疾，均用四物汤去川芎加制首乌，养血润燥，俾皮肤得阴血滋养；用苦参、地肤子、白鲜皮，清热除湿止痒；紫草、槐米，凉血活血，且紫草善"治恶疮、瘑癣"（《药性本草》），槐米犹"祛皮肤之风热"（《得配本草》）；菊花、忍冬藤（或金银花），清热解毒，凉散祛风；猪牙皂开毛窍，搜风逐邪，祛痰拔毒，为治癣要药；全蝎入肝，搜风攻毒；僵蚕"去皮肤间诸风"（《医学启源·卷之下·用药备旨》）。林君加刺蒺藜"主身体风痒"（《名医别录》）。林女加入乌梢蛇，以增祛风之力；加桑白皮，以皮行皮，善利皮里膜外之水气，"除皮肤风热之燥痒"（《得配本草》）。两方配伍稍异，总不离养血润燥、清热除湿、祛风止痒大法。

雄黄治癣，古已有之，如《千金翼方》："大醋和雄黄粉，先以新布拭之，令癣伤，敷之妙。"余改用雄黄细末和入艾绒之中，以小炷艾灸之，药力乘火热之气，透达肌肤，杀虫止痒功效尤著。

林女因畏惧针叩艾灸，故改用药物煎汤熏洗。其中大风子、白矾，外用为治癣良药。《本草正》谓大风子"能治风癣疥癞，攻毒杀虫"；称白矾可疗"恶疮疥癣"。冰片芳香浓烈，善走能散，用以通毛窍，散郁火，并使诸药性能，深入肌肤，发挥药效。内外合治，故能收到良效。

三十、鹅掌风（手癣）

林妇世英，年甫三旬。1997年2月21日来诊。

患鹅掌风数年，双手掌面，脱皮奇痒。夏季皮肤嫩红，宛如鹅掌；冬季皮肤粗糙，皲裂出血，痒痛兼有，手心灼热。舌红苔白，脉浮数。此阴血不足，感受虫毒及风湿热邪所致。治当养血润燥，祛风除湿，杀虫止痒。

处方：制首乌30g，当归15g，生地黄15g，刺蒺藜15g，金银花15g，菊花15g，荆芥15g，牡丹皮15g，紫草15g，槐米15g，白鲜皮30g，苦参15g，苍术15g，黄柏15g，全蝎6g，僵蚕15g，地肤子30g，乌梢蛇15g，蛇床子15g。水煎温服。

外治方：苍耳子30g，苦参30g，地肤子30g，露蜂房20g，威灵仙30g，大风子20g，白矾30g，冰片3g。前6味煎水，取药汁一小盆，分次加入白矾、冰片，先熏后洗。

二诊（3月1日）：上方连进4剂，兼用泡洗，手癣大为好转，掌皮变软，裂口愈合，已不痛痒。嘱再进内服、外洗方各4剂。

6月初，林妇带同村患者来诊，伸手示余，喜曰："手癣愈矣。"

按：鹅掌风即手癣，《外台秘要》论其病因云："此由风湿邪气，客于腠理，复值寒湿与气血相搏，则血气痞涩，发此癣。"夫"邪之所凑，其气必虚"，故人之气血不足，虫毒风湿，乘虚而入，凝聚皮肤，气血不能荣润，皮肤失其滋养，遂生斯疾。治当养血润燥，祛风除湿，清热杀虫。方中制首乌、当归、生地黄，滋阴养血，以荣皮肤；全蝎、僵蚕、乌梢蛇，搜风攻毒止痒；荆芥、白鲜皮、地肤子、刺蒺藜、苍术、苦参，祛风除湿止痒；金银花、菊花、黄柏，清热解毒；牡丹皮、紫草、槐米，凉血活血。外用诸药，祛风除湿，杀虫止痒。洗泡双手，药力直达病所，更能发挥效力。

三十一、头发早白二例

例一

李妇安君,年三十五,文昌乡人。1995年6月12日,陪其姑母来诊腰痛,诊毕问余:"吾本满头青丝,近年迅转花白,老师可有转青之术?"

余觇其发,虽鬓发浓密,已见斑白。自云:"去岁初春,额上稀疏现白,迅延两鬓头顶。"细观前额、两鬓,发白几半,唯项上仍显乌黑。询其他症,伴劳则腰酸,蹲后眩晕,月经量少色淡。复询胎产,则谓:膝下两女一子,人流两次。舌淡无华,苔薄白润,脉沉细缓。综合脉症,当系气血亏虚,肝肾不足所致。治宜补益气血,滋养肝肾。

处方:生熟地各20g,山茱萸15g,怀山药15g,制首乌18g,当归15g,黄芪30g,党参15g,女贞子15g,补骨脂15g,白芍15g,枸杞子15g,菟丝子15g,沙苑子15g,赤芍15g,桑叶15g,黑芝麻30g。水煎温服,药渣煎水洗头。

上方仅服6剂,因忙于秋收而停药。亲友均谓:白发转青已多。彼闻之窃喜,遂于9月27日,又来复诊。远望其发乌黑,近睹尚有些许白发,仍伴劳则腰背酸痛;且本次月经,经水增多,经色转红。舌淡红苔薄白,脉细缓。效不更方,稍作调整续进。

处方:制首乌20g,黄芪30g,党参15g,当归15g,川芎15g,赤芍15g,白芍15g,二地各15g,丹参15g,玄参15g,山茱萸15g,女贞子15g,杜仲15g,续断15g,枸杞子15g,沙苑子15g,补骨脂15g,菟丝子15g,黑芝麻30g。水煎温服,药渣煎水洗头。

1996年春,伊姊安芬来诊,告谓:"舍妹发黑透光,所服药方,多人传抄。"

按:中医认为,"肾之华在发","发为血余",则发之黑白荣枯,与肾脏、气血之旺衰,至为密切。故《诸病源候论》云:"若血气虚,则肾气弱;肾气弱,则骨髓枯竭,故发变白也。"盖肾受五脏六腑之精而藏之,若先天禀赋不足,或后天失调,或房事过频,均能导致肾中精气亏损。精虚不能化生阴血,阴血不足,头发非但不荣,反致早白。患者年方五七,发却斑白，月经量少而色淡，阴血不足可知。兼见腰酸眩晕，且经人流两次，其肾亦虚。故以补益气血，滋养肝肾为治。方取黄芪、党参、当归、白芍，益气养血；二地、山茱萸、怀山药，滋补三阴，而以补肾为主；枸杞子、女贞子、制首乌、黑芝麻，滋肝补肾，兼能黑发；补骨脂、菟丝子、沙苑子，补肾助阳，固精养肝，使阴阳平衡；赤芍活血祛瘀，疏通血脉，以利气血流畅，上荣头发。此方服后，气血渐充，肾精渐旺，白发终得返青。

例二

廖波，男，年二十五。

来诊相告：年十七，始现白发，此后逐年增多。年二十岁，外出打工，多人介绍女友，均因白发而分手。虽在外地多处求医，鲜有效验。其母闻之着急，乃电催回家，另求医治，遂于 1996 年 6 月 20 日来诊。

觇其发短干枯，已杂银丝，而以两鬓尤著，面色无华，精神欠佳。询其他症，则云：过劳头晕心悸，腰酸乏力。并低声私告：少不更事，染上手淫，之后梦遗频仍。舌淡如纸，苔薄白润，脉沉细弱。此肾精亏损，气血不足。当先塞其遗，再补其虚。用二加龙牡汤合金锁固精丸加减，治其梦遗。

处方：白芍 15g，白薇 15g，生龙牡各 30g，附片 12g（先煎），桂枝 15g，芡实 15g，莲须 12g，莲子 15g，沙苑子 15g，菟丝子 15g，炙甘草 6g，大枣 12g，生姜 10g。水煎温服。

二诊（7 月 4 日）：上方连进 5 剂，未再遗精，眩晕消除，心悸缓解，精神有振，舌淡苔薄白，脉沉细。改用七宝美髯丹加味，以补肝肾。

处方：制首乌 20g，枸杞子 15g，当归 15g，茯苓 15g，补骨脂 15g，菟丝子 15g，黄芪 30g，龙牡各 30g，芡实 15g，莲须 12g，沙苑子 15g，白芍 15g，牡丹皮 15g，女贞子 15g，墨旱莲 15g，黑芝麻 30g。水煎温服。

服药 8 剂，老板电催返厂，遂带药 10 剂，回厂煎服。1998 年春节，其母感冒来诊，喜告："吾儿带回女友过年，发亦青矣。"

按：梦遗数年，虽富于春秋，肾亦斲伤。肾亏则精血不足，发失滋养，故黑发转白，干枯不荣。欲补其肾，当先塞漏，待遗精止后，方能进补得益。止遗固精，用二加龙牡汤合金锁固精丸。方中桂枝汤调和阴阳；生龙牡潜阳摄阴；附片温肾壮阳；白薇微苦咸寒，既"利阴气，益精"

（《名医别录》），又防桂、附过热伤阴；芡实、莲子、莲须、菟丝子，乃补肾涩精、填精益髓之品，故服后遗精得止。二诊用七宝美髯丹加减，补其肝肾，益其精气。即上方去白薇、附片、桂枝、莲子，加入制首乌、枸杞子，以滋肝肾，涩精气，乌须发。茯苓交通心肾而渗脾湿。补骨脂助命火而暖丹田；菟丝子温补三阴而益精气，二药合用，扶阳配阴，使阴阳平衡。当归辛温养血，黄芪甘温补气，使气血充盈，滋养毛发；牡丹皮活血化瘀，"同当归、熟地黄，则补血"（《深师方》）。女贞子、墨旱莲配伍，为二至丸，益肾阴，乌须发；黑芝麻滋补肝肾，为疗须发早白之常药。全方以补肝肾、养气血为主。以其风华正茂，服药仅十余剂，便肝肾得补，气血渐旺，白发转青。

三十二、青记

陈蕾，女，年十七，重庆人。2000 年 7 月 22 日初诊。

左肩胛区见一手掌大小黑色斑块，状如墨涂，上生密密绒毛，不痛不痒，已有 6 年。初时仅黄豆大小，其色浅褐，未予重视，随年增大，颜色加深。2000 年 6 月 16 日，经西南医院诊为"左肩部伊藤痣"，并建议激光治疗。其邻有求余治"慢性苯中毒"者，见其疗效甚佳，遂随车来诊。

刻下除左肩胛有墨黑斑外，并见左胸乳时痛，腰膝酸痛，倦怠乏力，月经常一月二至，量多色红，纳呆食少。舌淡红苔水黄，脉沉细缓。观患者形体瘦小，面色无华。当系先天不足，询之果系早产。治当益气养血，滋补肝肾。用参芪地黄汤加味治之。

处方：黄芪 30g，党参 15g，熟地黄 20g，山茱萸 15g，怀山药 15g，茯苓 15g，牡丹皮 15g，泽泻 15g，当归 15g，白芍 15g，白术 15g，香附 15g，郁金 15g，木贼 20g，僵蚕 15g，桂枝 10g，甘草 6g。10 剂，水煎温服。

二诊（8 月 10 日）：服上方 10 剂，黑斑颜色转浅，斑区绒毛更为易见。尚腰痛乏力，纳呆，舌淡红苔薄白，脉细缓。仍宗前法，以补肝肾为主。

处方：二地各 15g，山茱萸 15g，山药 15g，茯苓 15g，牡丹皮 12g，泽泻 15g，黄芪 30g，党参 15g，沙苑子 15g，当归 15g，黄精 15g，杜仲 15g，天台乌药 15g，白术 15g，益母草 30g，女贞子 15g，枸杞子 15g。10

剂，水煎温服。

三诊（8 月 30 日）：服 10 剂后，斑块转浅褐色，患者喜出望外，今又催促邻人来诊。露肩而见，左肩胛黑斑，果转浅褐色，斑区绒毛仍为黑色。纳谷仍差，腰膝酸软，头目眩晕，乏力易疲。月经已准，唯经前腹痛。舌淡苔白，脉沉缓。上方加减续进。

处方：熟地黄 20g，怀山药 15g，茯苓 15g，牡丹皮 12g，泽泻 15g，黄芪 30g，党参 15g，白术 15g，砂仁 10g，桂枝 15g，赤芍 15g，僵蚕 15g，枸杞子 15g，淫羊藿 15g，白鲜皮 30g，当归 15g，楂曲各 20g，菊花 15g，冬瓜子 20g。水煎温服。

此方共进 20 剂，其后邻人病愈，未再来诊，该患者亦未独自来诊。次年春，曾来信求方，并寄来照片。见斑转浅淡褐点，密密绒毛，依旧丛生。

按：王清任《医林改错》有用通窍活血汤治疗"青记脸如墨"的记载，其曰："血瘀症，长于天庭者多，三十付可愈。白癜、紫癜、紫印、青记，自古无良方者，不知病源也。"揆诸本例，并无瘀血见证，且其形体虚弱，腰膝酸软，经水一月二至，显系肾虚兼气不摄血之象。盖五行中肾属水，黑为水之本色，肾虚至极，本色外露。故当滋肝补肾，益气摄血治之。若浪投活血祛瘀，岂非诛伐无辜？方以六味地黄汤补益肝肾，以培先天之本；党参、白术、茯苓、甘草，为益气健脾之四君子汤，合黄芪、山药，更增补中益气之力，脾健则气血生化有源，气旺则可摄血；香附、郁金，理气解郁，以除胸乳之痛；木贼益肝止血，而治月经过多；僵蚕为祛斑良药，《神农本草经》谓其"灭黑䵟（䵟者黎黑斑也）"；桂枝温通经脉，使经血流畅，促使黑斑消退。后随症加减，进药凡四十剂，黑斑转为浅色褐点，绒毛如故。药虽见效，未能根除，是组方尚有缺陷。附记于此，候高明指教。

伤科病篇

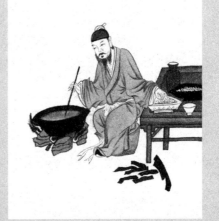

一、闪跌伤腰疼痛四例

例一

李芬，女，年四十，中和人。

数日前，挑担跨沟，闪伤腰部，腰尻刺痛，欲释担回家，痛不能行。伊夫段君，闻妻受伤，即用门板抬回，静卧痛缓，翻身痛剧。段君购回红花油、跌打丸，外涂内服，数日后痛得稍缓。段君闻余刺血可得速愈，遂于1999年6月20日，延余往诊。适逢周末，遂随往之。

患者侧卧于床，查其腰部，痛在右侧，腰无明显肿胀，亦无瘀斑，痛引右腿，起坐、转侧、咳嗽、喷嚏，均令疼痛加剧。伴腹部胀痛，艰于消化；大便干结，二日一行，解出困难。舌质正常，脉象沉缓。余欲委中放血治疗，李妇见余手持三棱针，便畏而拒之，且言：见血则昏。遂单服中药医治，予桃红四物汤加味。

处方：当归15g，川芎15g，赤芍15g，生地黄15g，桃仁15g，红花10g，枳壳15g，香附15g，土鳖虫10g，大黄12g（后下），楂曲各20g，厚朴15g，莱菔子15g，甘草6g。水煎温服。

二诊（6月24日）：服上方1剂，大便泻下2次，腹部胀痛消除，腰痛随之大减，活动乏力，仍觉轻微胀痛。舌苔薄白，脉沉细缓。前方去生地黄、大黄，加续断、川牛膝、天台乌药各15g。续进1剂，遂愈。

按： 闪腰扭伤，多因行走滑脚，或跨步跳跃，闪扭腰部，致使肌肉、筋脉受伤，气血瘀阻，出现疼痛。当以理气活血，舒筋止痛为治。方以桃红四物汤养血活血；枳壳、香附，理气止痛；土鳖虫活血逐瘀，通经止痛；大黄配入方中，既通泻大便，又活血祛瘀；山楂、神曲、厚朴、莱菔子，消胀助运；甘草调和诸药，且能止痛。二诊时大便已泻2次，故去大黄；活动尚觉乏力，故加续断、牛膝，补肝肾，通经脉，强筋骨；腰仍胀痛，故增入天台乌药，协助枳壳、香附，行气止痛。前后2剂，腰痛遂愈。

例二

冯翁中伦，年近八旬，天宝乡人。

十月中旬，家种小麦，翁亦下地。儿子锄地，老翁播种。弯腰过久，猛然起立，闪伤腰部，剧痛难忍，延及左侧臀腿，痛不能行，站立欲仆。其子背回家中，卧不能动。偶然伸脚翻身，左腰挛痛及腿，然抚按腰腿，并无痛点。卧床月余，服药不减。1990年12月1日，其子来校，邀余往诊。

至其家，冯翁右侧而卧。询之，痛如上述，温熨后腰痛可缓。见其面黄肌瘦，精神不振，虽重棉覆盖，犹谓四肢不温，下肢尤冷。切脉弦缓，重按无力，舌淡暗，质胖嫩，苔薄白。此血瘀气滞，兼受寒邪，寒瘀交阻，阻滞经络，不通则痛。治宜理气化瘀，散寒止痛。用当归四逆汤加味。

处方：当归15g，细辛6g，桂枝15g，赤芍15g，附片15g（先煎），独活15g，五加皮15g，秦艽15g，木通15g，甘草6g，大枣10g，木香15g，川牛膝15g。2剂，水煎温服。

二诊（12月5日）：服上方2剂，疼痛缓解，手足转温，纳谷知味，食量有加，可下床缓慢活动，但行走腰腿仍痛、阴雨疼痛益甚，坐卧腰腿酸胀，日轻夜重。舌淡暗苔薄白，脉弦缓。上方合温经散寒、除湿通痹之乌头汤再进。

处方：当归15g，白芍15g，赤芍15g，桂枝15g，细辛6g，制川乌6g（先煎1小时），麻黄10g，川芎15g，独活15g，黄芪30g，木通15g，威灵仙15g，川牛膝15g，甘草6g。2剂，水煎温服。

三诊（12月12日）：疼痛本已缓解，昨日气温下降，疼痛又增，行走缓慢，左脚不灵。脉细缓，舌淡苔薄白。上方加干姜、防风、木瓜续进。

处方：黄芪30g，麻黄12g，白芍15g，当归15g，桂枝15g，干姜15g，秦艽15g，制川乌6g（先煎1小时），防风15g，木瓜30g，淫羊藿15g，鸡血藤30g，甘草6g。2剂，水煎温服。

四诊（12月17日）：疼痛大减，可出户活动，然行走过久，腰腿仍感酸胀，周身皮肤瘙痒。舌淡苔白润，脉弦长而缓。仍当调养气血，通络疏风。

处方：黄芪30g，党参15g，当归15g，白芍15g，赤芍15g，杜仲15g，鸡血藤30g，怀牛膝15g，独活15g，桑寄生15g，生地黄15g，地肤子30g，防风15g，细辛6g，甘草6g。4剂，水煎温服。

五诊（1991年1月13日）：今行数里，来校诊病，谓：已停药半月，唯左环跳处，犹微酸痛，受冷腰腿作胀。治仍温养气血，祛风通络。

处方：黄芪30g，鸡血藤30g，当归15g，白芍15g，五加皮15g，独活15g，防风15g，淫羊藿15g，党参15g，白术15g，桑寄生20g，香附15g，石斛15g，甘草6g，川牛膝15g。3剂，水煎温服。

后又以本方3剂量，泡酒饮用，以善其后。

月余，身痒来诊，告谓：煎服上方并饮用药酒，精神转佳，腰腿康健如昔。

按： 弯腰猛起，闪腰何剧痛如此？盖四川严冬，寒风凛冽，野外劳作，弯腰播种，难免感风受寒，而致血运迟滞。突遭闪腰，血瘀气滞，必甚于常。矧耄耋之年，正气已亏，难忍其痛，以致立则欲仆，卧不能动。故当理气化瘀，散寒通经，以治腰痛之急。方用当归四逆汤，温经散寒，养血通脉；加附片以增温养散寒之力；独活可"动凝滞血脉，散骨中冷痛"（《外科正宗》）；秦艽、五加皮，祛风寒，止疼痛；五加皮兼能强筋壮骨，"主多年瘀血在皮肌"（《药性本草》）；川牛膝，协助赤芍、当归，活血祛瘀，且引药下行；木香理气行滞；木通"通利九窍血脉关节"（《神农本草经》），使气血畅通。二诊时疼痛虽减，行走仍痛，且阴雨痛增，腰腿酸胀，日轻夜重。是寒邪未去，兼有湿邪。故加入乌头汤，以乌头深入筋骨，驱散寒湿；麻黄开表，领邪外出；参、芪、归、芍，养血益气。如此气血得补，温散寒湿之力又增，药效益显。守方数剂，腰痛大减。五诊时，可行走数里来诊，仅左臀环跳处微有酸痛，受冷腰腿作胀。故以独活寄生汤，去细辛、秦艽、防风等品，加入黄芪、白术、鸡血藤、淫羊藿，扶正固本，以资巩固。

例三

王翁代长，年六十六。

40天前，坡地劳作，不慎跌于坡下，左臀着地，遂致左下肢疼痛。次日自髋至踝，悉见肿胀，而以髋部为最。其子抬入医院，数日后肿消痛缓，尚未痊愈。王翁虑花费过多，执意出院，回家后，服中西药十余剂，反增腰痛。1991年9月28日，两子抬来求诊。

王翁告称：左腿游走疼痛，痛引腰尻，蜷卧可缓，立则痛剧，脚软乏力，且觉清冷。伴左目作胀，内眦红赤。舌淡苔黄根厚，脉细缓。此跌伤瘀血未除，气滞未通。法当理气活血，温通经脉。用桃红四物汤合当归四逆汤投之。

处方：当归15g，川芎15g，赤芍15g，生地黄10g，木通15g，桂枝15g，细辛6g，红花10g，桃仁15g，木瓜30g，香附15g，枳壳15g，川牛膝15g，续断15g，甘草6g。3剂，水煎温服。

二诊（10月4日）：服上方3剂，左脚已温，疼痛缓解，腰可伸直；行走虽慢，已觉有力；目赤消散，尚觉眼胀；时欲提气，小腹、肛门作胀。舌淡苔转薄白，脉沉细。乃中气虚亏之故，改用当归四逆汤合补中益气汤益气养血、温通经脉治之。

处方：当归15g，细辛3g，桂枝15g，白芍15g，黄芪30g，党参15g，柴胡10g，升麻10g，白术15g，陈皮15g，续断15g，香附15g，甘草6g。3剂，水煎温服。

3剂后，腰腿痛除，行走自如。

按：患者跌伤肢体，除筋骨受伤外，气血亦因伤瘀滞，而见伤处肿痛。故当以活血化瘀为先，血不活则瘀不去，瘀不去则气不畅，气不畅则痛不止。然患侧脚软，乏力且冷，又兼寒阻经络，则需加温通散寒之品，故以桃红四物汤合当归四逆汤投之。方中四物汤养血调血；桃仁、红花、赤芍、川牛膝，活血化瘀；牛膝兼引药下行；桂枝、细辛，温经散寒，温通血脉；香附、枳壳，理气行滞，气行则血行；续断补肝肾，"续筋骨血脉"（《本草正》）；木瓜味酸，"入肝益筋……疗腰膝无力"（《本草正》）。全方有活血祛瘀、温通经脉、理气止痛之效。服后脚温痛缓，腰可伸直，目赤消散。唯时欲提气，小腹、肛门坠胀，是瘀血已去，气虚显露。方中去活血祛瘀之品，加入补中益气汤。3剂后气血渐复，运行畅通，故能行走自如。

例四

文君德厚，年近六旬，渠河乡人。

1年前自建新房，不慎自二楼跌下，致左胫骨折，腰椎外突，即送某院救治。住院半年，胫骨得续，腰痛未已，不能坐立。医院见进展缓慢，劝其转院治疗。患者建房、住院，已觉拮据，遂出院回家，卧床待愈，痛甚服止痛西药，以缓其痛。1993年11月14日，文君姻翁张某，前去探病，见腰痛如此，劝服中药，并力荐余治。患者乃命其子，来校延诊。是日颇有空闲，乃随往诊。

近午抵其家，见患者屈身侧卧，视其腰部，命门处脊柱隆凸，按之疼痛。自云灼热，不能仰卧，亦不能伸腰。切脉细缓，舌淡苔白，舌下青筋怒张。此必椎骨移位，瘀血凝滞，故突出疼痛。当活血祛瘀，理气止痛。

处方：当归15g，川芎15g，赤芍15g，生熟地各10g，桃仁15g，红花12g，苏木10g，香附15g，鹿角片15g，狗脊20g，骨碎补20g，羌活15g，独活15g，杜仲15g，续断15g，泽兰15g，枳壳15g，川牛膝15g，土鳖虫12g。水煎温服。

此方煎服5剂后，腰痛大减。原方再配3剂量，以高度白酒浸泡半月，每日中午、夜晚，饮约50mL，以使药效连续。

次年春节，竟来拜年致谢。观其腰部，仍有突出。

按： 跌伤腰脊，腰椎外突，多系骨折或脱位，致使血瘀气滞，经络不通，故疼痛不已，弗能坐立，仅可侧卧，虽翻身、伸腰，亦非易事。治当理气活血，通经活络。方用桃红四物汤，养血活血；苏木、川牛膝、泽兰、土鳖虫，助桃红行血祛瘀，消肿止痛；且川牛膝"走十二经络……其性下走如奔"（《本草正》）；土鳖虫犹可续筋接骨；枳壳、香附，理气止痛；鹿角片、狗脊、骨碎补、杜仲、续断，补养肝肾，强壮筋骨；鹿角兼能行血消肿；二活善止疼痛，且可"透利关节"（《本草纲目》），用于方中，以增止痛之力。全方共奏化瘀通经、理气止痛、强筋壮骨之效。故5剂后，腰痛缓解。因须持续服药，且为省钱，故改用药酒。药借酒力，其效倍增，饮量虽少，然连续不断，效力仍著。

二、膝部挫伤

郑妇仁兰，年近三旬，华蓥市高兴人。

去年秋收，挑稻回家，不慎跌仆，挫伤右膝，瞬间膝肿，痛不能行。次日内侧青紫，送入当地医院。经治半月，肿消痛减，慢行数步，便觉僵滞酸痛，抬回家中，间断服药。又历半月，仍行走不便，遂于1991年9月27日，乘车来校，求服中药。

观伊右膝，微现肿胀，按压无明显痛点。询知右脚僵冷，屈伸不利，举步沉重，膝中掣痛。扪其下肢，左温右冷。切脉沉缓，舌淡苔薄白。此瘀阻气滞，血行受阻。治当温通气血，养血舒筋。用当归四逆汤加味投之。

处方：当归15g，白芍15g，赤芍15g，桂枝15g，北细辛8g，木通15g，川牛膝15g，木瓜30g，丹参15g，红花10g，香附15g，乌药12g，威灵仙15g，鸡血藤30g，甘草6g。水煎温服。服后药渣，布包热熨右膝上下，并嘱静养少动。

1剂后，酸痛、僵滞均减；连进4剂，行走渐利。

按：膝连股骨、胫骨，髌骨镶中。而使之连接，并屈伸自如者，筋膜韧带也。故膝部挫伤，除致气滞血瘀外，筋膜、韧带亦伤。服药之外，尤应静养。然农村妇女，生性勤劳，膝伤之后，仍难免行立屈蹲，筋膜韧带，岂易修复；且治未连续，气血未畅，筋伤未复，故脚僵沉重、行走膝痛、膝下不温。故当温通气血，养血舒筋。方中桂枝、细辛温经散寒，桂枝且能"疏木止痛，通关逐痹，活络舒筋"（《长沙药解》），细辛还能"治百节拘挛疼痛"（《罗氏会约医镜·本草》）；当归、白芍、鸡血藤，养血和血，通络止痛；赤芍、丹参、红花、川牛膝，活血祛瘀，牛膝犹引药下行；香附、乌药，理气行滞，气行则血行；木通、木瓜，利关节，舒筋骨；威灵仙性利善走，通络止痛；甘草调和诸药。全方有舒筋通络，养血活血，理气止痛之效。药渣热熨患处，促使气血通畅，亦利康复。

三、左尺骨下端骨折

黄劲松，男，14岁，初二学生。1990年12月19日诊。

黎明起床不慎，自上铺跌下，左腕痛不可忍。右手紧捏左腕，与三四同学，慌张来余寝室，求余诊治。诸生争相述说，黄生跌仆经过：盖学生寝室，上下连铺，黄卧其上，而床窄席宽，篾席半悬床外。六点起床，天尚未明，隆冬天寒，诸生迅速而起，黄生行动迟缓，忽闻早操铃声，乃慌张起床，脚踩悬空篾席，侧身跌下，遂致左腕剧痛。

两手对比，左腕尺侧变形，轻度浮肿，摸捏痛甚，且有骨擦之音。乃诊为尺骨下端骨折，遂嘱陪伴学生，速请班主任。班主任唐国海，闻讯赶来。遂告之学生病情，并请即刻通知家长。彼即遣学生往迎家长。余嘱学生：请家长带来柏树皮，掌宽一块。早餐时，学生父母赶到。

手法复位：令黄生端坐，嘱黄父站在黄生右侧，双手前后置黄生左侧腋下紧抱，其母双手牵拉黄生左掌，令上肢平直。余左手握黄生腕部，右手食指，轻提上折端，拇指按住下折端，令两端对齐，轻抚无缝隙感后，用鲜柏皮（长约5寸，宽约3.5寸）置尺侧卡扣骨折处，再以绷带绑缠，松紧适宜。末以布带，兜提患肢于胸前。复位过程，黄生未觉疼痛，后去中和区医院X线检查：断面吻合良好。

处方：当归15g，川芎15g，生地黄15g，赤芍15g，自然铜（酒淬）30g，杜仲15g，续断15g，红花10g，桃仁15g，枳壳15g，桂枝15g，黄芪30g，羌活15g，丹参15g，香附15g，乳没各15g，骨碎补15g。水煎温服。

次日，左腕及手背浮肿，且渐次下移，致五指肿胀。其父见肿来问。余谓："若伤处浮肿，渐次下移，则为折骨吻合良好，气血渐通之象，不必多虑。汝须关注者，夹板绷带，慎勿脱落耳。"7天后，其肿自上而下，渐次消退。改用纸板，替换柏皮，仍以绷带固定。

半年后X线复查，愈合甚佳。1991年秋，用熟料五积散1剂，加入绿竹筒（一头留节）数只煎煮，候药汤煎成，用镊子逐个取出竹筒，倾出药汁，趁热（勿过热以免烫伤皮肤）环扣左腕一周。此为拔水罐（亦称"打水扎筒"），可防日后阴雨发痛。

按： 用新鲜柏树皮作为夹板者，以初时手腕肿胀，随复位骨续，气血畅通，肿胀渐消，而生柏皮得手腕热气，逐日变干收紧，使手腕之固定夹板，始终松紧适宜，不致每日收紧绷带，影响对合折骨移位。待其肿消，再改用硬纸板固定。

四、右第五跖骨骨裂

李妇义香，年甫三旬。

半月前，不慎跌伤右足，足掌背迅速肿大，疼痛异常。其夫雇车，送

59

至当地医院，诊为右小趾跖骨骨裂。经服药敷药，十余日肿痛不消，足不能行。2002年2月13日，其夫要求出院，用板车拉来求治。

见伊右足掌背，均已浮肿，足背前外侧淡紫，按之胀痛，小趾肿不能屈。右脚平放，胀痛缓解，下垂胀痛加重。伴纳呆乏味，脘腹作胀。切脉沉细，舌苔薄白。治当活血化瘀，理气止痛。用桃红四物汤加味。

处方：当归15g，川芎15g，生地黄15g，赤芍15g，红花15g，桃仁15g，枳壳12g，香附15g，川牛膝15g，骨碎补20g，乳香15g，没药15g，自然铜（淬）30g，杜仲15g，续断15g，白术15g，砂仁10g，泽兰12g。水煎取汁，饭前温服，每服兑入童便1小杯。

外治方：制马钱子粉10g，枳壳（捣粉）20g，苎麻根50g。共捣如泥，调少许麸醋，匀敷患处，隔薄膜包扎，每日1换。

服上方2剂，敷药4天，疼痛大减，足掌浮肿消退，腹胀亦除。上方去乳香、没药、白术、砂仁，加入黄芪30g，土鳖虫12g，补骨脂15g。续进8剂，可在家缓步行走。3个月后，行走如初。

按： 跌仆骨裂，必伤临近筋膜、血管。血出瘀阻，气行不畅，肿痛立作，故理气滞、祛瘀血、补肝肾、续筋骨为其治法。方用四物汤，养血和血；桃仁、红花、泽兰，活血祛瘀；枳壳、香附，行气止痛消肿；骨碎补、杜仲、续断，补肝肾，续裂伤；乳香、没药，活血止痛消肿；自然铜、童便，散瘀接骨止痛。以其胃纳呆滞，故加白术、砂仁，醒胃健脾。2剂后肿痛消退，胃纳恢复，故于方中去乳香、没药、白术、砂仁，加入黄芪、土鳖虫、补骨脂，以增益气补肾、续筋接骨之力；外用枳马二仙丹、苎麻根共捣，麸醋调敷，更能促使骨伤续接，迅速愈合。枳马二仙丹为蜀中古方，由枳壳、马钱子组成。昔重庆药王陈锡章先生，有秘方"跳骨丹"，即此方加脆蛇、公土鳖等味而成。谓服之能治骨折，虽经医者误将骨节错位，服用本方，瞬时周身颤抖，错位骨节自行解散，另行接续，无须他人动手，妙不可言。然马钱子毒性剧烈，用量难以掌握，余疗骨伤，只作外用，未予内服。

妇科病篇

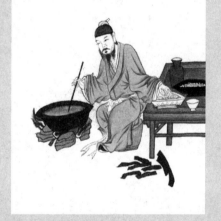

月经病

一、月经先期

沈又彭《沈氏女科辑要笺疏》论月经先期云："先期有火，后期火衰，是固有之，然特一端耳。如虚不能摄，亦必先期。"气虚统摄无权，致使月经先期而至者，亦颇常见。其治当益气摄血，绝非凉血泻火可愈。

例一：气虚宫寒

代姓妇，年二十五，经水恒先期而至。伊夫韩君，村医数年，当地小有名气，屡投方药，经期仍先。1989年12月11日，韩君偕妇来诊。

韩简述妇病后，出所服药方。视之，不外四物加入黄芩、黄连、栀子、牡丹皮之属。继又谓曰："余幼读《医学三字经》，有'妇人病，四物良……渐早至，药宜凉；渐迟至，重桂姜'之句。我遵此用药，何无效验？"余曰："《三字经》为中医启蒙书籍，所言治病之常也。疾病变化无常，岂持不变之法，应万变之病耶？"转询代妇，得知经量甚少，经水色淡，时夹紫块，腰腹冷胀，手指麻木，劳则头晕目眩，神疲乏力。舌苔薄白，切脉沉细而迟。乃谓韩曰："此气虚而兼宫寒，无怪乎君之方药无效耳。"又为详析病情："令内手指麻木，头晕目眩，神疲乏力，月经量少色淡，此不特气虚，血亦虚耳。而腰腹冷胀，经水所夹紫色瘀块，又系胞宫虚寒所致。然则气虚，经水又何先期而至？盖气有统摄血液之权，虚则统血无力，冲任不固，故经血先期而至。又因胞宫虚寒，血瘀不畅，故月经量少，时夹瘀块；且胞宫寒阻，阳气不行，故腰腹冷而作胀。舌淡红，脉沉细而迟，亦为气虚夹寒之征。"韩君注目倾听，频频颔首，听罢叹曰："真是听君一席话，胜读十年书，今大开眼界矣！"遂以益气摄血，温经散寒法治之。投十全大补汤加味予服。

处方：黄芪30g，党参15g，白术15g，茯苓10g，当归15g，白芍12g，川芎12g，熟地黄15g，小茴香12g，天台乌药15g，丹参15g，益母草15g，肉桂10g，艾叶6g，甘草6g。3剂，水煎温服。

处方拟就，又为韩君解析方义：方中参、术、苓、草为四君子汤，配合黄芪，建中补气以摄血；归、芎、芍、地为四物汤，养血补血，以为调经之用；肉桂、小茴香、艾叶，温暖胞宫，散寒理气；丹参、益母草，活血祛瘀，兼能调经。全方共收补气摄血、温宫散寒、调畅月经之功。

韩君夫妇，持方以归。数日后来告："药服 1 剂，头晕、指麻消除，3 剂后精神振作。"之后，韩君常来问难，并告其妻月经，已转正常。

例二：阴虚血热

中气亏虚，摄血无力，可致月经先期；阴血亏虚，虚火内扰，亦为先期之因，是型虽不多见，仍不可忽视。此类患者，必见肝肾亏虚，阴血不足，虚火内扰，致血海不宁，经血涌动，先期而行。症见月经量多，经水深红，手足心热，甚或阴道灼热等阴血亏虚见症。

1992 年 5 月 10 日，是日周末，余坐诊中和某药店。近午，来一王姓妇，年三十有六。其人清瘦健谈，落座便谓："吾经水辄先，久治不愈，今得邻人相告，专去学校求诊不遇，得知老师在此坐诊，故来求治。"诊其脉弦细而数，舌红苔薄黄欠润。询之：经水恒先七八日或旬日而至，色深红，质黏稠，偶夹紫块，历八九日方净；手足心热，夜尤明显；经期心烦，口渴咽干，小便短赤，大便干结，间日一解；阴道灼热，甚或辣痛。脉症析之，当为肝肾阴亏，虚火内扰所致。盖热扰冲任，血海不宁，则月经先期而动，热扰心营则烦；热为阳邪，易伤阴津，故手足心热、口咽干燥、尿赤便结、阴道灼热。治当养血滋阴，清热止血。方用清经汤加减。

处方：白芍 15g，生地黄 15g，熟地黄 15g，当归 12g，牡丹皮 15g，地骨皮 15g，黄柏 15g，知母 15g，侧柏叶 15g，炒栀子 10g。水煎温服，嘱服 3～5 剂。

然患者闻邻人介绍后，出门颇急，忘带钱币，即向药店赊药，来日付款。店主素不相识，恐其有诈，坚称钱药两清。余乃从中作保，店家方允赊药 1 剂。次日王妇专来付款，顺道来校相告："煎服 3 次，经血减少，心烦及手足心、阴道灼热，均得缓解，今又配药 3 剂。"

按：方中知母、黄柏，滋阴降火，《本草纲目》谓其"有金水相生之意"；牡丹皮、地骨皮相须而用，清热凉血；炒栀子、侧柏叶，凉血止血，兼能除烦；二地、白芍、当归，滋阴养血，生津润燥。数剂后，阴血渐盛，虚火消除，冲任流通，经血安宁，月经自能应时而下矣。

例三：肝郁化火

肝郁化火而致月经先期者，其人或性急易怒，或多愁善感。经来多见胸胁胀痛，心烦易怒，口苦口渴，甚或目赤脑胀。余曾治一妇，病即如是也。

1998年6月8日近午，余正上课，忽一男子，伫立教室窗外，不时注视余之上课。有顷，下课铃响，余步出教室，渠迎而致询："您是唐老师吧？"余点头称是。男子随余至寝室，便询："老师可曾治过月经发癫？"余答曰："月经发癫，未闻之也，有何见症？"原来男子姓赵，落座便述妻病：每月经来，一反常态，无端责詈家人，打骂小孩，甚或哭闹摔盆，经过之后，又如常人。其母称为"月经发癫"。言毕即问："老师可有法医治？"余曰："此肝郁化火耳，疏肝泻火可愈。"彼闻而喜曰："下午带妻来诊。"

午眠时，赵夫妇搭车已到。赵妻邓姓，名曰小华，年方三旬。稍歇后，邓妇便叙病情：经水历月超前，昨至又先七日。每觉胸乳胁肋胀痛，便知经水将至。经色深红，量多黏稠，小腹胀痛，一二日后，血块排除，腹痛渐减。月经净后，乳胁胀痛自消。伴胸热心烦易怒，与人吵骂，心方舒畅。头侧胀痛，口苦微渴。舌质红，苔薄黄，脉象弦数。诊断中其夫插话："小华这病，曾经医治，悉未见效，麻烦老师仔细诊断，愈其经来吵闹之病。"随后出前医处方两张。觇之，皆逍遥散加减。方虽疏肝理气，然未折其肝火，故而无效。乃忆我县清代名医，王世钟先生《家藏蒙筌·妇科经脉病本·经不调》载曰："先期而至者，有因脾经血燥，脾经郁滞，有因肝经怒火……脾经血燥者，加味逍遥散；脾经郁滞者，归脾汤；肝经怒火者，加味小柴胡汤。"此法颇合本例病机，遂用加味小柴胡汤合四物汤投之。

处方：柴胡12g，半夏12g，黄芩12g，党参10g，山栀子9g，黄连9g，当归12g，白芍15g，川芎15g，生地黄12g，生甘草6g，香附12g，广郁金15g。3剂，水煎温服。

服1剂便心平气和，乳胁胀消，诸症缓解。连进3剂，次月经水正常，心情平和。其后，赵君送来一篮蔬菜，以表谢意。

按：肝郁日久，气逆化火，扰动冲任，经水超前而动，量多色红。血受寒则凝，受热亦凝，故经水黏稠有块；乳房、胸胁、小腹俱为肝之经脉所过，故肝气横逆，见其胀痛；怒生于气，肝气不疏，故心烦怒骂；口苦、舌红、苔黄、脉弦数，悉为郁热所致。近贤刘渡舟云：小柴胡能"开郁散火"；并认为：肝胆气郁日久不解，化火伤阴诸症，用小柴胡治之，有"火郁发之""木郁达之"之义。清代名医陈修园，在其《医学三字经》中，亦有"兼郁火，小柴清"之句。可见古今医家，均以小柴胡汤，为疏解肝胆郁火之剂。故本例用为主方；配栀子、黄连，泻火除烦，清热凉血，有"实则泻其子"之义；合四物汤，养血和血，柔肝敛阳，则血和气亦和；香附、郁金，协柴胡疏肝理气，解郁息怒。诸药合用，共奏解郁泻火、养血调经之效。此后经来，再未"发癫"矣。

二、月经延后二例

例一：宫寒夹瘀

王玉华，年二十，中和人。1989 年 12 月 17 日来诊。

月经恒延后八九日，初来量多色暗，夹有紫黑瘀块，二三日后，色转淡红量少。伴腰部胀痛，小腹冷痛，热熨可止，白带清稀如注。切脉沉细而缓，舌质偏淡，苔薄白。此胞宫寒瘀交阻，经不应期而至。治当温经散寒，活血祛瘀。用艾附暖宫丸加减治之。

处方：熟地黄 15g，当归 15g，川芎 15g，赤芍 15g，官桂 12g，黄芪 20g，吴茱萸 6g，小茴香 15g，香附 15g，生龙骨 30g，生牡蛎 30g，海螵蛸 20g，艾叶 5g。3 剂，水煎温服。

其后月经正常。

按：《景岳全书·妇人规》谓："凡血寒者，经水必后期而至。"寒之所致，或外感寒邪，或内伤生冷，寒邪乘虚，客于胞宫。血为寒凝，运行涩滞，冲任阻塞，血海不能按时盈满，则经水延后，色暗夹块。寒在胞中，故小腹冷痛；热熨寒消，则冷痛可止。脉沉细缓，舌淡苔白，俱为寒邪在里之象。方用艾叶、小茴香、香附，温宫散寒，行气止痛；官桂、吴茱萸，温经通脉，散寒止痛；当归、川芎、赤芍，养血调经，活血祛瘀；

熟地黄滋阴养血；黄芪益气建中；生龙牡、海螵蛸，收涩止带。全方有益气补血、理气散寒、调经止带之功。

例二：宫寒血虚

王小芳，年二十二，渠河乡人。

王女年十五月汛初潮，十七岁前，或二月一至，或三月一行，因无腹痛腰酸等症，未曾调治。此后每年，经来次数增多，然每月仍延后数日，且见腹痛等症。1991年2月21日，来校求治。

询之，则曰：近年来，月经每延后7～10天，初来经色紫暗，一二日后色泽渐红，量少偶有血块；小腹冷痛，温熨痛减，腰部酸胀，四肢欠温；面色少华，倦怠乏力，纳差。舌淡苔薄白，脉沉细缓。此寒滞胞宫，血虚血寒。治当温经养血。用姜桂四物汤加味。

处方：当归15g，白芍12g，川芎12g，熟地黄15g，肉桂12g，干姜12g，丹参15g，香附15g，天台乌药15g，艾叶5g。3剂，水煎温服。

服后四肢温和，腹痛缓解。嘱下月经期，照方再服3剂。此后月经正常。

按：血寒经迟，寒从何来？清·罗国纲《罗氏会约医镜·妇科上调经门》云："凡血寒血虚者，俱后期。然血何以寒？非阴寒由外而入，生冷由内而伤。原由阳气不足，非春和之时，以致津液不能充盈，故不能如期而至也。"王女初潮晚至，后常延期，足见自幼阳虚血寒，生化失期，气血亏虚；且阳气不足，血为寒凝，故月经量少、色暗夹块；寒邪内阻，阳气不布，故小腹冷痛、四肢不温。方用四物汤养血调经；加肉桂、干姜、艾叶，温经散寒，止痛调经；丹参活血调经；香附、天台乌药，温理气机，调经止痛。诸药合用，共收温散血寒、调经止痛之效。

三、月经愆期

段清碧，年二十二，渠河人。1992年7月1日来诊。

自述年逾十五，经水初潮，此后来无定期，或数月一至，或一月二至，色淡量少质稀，偶夹紫暗小块，小腹隐痛。头晕目眩，时有心悸，纳差乏味，若强行进食，则干哕连连。观其清瘦，发枯不荣，面色萎黄。切脉沉细无力，舌淡苔薄白。此气血亏虚，脾胃不健所致。治当调补气血，健脾和胃。用八珍汤加味治之。

处方：黄芪 30g，党参 15g，白术 15g，茯苓 15g，当归 15g，川芎 15g，白芍 15g，熟地黄 15g，香附 15g，砂仁 10g，陈皮 12g，炙甘草 6g。3 剂，水煎温服。

3 剂后，饮食稍加，干呕亦除，头晕、心悸稍缓。当月经量增多，下紫暗血块数枚，腹痛缓解，脐下悸动。后以上方加减，服 21 剂，月经渐趋正常。

按：月经愆期，即月经或先或后，并无定期，多责之肝肾功能失常，然与脾之强弱不无关联。盖月经所出者，血也。血之所生者，脾也；所主者，心也；所藏者，肝也。月经之应时而至，虽与诸脏功能协调至关重要，若其人脾胃不健，化源匮乏，血亏气弱，月经亦不能应期而至。盖血虚则血海蓄溢不满，气虚则统摄血液无权，月经或先或后，经量或多或少，便无定数矣。本案所见，即如是也。治当首重脾胃，大补气血，俾月经信而有征，经量适中。方用八珍汤加味，双补气血，调理月经。其中四君子汤加黄芪，益气健中，则化源不乏；四物汤养血和血，则月水不匮。气旺则能行血摄血，血旺则能养气载气。气血调和，经候守信，安得愆期乎？砂仁、陈皮、香附，理气开胃，并使方药补而不滞。虚证治疗，需守方续进，方获全功。

四、经期延长

王朝秀，年四十二，华蓥市高兴人。

久患经期延长，虽曾求医，间断服药，殊难愈也。1990 年 12 月 4 日，搭车前往中和，欲求某医诊治。是日中和逢场，上街人多，沿途不断上人，车系农用三轮，本非载人客车，人站车中，挨肩接踵，毫无空隙。道路坑洼，车行颠簸，一路摇晃，多人晕车，甚或呕吐。有人难受，高叫停车，并骂司机，载人太多。司机无奈，车停路旁，数人下车，王在其中。停车之地，恰在我校门前。王与一妇，坐歇门侧，互致问询，渐相熟识，乃告病情。讵料此妇闻言，手指校门曰："校内便有一医，善治妇科疾病，吾痛经多年，去年求之，三剂获愈。"王未闻余，尚未深信。然妇言凿凿，心亦动焉。此妇亦甚热情，持手送伊来诊。

见王妇形体消瘦，面唇无华。落座切脉，沉迟无力，掌指不温。舌淡苔薄白。诉其经期延长，久治不愈，已达年余。询其周期尚准，初来量多，质稀色淡，逐日减少，绵绵不断，半月方净。伴小腹坠胀，腰酸脚软，心悸气短，稍劳即疲。脉症分析，属脾虚失统，肾虚不固所致。治当益气补中，养肾固元。用补中益气汤加益肾之品。

处方：黄芪30g，党参15g，当归15g，白术15g，天台乌药12g，陈皮12g，柴胡3g，升麻6g，白芍15g，熟地黄15g，杜仲15g，续断15g，阿胶10g（烊化兑服），菟丝子12g，炙甘草6g。2剂，水煎温服。

二诊（12月7日）：上方服后，月经即净，诸症缓解。嘱守前方，再进4剂。

按：《中医妇科学》5版教材，将经期延长，分为"气滞血瘀"及"阴虚内热"两类。验之临床，亦有中气虚乏，脾不统血者。王妇每月经事延长，逾年不愈，色淡质稀，淋漓半月方止。伴心悸气短，小腹坠胀，消瘦易疲，面唇无华，此亦中虚之象。而腰酸脚软，又为肾气亦虚。故用补中益气汤加味治之。方中黄芪、党参、炙甘草，培补已亏之中气，而摄血止血；当归、熟地黄、白芍、阿胶，补益既失营血，阿胶犹可止血；熟地黄配杜仲、续断、菟丝子，温补下元，固冲塞流；天台乌药、陈皮，调理气机，且能和胃，用于方中，使诸药补而不滞；柴胡、升麻，善提清气，少量用之，可佐参、芪升举中气，是为佐使。如此中虚得补，下虚得固，年余之疾，数剂而瘳。

五、经漏

姚兴碧，年甫四旬，临溪人。

去岁秋收，经水适至，劳累过度，逾期不止。家事繁多，无暇求医，延至冬月，始间断服药，迄今漏下如初。姚有姻亲张某芬，得知其情，促其速治，乃于1997年1月6日，陪姚来诊。

见其面色萎黄，唇舌淡白；切脉沉细无力。询其经漏，量少色淡，腹冷隐痛，动辄心悸心累，蹲起后头晕目眩，四肢欠温，胸闷气短，纳呆乏味。此中气虚弱，冲任不固所致。治当益气摄血，固冲止漏。

针灸处方：温灸百会、隐白（双侧）各十余分钟。另予艾条一段，次日在家照此温灸。

处方：补中益气汤合胶艾汤加减。

黄芪 30g，党参 20g，白术 15g，柴胡 10g，升麻 15g，当归 15g，白芍 15g，熟地黄 15g，炮姜 15g，阿胶 15g（烊化兑服），艾叶 6g，天台乌药 15g，甘草 6g。水煎温服，日进 1 剂，嘱服 3 剂。

患者闻说"服 3 剂"，极力反对，并直言相告："老师休得见气，往日求治他医，动辄配方多剂，难获一效，弃药甚多。今容试服 1 剂，若有效验，再续此方。"余闻而诺之。

次日，喜来专告："昨日至今，艾灸 2 次，服药 4 次，漏血已止。"余嘱原方续进 2 剂，并教饮食调养，避免过劳。

按："经漏"之名，首见于《兰室秘藏·妇人门》，又名漏下。李东垣认为："皆由脾胃有亏，下陷于肾，与相火相合，湿热下迫，经漏不止。"患者脾胃不健，中气虚弱，又过劳耗气，气虚则统摄无权，冲任不固，故经血漏下，数月不止。气主煦之，气虚则乏于温养，故四肢欠温、腹冷隐痛。面色萎黄，心悸心累，头晕目眩，胸闷气短，纳呆乏味，唇舌淡白，脉沉细无力，皆为脾虚气弱之象。故用补中益气汤，健脾益气，脾气健旺，非仅摄血有权，且能温养脏腑；加入胶艾汤，补血止血，兼调月经。川芎行气走血，辛窜上行，不利止血，故去之。加入炮姜，既温中散寒，又入血分而止血；陈皮理气偏于中、上二焦，乌药理气偏于中、下二焦，患者病在中下，故以乌药易陈皮。药对证候，一剂血止，亦释患者当初疑虑。

六、经水一月再至二例

例一：阴不制阳

周学玉，年近四旬，中和人。1990 年 7 月 1 日来诊。

年未二旬，已为人妇。婚后数年，子女各一，嗣后三次"人流"。未及不惑，形骸清瘦，精神渐减。近数月，经水一月再至，首次量多，深红夹块，历四五日，经水自净。逾十余日，经水复至，量少无块，色亦鲜红，一二日即净。伴腰酸膝软，小腹隐痛，头晕目眩，倦怠嗜卧，手足心热，夜难入寐，咽舌干燥，但不欲饮，便结尿赤。脉沉细数无力，舌体瘦红，苔白根厚。此肾阴亏虚，阴不制阳，冲任不固所致。治当滋阴配阳，止血调经。用地骨皮散合二至丸加减。

处方：地骨皮15g，牡丹皮12g，生地黄15g，当归12g，白芍15g，女贞子15g，墨旱莲20g，天冬、麦冬各12g，阿胶15g（烊化兑服），茜草根12g，海螵蛸15g，天台乌药10g，小茴香10g，侧柏叶30g。3剂，水煎温服。

3剂后，诸症缓解。上方稍作加减，又进3剂。此后月经正常。

按："人流"如青瓜强摘，藤蔓浆汁涌出，岂不溢泻受损？况再三实施，人体阴精安不受伤？阴精既亏，阳无依附，且乏涵养，一旦氤氲之际，阳气内动，伤及阴络，冲任不固，则致经血非时而下。然此经血，非邪热煎迫所致，乃虚热内扰而生，故出血量少、血色深红。肾阴既亏，无以滋营周身，故头晕目眩、腰酸膝软、咽舌干燥、神疲嗜卧。水亏火旺，心肾难交，故夜难入寐。阴亏液乏，故便结尿黄。脉细数无力、舌体瘦红，亦肾阴不足之象。治宜滋阴以配阳，调经而止血。方中生地黄、地骨皮、牡丹皮，养阴生津，兼清虚热；二冬养肺滋肾，取金水相生之意；白芍敛阴和营；阿胶滋阴养血，且能止血；女贞子配墨旱莲，为二至丸，既能滋阴，又可止血；茜草根、侧柏叶，凉血止血；海螵蛸收敛止血；天台乌药、小茴香，药性皆温，用以理气消滞，除小腹隐痛，且可兼制方药过凉。全方以滋肾养液为主，意在俾肾水充盈，以涵养浮越之阳。浮阳收敛，虚火自熄，经水则按时而至矣。

例二：气不摄血

蒋依兰，年甫四旬，临溪乡人。1991年1月3日来诊。

连续三月，经水一月二至，两次相距十余日，初来色红量多，续来色淡量少，二三日即止，并告：此次月经，前日方净，恐十余日复至，因来求治。见其面色萎黄，精神不振。询之，则头晕目眩，心悸耳鸣，倦怠乏力，尤以二次经后，更为明显。纳差难化，腹部作胀。舌淡苔少，脉沉细缓。此中气虚乏，摄血无权所致。治当补中升阳，益气摄血。用补中益气汤加减。

处方：黄芪30g，党参15g，白术15g，当归15g，柴胡15g，升麻10g，白芍15g，熟地黄15g，阿胶15g（烊化兑服），小茴香15g，天台乌药15g，益母草（炒炭）15g，仙鹤草30g，炙甘草6g，艾叶6g。3剂，水煎温服。

月底顺道来告："本月经水未曾再至。"余嘱之曰："可服归脾丸数瓶，以资巩固。"

按：此例患者，乃脾气虚弱，失于统摄之故也。盖脾为后天之本，气血生化之源，而主统血、摄血。脾胃功能正常，气血生化有源，冲任方能有血可蓄；且脾气健旺，统摄有权，亦使冲任藏泻有度，不致妄行。苟脾气一虚，化源匮乏，冲任空虚，统摄无权，当藏不藏，则月经紊乱。蒋妇面色萎黄，纳差难化，倦怠乏力，头晕目眩，皆脾胃亏虚，中气虚乏所致。故当补中健脾，益气摄血。方中黄芪补益中气，用为君药，故重用之；党参、白术、炙甘草，甘温补中，与黄芪相辅相成，则补气健脾之力益著；经水月辄二至，血亏可知，故用当归、白芍、阿胶养血和营，且阿胶犹可止血；小茴香、天台乌药，理气行滞，使方药补而不滞；柴胡、升麻，升举阳气；仙鹤草、益母草炭、艾叶，温经止血，且能调经。诸药协调，脾气健旺，统摄有权，冲任盈亏有序，月信自能按时而至矣。

七、月经过多

周学玉，五七之龄，华蓥市高兴人。

月经量多，已有多年，初未介意，随胎产、"人流"耗伤，岁月消磨，渐觉头晕肢倦，稍劳辄累，始觉体虚。服药多剂，疗效甚微，乃于1990年9月29日，来校求诊。

询其月经，初猛如注，二三日后，经量次第而减，历七八日方净。经水淡薄，并无血块，唯觉小腹坠胀，头晕眼花，蹲后尤为明显，神疲嗜卧，少气懒言，纳少乏味，前阴瘙痒。舌淡苔薄白，脉沉细缓，重按无力。综合脉症，属中气虚陷，摄血无力，故而月经量多，延时方止。治宜补气摄血，固冲调经。方用补中益气汤合四物汤加减。

处方：黄芪30g，党参15g，白术15g，当归15g，陈皮12g，升麻15g，柴胡12g，茯苓15g，炒白芍15g，蛇床子10g，熟地黄15g，阿胶15g（烊化兑服），仙鹤草30g，怀山药20g，炙甘草6g。水煎温服。

二诊（10月1日）：煎服1剂，出血即止，头晕目眩、小腹坠胀稍减，纳谷有增，阴痒如故。舌苔薄白，脉沉缓。上方去仙鹤草，加入白鲜皮30g，又进3剂。

下月经来，量少色淡，来问：可否购服补血糖浆？余教其：宰杀母鸡一只，去毛杂内脏，黄芪60g，当归30g，三七粉10g，纳鸡腹中，麻线缠之，放入砂锅，加足汤水，并入佐料，封口慢炖，经宿出锅，分次服用。

数月后，患者带人来诊，喜而相告："自炖食药鸡，经量增多，经血转红，体健于前矣。"

按：《证治准绳·女科》云："经水过多，为虚热，为气虚不能摄血。"盖气虚失统，冲任不固，经血失约，故经来过多；气虚失养，故头晕目眩，神疲嗜卧，少气懒言；气虚升举无力，故小腹胀坠；脾运不健，则纳少乏味；舌淡、脉沉细无力，亦为气血虚弱之象。至于前阴瘙痒，系血虚生风，兼肝经湿热下注之故。方用补中益气汤加茯苓、怀山药，健脾益气，固冲摄血；四物汤加阿胶，补血止血；并加仙鹤草，协助阿胶止血；蛇床子燥湿祛风，以治阴痒。二诊时经血已止，阴痒未除，故于前方去仙鹤草，加入白鲜皮，以增祛风除湿止痒之力。后以药膳，培补气血而收功。

八、经期呕吐

肖永碧，年三十五，伏龙人。1989年11月24日来诊。

经来则胃脘嘈杂，呕吐涎沫，直至吐出苦水，呕吐方已。苟不就医，经净吐亦自止。月辄如此，已历数年。月经周期尚准，别无他苦。求治多医，或稍效，或无效，后遂强忍数日，未再医治。此次经期，呕吐颇剧，心实难受，遂来求治。

症如上述，精神欠佳，形体清瘦。询得经量偏少，无腹痛腰酸。唯胃脘素不温和，不欲冷食冷饮。舌淡苔薄白，脉象沉缓。此冲气上逆，胃气不降所致。用吴茱萸汤二陈汤加味治之。

处方：吴茱萸9g（煮2～3分钟，除去头水，再与他药同煎），党参15g，半夏15g，茯苓15g，陈皮15g，桂枝15g，灶心土60g（包煎），大枣10g，生姜15g。水煎温服。

2剂后呕吐止，此后经期，未再呕吐。

按：患者胃脘素冷，不喜冷食，是胃阳偏虚，寒邪蕴结；经期气血下注，化为月经，上部气血，相对偏虚；寒邪痰湿，上乘阳位，以致气机逆而不降，出现胃脘嘈杂、呕吐涎沫。故宜温中益气，降逆止呕。方中吴茱萸，大辛大热，既能温胃暖肝祛寒，又善和胃降逆止呕，然含毒性，用量过重，宜煮去头水，以减毒性。半夏、生姜、灶心土，协助吴茱萸温胃散寒，降逆止呕；茯苓健脾利湿，党参益气健脾，大枣"安中养脾"（《神农本草经》），三药协同，补益脾气，以杜生痰之源；陈皮理气化痰；桂枝平冲降逆。全方共收温胃散寒、降逆止呕之效。

九、经来寒战二例

例一：气虚血寒

刘兴碧，年方二旬，中和人。

月经恒延后而至，经来周身畏冷，甚则寒战，卧床温覆，方可缓解；或饮以姜汤，身寒亦可暂缓，已历数月。1990年10月14日来诊时，经水适至。

询之，除身寒外，尚见小腹冷痛，欲温欲按。经水量多，色泽淡暗，偶夹瘀块。伴面色无华，倦怠嗜卧，手足不温，纳谷呆滞。舌淡苔薄白，脉沉细缓。此胞寒气虚。故当益气温经，散寒止痛。用当归四逆汤加减治之。

处方：当归15g，白芍15g，桂枝15g，北细辛8g，丹参15g，黄芪30g，天台乌药15g，香附15g，小茴香15g，艾叶8g，柴胡12g，甘草6g。3剂，水煎温服。

1剂服完，身寒及小腹冷痛，均得减缓；3剂后，寒战消除，精神振作。之后经来，未再畏寒腹痛。

按： 经期畏寒，或经水适至，感受寒邪，此为经期感冒，必兼头痛身痛等症；或素体不足，过食寒凉，损伤阳气，致寒凝胞宫，待至经期，气血益虚，阳不外达，故见周身畏寒，甚或寒战，四肢不温，小腹冷痛，欲温欲按。本例患者，即如是也。阳虚者气血亦虚，又为寒阻，血运不畅，故经期延后、经色淡暗；气虚脾弱，则面色无华、倦怠嗜卧、纳谷呆滞；气不摄血，则经来量多。故以益气温经，散寒止痛为治。方用桂枝、细辛、艾叶，温通经脉，散寒止痛；重用黄芪，并配甘草，健脾益气；当归、白芍，养血调经；天台乌药、香附、小茴香，理气止痛；柴胡升发阳气。诸药配伍，气血得补，寒邪得祛，月经自能正常。

例二：肝郁感寒

谌贵芳，年三十二，渠河人。1991年3月2日来诊。

述其每月经至，即见畏寒颤抖，饮以姜汤，卧床温覆，食顷寒罢颤止，继而乳胁腰腹胀痛，延至经净，乳胁腰腹胀痛渐除，周而复始，已数月矣。昨日经至，上症复作，且见头脑昏胀，乳房胀甚，按之硬痛。月经量少，色红无块，心烦口苦。舌红苔粗白，脉浮弦数。此肝气郁结，有化热之象，并感外邪。治宜疏肝解郁，表散风寒。

处方：柴胡15g，白芍15g，枳壳15g，香附15g，郁金15g，天台乌药12g，小茴香12g，桂枝12g，夏枯草15g，栀子12g，连翘12g，甘草6g，大枣10g，生姜10g。

服上方1剂汗出，寒去胀减。2剂后诸症悉除。

按： 此肝郁气滞，兼感风寒所致。肝郁气滞，故见经期胸乳胁腹胀痛；气郁化火，故心烦口苦；恶寒乃因外感风寒。盖经期血液下注血海，阳气亦随下行，肌表阳气不足，卫外不固，稍有不慎，即感风寒，而见恶寒颤抖。故治当疏肝理气，兼解外邪，方用逍遥散加减治之。方中柴胡、香附、郁金，疏肝解郁，调经止痛；柴胡合桂枝、生姜，表散外邪；当归、白芍，养血和血，调畅月经；天台乌药、小茴香，理气止痛；栀子、夏枯草、连翘，清热散结，泻火除烦；白术、甘草、大枣，培土健脾，以防木旺克伐。诸药合用，共收疏肝解郁、祛邪解表之效。

十、经期头痛

朱君菊，年三十四，中和人。1991 年 7 月 4 日来诊。

近半年来，经水每至，前额、颠顶胀痛，痛甚如刺。伴晕眩目胀，心烦易怒，无故骂詈丈夫、儿女，乳头胀痛，经水适中，色红无块，白带较多，口苦微渴。舌红苔白，脉象弦数。此肝郁化火。当养血扶脾，疏肝清热。用丹栀逍遥散加减治之。

处方：柴胡 10g，白芍 15g，当归 10g，白术 15g，茯苓 30g，薄荷 6g，牡丹皮 15g，栀子 15g，白芷 15g，川芎 10g，生地黄 12g，甘草 5g。2 剂，水煎温服。

1 剂头痛缓解；继进 2 剂，此后经期未再头痛。

按：肝阳偏旺者，肝之阴血必虚。经期肝血下注冲任，则肝阳偏亢，易于化火。肝之经脉，上达颠顶，冲脉隶于阳明，而附于肝。故冲气上逆，肝火随之，而致头痛颠痛；肝火内扰，又致头晕目眩、心烦易怒、口苦。故用柴胡、薄荷，疏肝解郁；当归补血养肝，和血调经；白芍养血合营，生地黄凉血滋阴，并与白芍养血柔肝、平肝敛阳；川芎活血行气，调畅气血；白术、茯苓，健脾固中；栀子、牡丹皮，清热凉血，以泻肝火；白芷走阳明而治额痛；甘草和诸药兼能补中。诸药协调，既养阴血，又清肝火，头痛自然消除。

十一、痛经四例

例一：气血亏虚兼瘀

代联君，年二十五。1989 年 12 月 11 日来诊。

观形体清瘦，面色少华。切脉沉弦细缓，舌淡苔薄白。乃询发病始末。对曰："月经恒超前七八日。月水将至，小腹冷痛，逐日加剧，延及腰骶，温熨痛减。二三日后，经水始至，初来量少色暗，待出瘀块，经量渐增，色转淡红，腰腹胀痛渐已，如此已达十年。初未重视，以致婚后 5

年，未曾身孕。婆母屡促医治。"再询他症，则神疲肢软，手指麻木，经后数日，亦如常人。此气血亏虚，兼有瘀滞，证属虚实夹杂。治宜温养气血，化瘀行气，散寒止痛。用黄芪四物汤调补气血，加入活血理气散寒之品。

处方：当归 15g，白芍 15g，赤芍 15g，川芎 15g，熟地黄 18g，黄芪 30g，丹参 15g，小茴香 15g，天台乌药 15g，艾叶 10g。水煎温服。嘱服 3 剂，下月经至再诊。

患者下月并未来诊，数月后感冒来诊并告：上方服后，月经正常，并受孕两月矣。

按：气虚统摄无权，冲任不固，月经先期而至；气血不足，面色少华，神疲肢软，手指麻木；又气虚运血无力，血行迟滞，且胞宫有寒，瘀阻胞宫，以致气血运行受阻，出现痛经。故当补气养血，化瘀理气，散寒止痛。方中重用黄芪补气摄血，推动气血运行；四物汤补血和血，调理月经；加入赤芍、丹参，活血通经，散瘀止痛；小茴香、天台乌药、艾叶，温经散寒，理气止痛。诸药合用，共收补气养血、活血理气、散寒止痛之效。

代妇婚后 5 年，何以不孕？以其气虚血寒，气血瘀滞，月信不准，怎能珠孕缔结？上方服后，气旺血和，经准体康，自可受孕矣。

例二：宫寒血瘀

文兴菊，年方十六。1990 年 11 月 7 日来诊。

痛经数年，治而未愈。月事每至，小腹即痛，按之不减，逐日加剧，痛引腰腿。前年在校时，曾痛剧昏厥，头额冷汗，学校急送医院，打针服药，疼痛方缓。后常备止痛西药，以缓疼痛。

来诊时述：月经昨至，腹痛如绞，身冷肢凉，曾服止痛西药 2 次，疼痛不减，下引大腿，牵引腰骶，热熨冷痛可减。经量偏少，色泽紫暗，夹有血块。面色无华，腹冷肢凉，倦怠欲卧。切脉沉紧，舌青淡苔白润，舌下青筋明显。此寒阻胞宫，血瘀气滞所致。当活血祛瘀，温经止痛。用少腹逐瘀汤加减。

处方：肉桂 10g，小茴香 12g，干姜 12g，当归 15g，川芎 15g，赤芍 15g，乳没各 10g，延胡索 15g，生蒲黄 10g，五灵脂 12g，香附 15g，艾叶

5g。3剂，水煎温服。

连进3剂，排出血块甚多，疼痛顿失。1991年1月17日，经来又痛，但可忍耐，来抄前方。继服3剂，此后未再复发。

按：此寒阻胞宫，气血瘀阻之痛经也。寒邪何以阻滞胞宫？其或经期淋雨，涉水游泳；或过食生冷寒凉，寒客冲任，与血搏结，气血失和，壅滞胞宫，所谓"不通则痛"。以其寒凝下焦，故腰腹冷痛；寒得热则化，瘀滞暂通，故热熨冷痛可减；寒凝血瘀，故经色暗而有块；寒邪内阻，阳气被遏，故面色无华、畏寒肢冷；脉沉紧、舌青淡，亦为寒凝血瘀之候。故宜温经散寒，活血祛瘀，理气止痛。方中肉桂、干姜、小茴香、艾叶，温暖胞宫，散寒止痛；当归、川芎、赤芍，养营活血；蒲黄、五灵脂、延胡索，化瘀止痛；香附行气止痛，兼能理血。方药服后，寒邪消散，血行凝解，冲任胞宫，气血流畅，痛经自可愈矣。

例三：气虚寒凝

彭世春，年二十二，中和人。1991年3月3日其母带来求诊。

面色萎黄，形体消瘦。切脉沉细，重按无力。询其月经，或延后半月，或两月一至。经水将至，腰腹冷痛，延及前阴，绵绵不休，温熨可缓，踡卧稍舒。经水初来，量少色暗，一两日后，排出血块，经量增多，冷痛遂止。平素食少，劳则易疲，白带较多，清稀如水。舌淡红，苔薄白。此脾虚气弱，寒凝胞宫所致。法当益气温经，散瘀止痛。方用四君子汤合温经汤加减。

处方：党参15g，白术15g，茯苓15g，吴茱萸9g，肉桂12g，当归15g，川芎15g，熟地黄15g，白芍15g，丹参15g，小茴香12g，香附15g，天台乌药15g，怀山药20g，白果15g，甘草5g，艾叶5g。3剂，水煎温服。

5月9日，彭母生病来诊，顺告：女服上方12剂，四、五月经来正常，带下亦除。

按：气血不足，冲任亦虚，故月经延后半月或一月。冲任虚寒，故腰腹冷痛，延及前阴，且绵绵不休。瘀阻胞宫，故月经量少色暗，必待瘀块排出，经量增多，冷痛遂止。寒为阴邪，得热则化，故喜踡卧温熨。面色萎黄，声低食少，劳则易疲，白带清稀，皆因脾虚气弱所致。故当益气温经，化瘀止痛。方用四君子汤加怀山药，益气健脾，以资气血生化之源；吴茱萸、肉桂，温经散寒，通利血脉；四物汤，调血和血，养血调经；丹参协川芎活血祛瘀；小茴香、香附、天台乌药、艾叶，理气散寒止痛；白果配山药，收敛止带。诸药合用，共收益气温经、祛瘀止痛、调经止带之效。

例四：气血亏虚兼寒

石菊，年方二旬，中和人。1991年2月4日来诊。

自述月经延后，或七八日，或十余日，经来小腹坠胀冷痛，绵绵不休，欲温欲按，前阴有如冷风吹拂，历十余日，痛止冷退。周而复始，下月如故，以历数月。观其形销骨突，发干无泽，面唇无华。询得经水质稀，色淡量少，并无瘀块。动辄头晕心悸，神疲乏力，嗜睡喜卧，频频欠伸，肢凉背冷。舌淡苔白，脉沉而细。此气血亏虚，兼有胞寒。当益气补血，温经止痛。用十全大补汤加减。

处方：黄芪30g，党参15g，白术15g，当归15g，川芎15g，白芍12g，熟地黄15g，肉桂12g，小茴香15g，天台乌药15g，艾叶6g。3剂，水煎温服。

二诊（2月10日）：腹痛已止，诸症缓解。嘱购中成药十全大补丸，按说明书服用，连服十余瓶。

是年冬，伊祖母病，陪同来诊，见其面色红润，精神亦佳。伊告谓：月经正常，体重亦增。

按：气血不足，冲任亏虚，血海逾期而盈，故经水过期而至，且经量偏少，质稀色淡。经期排血，血海空虚，冲任胞宫，失于温养，故小腹冷痛，喜温喜按；气虚下陷，故小腹坠胀。经期气血益亏，内养不足，故头晕心悸、神疲乏力、嗜睡喜卧、频频欠伸；气血不足，寒从内生，故见肢凉背冷；舌淡，脉沉细，亦气血亏虚之象。治宜益气养血，调经止痛。方用十全大补汤加减。其中黄芪、党参、白术，益气健脾，助气血生化之源；当归、川芎、白芍、熟地黄，养血和血，调理月经；肉桂、小茴香、天台乌药、艾叶，暖宫散寒，理气止痛。全方气血双补，肝肾同调，散寒理气。药后气血得补，腹痛等症缓解。为防复发，嘱购服十全大补丸十余瓶。后经趋正常，体亦康复。

十二、经期乳胀二例

例一：肝气郁结

谌芳，年三十六，渠河乡人。1989 年 10 月 17 日来诊。

经水将至，乳房胀痛，按有结块，乳头坚挺，触衣而痛。伴胸闷胁胀，小腹冷痛，恶寒发热。多年来，月经延后，经水色暗，夹有紫块。舌淡苔薄白，脉沉弦缓。此乃肝郁不疏，胞宫受寒所致。治当疏肝理气，散寒止痛。用逍遥散加味治之。

处方：柴胡 15g，茯苓 15g，白术 15g，当归 15g，白芍 15g，丹参 15g，香附 15g，官桂 12g，小茴香 15g，郁金 15g，青皮 15g，益母草 15g，橘叶 8 张，甘草 6g。3 剂，水煎温服。

下月经至，已无乳胁胀痛矣。

按：乳房虽属阳明，而乳头属于厥阴，且肝经侧乳而过。一旦情志不遂，肝失条达，乳络不畅，遂致乳房胀痛，胸闷胁满。妇人经期，血室正开，正气偏虚，稍有不慎，寒邪或自肌表而入，或由玉门而袭。寒伤冲任，血凝气滞，故见小腹冷痛，经水紫暗，舌淡，脉沉缓等脉症。治当疏肝理气，温散寒邪。方用逍遥散，疏肝解郁，养血调经；加入香附、郁金、青皮、橘叶，理气止痛，兼能疏肝；官桂、小茴香，散寒止痛；丹参、益母草，活血祛瘀，兼调月经；甘草调药和中。诸药配伍，既理气疏肝，又散寒活血，故能调其月经，而愈其乳胁胀痛。

例二：肾虚肝郁

游小华，年二十一，临溪人。1992 年 6 月 1 日来诊。

身虽瘦小，并不萎靡。自述月经恒先期而至，经水将至，觉胸乳胀痛，牵引腋胁，扪之柔软，并无结块。经水既下，乳胀渐减，月经量少色红，夹有少量紫块。常有头晕耳鸣，腰酸膝软，手足心热，夜间盗汗咽干。舌瘦红，苔薄白，脉细数。此肝郁气滞，兼肾阴亏虚也。治当疏肝解郁，滋阴补肾。用逍遥散合六味丸加减。

处方：柴胡 12g，当归 12g，白芍 15g，茯苓 15g，白术 15g，熟地黄

20g，山茱萸 12g，怀山药 12g，牡丹皮 12g，泽泻 12g，川楝子 12g，香附 15g，天台乌药 15g，甘草 6g，鲜橘叶 8 张。2 剂，水煎温服。

二诊（6 月 4 日）：服上方 2 剂，胸乳胀痛缓解，诸症大减。效不更方，嘱守上方，再进 2 剂。

按： 此例经期乳胀，除有肝郁气滞症状之外，尚见头晕耳鸣、腰酸膝软、手足心热、夜间盗汗咽干等阴虚症状。故治当既疏肝理气，又滋养肾阴。方中柴胡、香附、橘叶，疏肝解郁，调经止痛；当归、白芍，养肝血，补肝阴，柔肝急。两组药物配合，补肝体，助肝用。白术、茯苓、甘草，和中健脾；熟地黄滋阴补肾，养血生精；山茱萸补肝肾而涩精；山药，既补肾阴，又益脾阴，以补肾为主；牡丹皮泻虚火，凉血退蒸；泽泻利水泻浊，并防熟地黄滋腻；延胡索配川楝子、天台乌药，理气止痛。全方疏肝健脾、滋肾养肝，则肝气条达，肾阴得补，经来乳胀诸症，均可消除。

十三、闭经二例

例一：气滞血瘀

李永碧，年四十，中和人。1992 年 11 月 1 日来诊。

经水闭塞，已逾半年。小腹疼痛起核，时聚时散，按之痛甚，上下游移，而多下窜，下窜则二阴坠痛，有如欲产之状。已而核消痛止，一如常人。或一日数发，或数日一发，并无定准。发则四肢不温，身软乏力。舌淡苔薄白，边有瘀点，舌下青筋怒张，切脉弦缓。此下焦气血瘀滞，胞脉壅塞，以致闭经。治当理气活血，化瘀通经。方用桂枝茯苓丸合四逆散加减。

处方：桂枝尖 15g，云茯苓 15g，京赤芍 15g，紫丹参 15g，川桃仁 15g，竹柴胡 15g，炒枳壳 15g，香附米 15g，小茴香 15g，天台乌药 15g，川牛膝 10g。3 剂，水煎温服。

服上方 1 剂后，月经点滴而至。服完 3 剂，排出较多紫黑血块。此后月经虽至，唯先后不一，量少色淡。又以八珍汤加减，调补气血。3 个月后，经水渐趋正常。

按： 气之与血，关系密切。气行则血行，气畅则血畅。一旦气机郁滞，血行受阻，冲任不通，胞脉壅滞，必致经闭不行。患者经闭，已逾半年，小腹核起，游走胀痛，此气机郁滞之故。按之痛甚，舌有瘀点，舌下青筋怒张，又为血液瘀阻之象。至于痛甚肢冷，身软乏力，乃气郁血阻，阳不外达所致。故以四逆散合桂枝茯苓丸，理气活血治之。四逆散擅治腹中急痛，其中芍药、甘草、枳壳三药，既含芍药甘草汤，又含枳实芍药散，两方均可缓急止痛；加入香附、天台乌药、小茴香，辛香性温，协赤芍、枳壳、甘草，散寒理气止痛。柴胡疏肝解郁，透阳外达，以温四末；经闭日久，必有瘀阻，故用桂枝温通经络，而行瘀滞；赤芍、丹参、桃仁，活血化瘀，使经血运行畅通；川牛膝既能活血，又可引药下行；茯苓健脾宁心，渗湿化痰。3 剂后，瘀血排出，月经虽至，量少色淡，且无定准，是气血未复。继以八珍汤，调补气血收功。

例二：肾精亏虚

周兴华，年三十八，临溪乡人。1991 年 3 月 21 日感冒来诊。

询其经带情况，言其停经已达 4 年，曾求数医，终未得通，乃放弃治疗。余曰："年未四旬，停经尚早，调治可令复出。"彼闻即求疏方。余又曰："感冒愈后，再图调经。"乃拟解表方药予服。

越日感冒初愈，复来求通经之方，并告：素体虚弱，年十七月经初潮，此后经水素少。20 岁成婚，生育两胎。1986 年冬，新建楼房，操劳过度，月水益少，后竟闭经。建房之后，经济拮据，未曾急治，后虽求医，间断服药，以致经闭 4 年。面色晦暗，形体瘦弱，且告小腹不温，腰膝酸软，劳则腰痛，带下清稀，夜卧脑中鸣响。切脉沉细而缓，舌淡苔白润，舌下并无青筋。综合脉症，属肾阴不足，精血虚少。治当滋阴益肾，补血调经。方用归肾丸加味。

处方：熟地黄 20g，怀山药 15g，山茱萸 15g，云茯苓 15g，杜仲 15g，当归 15g，枸杞子 15g，菟丝子 15g，天台乌药 15g，香附 15g，川牛膝 15g，海螵蛸 20g。3 剂，水煎温服。

二诊（4 月 1 日）：服上方 3 剂，小腹已温，腰膝酸软亦减，带下略少，月事未至，腹中时有气窜，小腹时痛。舌苔薄白，脉沉细缓。上方加入通经活血之品，再进 3 剂。

处方：熟地黄 20g，怀山药 15g，山茱萸 15g，茯苓 15g，杜仲 15g，当归 15g，枸杞子 15g，菟丝子 15g，红花 9g，赤芍 15g，鸡血藤 15g，生鸡内金 20g，香附 15g，小茴香 15g。3 剂，水煎温服。

三诊（4 月 10 日）：服上方 3 剂后，因事停药数日。刻下乳房时胀，小腹隐痛，腰部酸胀，脉弦细而带滑象。此月经将至之征，乃于上方加疏肝理气之品。

处方：熟地黄 20g，怀山药 15g，山茱萸 15g，茯苓 15g，杜仲 15g，当归须 15g，枸杞子 15g，菟丝子 15g，红花 10g，赤芍 15g，柴胡 10g，郁金 12g，生鸡内金 20g，香附 15g，川牛膝 15g，天台乌药 15g。1 剂，水煎温服。

四诊（4 月 14 日）：月经前日已至，量极少，色淡红，小腹隐痛。舌苔薄白，脉弦缓。乃气血未充，故加入益气养血之品，再进 3 剂。

处方：炙黄芪 30g，党参 15g，熟地黄 20g，怀山药 15g，山茱萸 15g，茯苓 15g，当归 15g，枸杞子 15g，白芍 15g，川芎 15g，故子 15g，丹参 15g，香附 15g，天台乌药 15g，甘草 6g。水煎温服。

此后经水每月虽至，但经量仍少。

按：《素问·上古天真论》云："女子七岁，肾气盛，齿更发长。二七而天癸至，任脉通，太冲脉盛，月事以时下。"可见月经的产生与肾脏尤为密切。患者自幼体虚，初潮来迟，婚后生育两胎，建房过度劳累，气血耗伤，肝肾受累。患者面色晦滞，腰膝酸软，带下清稀，夜卧脑鸣，实为肾虚之象。肾虚则冲任失充，血海空虚，无血可下，又未及时医治，以致闭经 4年。脉症合参，当为肝肾亏虚，气血不足。故宜滋肾养肝，补血通经。方中熟地黄、山茱萸、枸杞子，补肝肾阴血；杜仲、菟丝子、牛膝，温补肾气；怀山药、茯苓，健脾补中；当归、川芎，养血和血；香附、天台乌药，理气行血；海螵蛸收涩止带，且"疗妇人经枯血闭"（《景岳全书》）。二诊时，小腹已温，腰膝酸软亦减，是肾虚有所改善，酌加红花、赤芍、鸡血藤，以增活血通经之力。三诊时，患者乳房时胀，小腹隐痛，腰部酸胀，脉带浮滑之象，系月经将至之兆。然肝气郁结，气行不畅，血行亦滞，故加柴胡、郁金，疏肝行气，月经即下。唯量少色淡，系气血未充之，故加入党参、黄芪，补气生血，经水终能月至。

十四、经期身痛

林德兰，年四十五，临溪乡人。1991 年 5 月 14 日来诊。

近 3 个月，经行身痛，服止痛西药，痛可缓解，动辄汗出，遇风感冒，身痛复作。周而复始，直至下月经前数日方已。其女黄某，痛经数年，为我所愈，乃引其母来诊。

观患者体态虽丰，面却无华。询其经期症状，对曰："经期尚准，唯经水将至，乳胁胀痛；经水既至，乳胁痛已，而头目又痛，腰背四肢酸楚，恶风畏寒。月经量少色淡，经后白带渐多。"舌淡红，苔薄白，脉浮弦缓。此月经感冒风寒所致。治当养血解表。用柴胡桂枝汤合四物汤加减。

处方：柴胡 15g，半夏 15g，黄芩 15g，南沙参 15g，桂枝 15g，白芍 15g，白芷 15g，川芎 15g，当归 15g，香附 15g，郁金 15g，防风 15g，甘草 6g，大枣 10g，生姜 10g。2 剂，水煎温服。

表解后，再拟玉屏风散，连服半月，益气固表，以御风邪。此后经期，未再身痛。

按：月经之至，系由血海渐满而溢，泻而不藏，排出经血。然经血排出一分，则正气削减一分，抗御外邪之力，亦退缩一分矣。况患者年逾六七，"三阳脉已衰"，一旦起居不慎，每致于感冒。其头痛身痛，恶风畏寒，乃表证也。唯其经期感冒，不宜大发大表，故用柴胡桂枝汤，和解少阳，调和营卫，俾枢机宣展，风寒外达；加白芷、防风，既增祛风止痛之力，又兼风胜湿邪，有止带之效；当归、川芎、白芍，养血调经；香附、郁金，行气解郁。诸药合用，外散风寒，内调月经，故服后诸症即除。

十五、经行便秘

刘一碧，年甫四旬，中和三村人。1989 年 11 月 26 日来诊。

每月经期，大便干结，久蹲难出，赖夫手掏，方出少许。经后数日，便结转条，解出亦易。小便短赤，涩痛不畅。脐下灼热，胀痛拒按。经水紫暗，时有瘀块。白带黏稠，绵绵不休，腥臭异常。咽喉干燥，常欲水润。舌红苔黄腻根厚，舌下青筋怒张，脉细数。此瘀热交阻，湿热下注所致。当泄下瘀热，利湿通便。用桃仁承气汤合六一散加味。暂服1剂，以观进止。

处方：桃仁15g，大黄15g(开水泡汁兑服)，芒硝15g(开水泡汁兑服)，桂枝12g，滑石30g，延胡索15g，白芍15g，蒲公英30g，黄柏15g，川楝子10g，甘草5g。水煎温服。

二诊（11月28日）：上方服后，二便畅通，小腹仍灼热疼痛，阴道阵痛，不断流出黏性脓污，相连如絮，秽臭异常。舌红苔粗白，脉细数。此瘀热湿毒未尽，故用当归芍药散，加入清热解毒之品。

处方：当归15g，白芍15g，赤芍15g，川芎15g，白术12g，茯苓12g，泽泻15g，金银花15g，蒲公英30g，香附15g，小茴香15g，白芷15g，枳壳15g，甘草6g，椿根白皮30g。2剂，水煎温服。

药后排出瘀血浊物甚多，小腹阴道疼痛、灼热悉除。

按： 此瘀热与湿浊，内结下焦之候也。盖瘀热交阻，则经来色暗夹块，小腹灼热，胀痛拒按；湿浊流注胞宫，则带下绵绵；湿热化毒则臭；湿瘀内阻，水津不能布达，上则咽喉干燥，下则大便干结；其舌苔厚腻，舌下青筋，亦属湿瘀内阻之明证。方中桃仁活血逐瘀，大黄下瘀泄热，芒硝软坚泄热，三药并用，燥结得通，瘀热得下；桂枝通经，助桃仁活血逐瘀，且味辛性温，又防硝、黄凉遏太过；延胡索、白芍、川楝子，行气疏肝，活血止痛；滑石"利诸窍，通壅塞，下垢腻"（《本草经疏》），既利阴窍，又与蒲公英、黄柏配合，清热解毒，除垢止带。服后二便即通，唯小腹灼痛、阴道阵痛、带下秽臭，乃瘀热未尽，湿毒未清，改用当归芍药散加味治之。方中当归、白芍，养血和血，柔肝缓脾；川芎、赤芍，活血行血，排出瘀滞；白术、茯苓、泽泻，健中补脾，运湿止带；椿根白皮、金银花、蒲公英，清热解毒，椿根白皮又能收敛止带；白芷祛风止带；香附、小茴香、枳壳，理下焦气滞而止痛。如此则脾土健运，气机畅通，瘀血浊物，得以排出，诸症自除。

十六、经后阴肿

陈启群，年方五七，中和人。1992 年 6 月 1 日来诊。

月经将净，前阴肿痛，时剧时缓，痛引小腹，随之带下绵绵，夹有血丝。数日后肿痛渐消，继而外阴瘙痒，每月如此，已有年余。伴肠鸣便溏，纳呆乏味，口苦微渴，小便短赤灼热。又询月经，历来量少。舌质正常，苔薄黄腻，脉弦缓。此肝经湿热下注所致。治当清热除湿，消肿止痛。

处方：龙胆泻肝汤加减。

龙胆 12g，柴胡 12g，黄芩 12g，栀子 12g，当归 12g，生地黄 12g，土茯苓 20g，连翘 12g，金银花 12g，薏苡仁 20g，草薢 15g，地肤子 20g，蛇床子 12g，天台乌药 12g，泽泻 12g，车前子 12g(包煎)，甘草 5g。3 剂，水煎温服。

外治方：黄柏 30g，苍术 30g，艾叶 15g，忍冬藤 30g，石菖蒲 30g，八角枫 30g，野菊藤 30g。共煎去渣，候温坐浴。3 剂，每日 1 次。

下月经后，未再前阴肿痛瘙痒。

按：肝之经脉，入阴毛中，绕阴器，抵小腹。故肝经湿热下注，可循经下达前阴，致前阴肿痛、带下绵绵、外阴瘙痒。若肠鸣便溏、纳呆乏味、口苦，为湿热侵袭肠胃；小便短赤灼热，又系湿热下注膀胱。既为肝经湿热致病，故当清利湿热。方中龙胆，上清肝胆实火，下清流注湿热；黄芩、栀子，清肺与三焦之热，而助龙胆泻火；泽泻、薏苡仁、地肤子、蛇床子，清利湿热，祛风止痒，并导湿热自小便而除；土茯苓、草薢，利湿解毒，分清祛浊；连翘、金银花，清热解毒；天台乌药理下焦气滞，气行则湿邪易除。以肝藏血，肝经热盛，易伤阴血，且苦寒燥湿药物，易耗伤阴血，故以生地黄、白芍、当归，滋阴养血，使泻肝而不伤肝；且患者月经素少，经后肝血尤亏，生地黄、白芍、当归同用，养血补血，亦使肝脏藏血不匮；柴胡既为引经之药，又清少阳胆热；甘草既调和诸药，又缓中护胃。外用诸品，亦清热除湿、祛风止痒之品。内外合治，故能愈其经年顽疾。

或问：此病何经后出现？答曰：盖经后阴血虚亏，阳失涵养而化火易动，或夹湿上窜，或随湿下注，引发斯病耳。

十七、阴挺（子宫脱垂）二例

例一：过劳阴挺

少妇李玉，年二十六，伏龙人。

年未二旬，适邻村范某，数年间，育子女各一。范母早逝，范翁多病，不任劳作久矣。为赚钱养家，范某外出务工，农忙归家，助妻耕作。平时家中，悉由李女独撑，内外操劳，挑出担进，日无闲暇。1991 年，春耕过劳，突觉前阴坠胀，初未介意，坚持劳作，渐致子宫坠出玉门。虽求医服药，奈何独撑农活家务，无暇歇息，以致医药无功，遂听之。4 月下旬，农事更忙。其夫驰归，方知妻病已笃，乃于 4 月 26 日携妻来诊。

舌淡苔薄白，切脉沉缓无力。询其患病始末，则曰：子宫脱垂，负重使然，已两月矣。夜卧可收，日劳则出，为便劳作，日以布带托之。近数月，经水恒一月二至，色淡量少，偶夹血块。此次月经，已过七日，今犹未净。兼带下绵绵不绝，清稀黄臭，外阴瘙痒，夜尤甚焉。据脉症分析，此为阴挺，乃中气下陷所致。治当益气建中，升提下陷。方用补中益气汤加减。

处方：黄芪 30g，党参 15g，升麻 15g，柴胡 15g，当归 15g，白术 15g，枳壳 20g，白芍 15g，龙牡各 30g，仙鹤草 30g，生地黄 15g，龙胆 12g，栀子 12g，土茯苓 30g，阿胶 15g（烊化兑服），蛇床子 12g，甘草 6g。2 剂，水煎温服。

为增疗效，并针刺关元、中极、子宫（双侧）、三阴交（双侧）、百会。平补平泻，留针 30 分钟，中间行针 2 次。出针后每穴再温灸 10 余分钟。针灸毕，患者觉前阴宽松，不似来前紧塞。因其家离校较远，临行指教诸穴位置。除百会穴外，均点墨标记，嘱其夫每日艾条灸之。特嘱李女：静卧勿劳，方可速愈。

4 日后，夫妻再至。李女喜告："下病已愈，本欲停药，又恐复发。且夫君督促再三，今再烦老师，疏一根治药方，以免后忧。"

切其脉，浮缓有力。询其证候，唯稍觉乏力、外阴瘙痒耳。遂于原方去阿胶、仙鹤草，加苦参12g，续进2剂，俾气血康复。并嘱切勿负重过劳，方可免除复发。

国庆期间，李带一邻女来诊。询其近况，曰："体康于前，且未复发。"

按：阴挺，近称子宫脱出。其致病之因，或产后过劳，或气虚下脱，或胞络受伤，或湿热下注。而李女丈夫，外出打工，奉老哺幼，耕耘养殖，独撑内外，积劳致虚，中气下陷，无力托举胞宫，子宫下垂门外。《医家心法·妇人产后》认为："子宫下坠，乃劳力所伤。"且夫劳则耗气，气虚摄血无权，故月水一月二至。人之气血，相互依赖，气虚者每致血虚，故症见经水量少而色淡。中气既虚，脾运不健，生湿下注，故见带下清稀色黄、外阴瘙痒等症。见症虽多，不离中气虚乏，故宜补中益气、升阳举陷，一以升举下垂子宫，再者调治紊乱月经。遂用黄芪、党参、白术、甘草，健脾补中，升阳举陷；当归、白芍、生地黄、阿胶，养血止血，和营调经；枳壳理气和胃，使诸药补而不滞，且近代研究表明枳壳善治内脏下垂；柴胡、升麻，升阳举陷，协助参、芪，升提下陷中气；仙鹤草、龙骨、牡蛎，收敛固涩，既能治带下，又能塞漏止血；龙胆、栀子、土茯苓、蛇床子，清热除湿，止带止痒。诸药协同，具有大补气血、升阳举陷、除湿止带之功。服后气血得补，下陷得升，湿邪得除，下垂子宫，自可复原；月经不调，带下阴痒，亦可获愈。况以针灸辅之，怎不速愈？

例二：崩后阴挺

袁秀，中和人，年二十三。1991年4月27日，其夫陪同来诊。

自述幼即体弱，初潮甚晚，后常愆期，几经调治，去年喜得一子。此后家事倍增，形体日销。断乳半年，经水复至，色淡量少，后竟连续八月，经水不至。半月前，突然阴道出血如注，血色初红后淡，稍夹血块血丝，随即心悸心慌，大汗淋漓。其夫见状，急送医院，经住院服药补液，血止汗收，心慌等症亦除，5日后出院。

回家次日，觉前阴坠胀，低头细察，子宫出矣。其夫闻之，复送医院。住院7日，子宫未能回收，医生劝去上级医院手术治疗。患者既畏手术，又惜钱财，遂出院回家，来求余诊。

舌淡苔薄黄，切脉沉细无力。询知子宫下垂，正达玉门。自觉阴道如塞，行走胀甚，平卧可缓。伴头晕眼花，倦怠乏力，胸闷气短，腰膝酸软。此气血素亏，突然血崩，以致气随血耗，无力托举子宫，因而下垂。治当脾肾双补，升阳举陷。

乃令患者仰卧，取关元、中极、还宫（双侧）、三阴交（双侧）、归来（双侧）、百会（只灸）。留针 30 分钟，中间行针 2 次，出针后每穴温灸 10 余分钟。再俯卧针刺肾俞（双穴），针用补法，出针后仍灸。针灸毕，患者感觉阴道宽松，因距离学校不远，每日来校针灸 1 次。

处方：补中益气汤加减。

黄芪 30g，党参 20g，当归 15g，柴胡 15g，升麻 15g，白术 15g，山药 20g，芡实 15g，杜仲 15g，熟地黄 20g，山茱萸 15g，生龙牡各 30g，禹余粮 30g，枳壳 20g，甘草 6g。水煎温服。

进药 3 剂，针灸 5 次，遂愈。后又调其月经，服药 10 余剂，月经亦归正常。

按：夫子宫居于下焦，赖脾气升举、肾气固摄，方能经、带、胎、产正常。若夫阴挺，多属气虚。大凡禀赋薄弱者，又劳伤脾肾，致使中气下陷，肾失固摄，子宫下垂，不能复原。袁女气血素虚，故经水数月不至。虚极而气不摄血，继而血崩，气随血散，中气更虚，肾气更乏；中气无力托举，肾气无力固摄，子宫下垂门外。故当益气升陷，扶肾固摄，俾子宫速归原位。方用补中益气汤，补中益气，升阳举陷；陈皮易为枳壳，更助升陷之力；加入熟地黄、山茱萸、芡实，补肝益肾，涩精固脱；龙骨、牡蛎、禹余粮，收敛固涩；杜仲补肝肾，强筋骨，而治腰痛。方中诸药，或益气举陷，或补肾固脱，或收敛固涩，殊途同归，共收举陷还宫之效。

十八、老年崩漏二例

例一：气血暴虚

李妪光彬，年甫七旬，临溪乡人。

自云闭经二十余年，半月前突然阴道出血，即求表亲滕某治之。滕凡三往，出血不止。后有邻人得知，荐就余诊。乃于 1991 年 8 月 1 日，其女陪同而至。

观其面色无华，精神不振，唇舌淡白，苔薄白而润。询之，告谓：平素起居正常，7月14日夜间，突觉阴下湿润，查之，方知阴道出血。当晚出血量少，次日照常劳作，午后出血陡增，血色鲜红，且夹血块。服滕某方药后，出血虽减，而多日不绝，头晕目眩，腰膝酸软，二便正常，幸纳谷尚可，故能支撑时日。切脉沉细无力。年已七旬，气血本虚，仍劳而不息，气血益耗，以致摄血无力，崩漏日久不止。故当大补气血，摄血止血。用圣愈汤合补中益气汤加减治之。

处方：黄芪30g，党参20g，当归15g，白芍15g，熟地黄15g，续断15g，阿胶15g（烊化兑服），白术15g，柴胡15g，升麻15g，仙鹤草30g，海螵蛸20g，茜草15g，炙甘草6g。水煎温服。

二诊（8月4日）：上方服后，漏下未止，且有血块排出，心悸不宁，精神不振，舌淡苔白，脉沉细无力。乃因补气摄血力弱，兼有瘀血内阻，以致漏下不止。方中加红参，以增益气摄血之力；加桃仁、川芎，活血祛瘀。

处方：黄芪30g，党参15g，红参15g（另煎兑服），桃仁15g，龙牡各30g，桂枝15g，白术15g，茯苓15g，当归15g，白芍15g，川芎15g，熟地黄15g，仙鹤草30g，阿胶15g（烊化兑服），海螵蛸15g，茜草10g，升麻15g，炙甘草6g。水煎温服。

三诊（8月7日）：上方服后，出血大减，偶有淡血排出，精神有振，心悸稍宁。昨又伤风，微见头痛，舌淡苔白，脉见浮缓。前方加减续进。

处方：黄芪30g，红参15g（另煎兑服），升麻15g，白术15g，当归15g，阿胶15g（烊化兑服），熟地黄15g，龙牡各30g，陈皮15g，海螵蛸15g，茜草12g，仙鹤草20g，炙甘草6g，白芷15g。水煎温服。

四诊（8月11日）：漏下已止，头痛亦除，尚有清稀白带，绵绵不休。舌淡苔白，脉沉细缓。当益气健脾，除湿止带。

处方：黄芪30g，党参15g，升麻15g，薏苡仁30g，芡实15g，白豆蔻10g，海螵蛸15g，苍术15g，半夏15g，茯苓15g，贯众15g，甘草6g。水煎温服。

服上方2剂后，白带亦止。

按：老年崩漏，或因中气亏虚，不能摄血；或因肝肾虚乏，下焦不固。李妪面色无华，头晕目眩，腰膝酸软，脉沉细无力，唇舌淡白，均为气血亏虚，肝肾不足之象。一诊方用党参、黄芪、白术，补气摄血；柴胡、升麻，升提中气；当归、白芍、阿胶、续断，补肝养肾，以固下焦；仙鹤草、海螵蛸、茜草，止血化瘀。本觉有效，然则无效，何也？盖补气力弱，不能摄血；且见血块排出，是知内有瘀阻，瘀血不去，血不归经。故在二诊方中，加入红参，以增强补气摄血之力；加入桃仁、川芎，活血祛瘀，服后果然见效。三诊瘀血已祛，故减去桃仁、川芎，而以益气养血为主。四诊漏下已止，白带清稀，是脾虚兼湿之象，故以补中健脾、除湿止带之剂收功。

例二：气阴亏虚

贺用秀，年甫七旬。1995年12月16日初诊。

4个月前，突现阴道出血，初来量多色红。此后淋漓不休，劳则增多，平卧减少。伴头晕目眩，耳鸣如蝉，面黄肌瘦，心悸不宁，肢冷而手足心热，纳差气短，咽喉干燥，但不欲饮水，阴中烘热，腰酸乏力。舌淡红少苔，脉沉细数。此气阴双亏，冲任不固，摄血无力所致。当益气养阴，固冲止血。

为应病急，当即温灸百会、隐白（双侧），每穴灸15分钟。灸毕，教其百会、隐白取穴方法，并给艾条1支，嘱每日自灸1次，每穴温灸15分钟。

处方：补中益气汤加入养阴止血之品。

黄芪30g，党参15g，当归12g，升麻6g，柴胡6g，白术15g，生地黄20g，白芍15g，地骨皮15g，龙牡各30g，阿胶15g（烊化兑服），茜草15g，仙鹤草30g，黄柏（炒）15g，知母12g，甘草6g，苎麻根30g，艾叶10g(炒炭研末兑服)，百草霜10g(兑服)，童便适量(兑服)。水煎温服。

二诊（1996年1月1日）：服上方1剂，并艾灸3次，出血已止。患者以为痊愈，便停方药，并操劳家务。昨又出血，且见头晕胀痛，腰部酸痛，阴道疼痛，肛门痒痛，目瞀。舌淡苔白，脉缓无力。气血未复，劳作复发，原方加减再进。

处方：黄芪30g，党参15g，柴胡15g，升麻15g，当归15g，白术15g，阿胶15g（烊化兑服），艾叶10g（炒炭研末兑服），仙鹤草30g，茯苓15g，生地黄15g，炮姜12g，荆芥12g，黄柏（盐炒）10g，灶心土60g

（包煎），童便适量（兑服）。仍嘱温灸上穴。

服上方1剂血又止，其夫来询：血已止，可否停药，只用艾灸？余嘱续进2剂，俾气血恢复，方能巩固。其夫遵嘱，遂未复发。

按：阴道出血，初来势猛，后渐淋漓，劳则增多，伴头晕目眩、耳鸣如蝉、心悸不宁、面黄肌瘦、四肢不温，此乃气血亏虚之象。而手足心热，咽喉干燥，阴中烘热，腰酸乏力，实因肝肾不足，虚火内扰。故用补中益气汤益气摄血；加入生地黄、白芍、阿胶，养阴血，滋肝肾，为治本之需；龙骨、牡蛎，收敛固涩，《神农本草经》谓龙骨治"女子漏下"；茜草、仙鹤草、百草霜、苎麻根，收敛止血；知母、黄柏，滋阴降火，以除下焦虚热；童便既滋阴降火，凉血止血，还引药下行。二诊加入炮姜、艾叶炭，既增止血之力，又防生地黄、黄柏过凉碍胃。百会、隐白二穴，善止崩漏，兼而灸之，以助疗效。

十九、崩中兼外感

王有翠，年三十六，渠河乡人。1991年1月27日来诊。

数日前，去医院安放避孕环，手术顺利，讵料次日阴道出血，站则如注，平卧减少。其夫即去医院询问，答曰："卧床休息，不日自止，若出血过多，可服云南白药。"其夫急购云南白药予服，出血稍缓，一瓶药尽，漏下未已。夫妻商议，改服中药，乃于1月27日清晨来诊。

行走数里，出血又多，伴头痛恶寒，咳嗽气急，胸胁疼痛。舌淡红润而少苔，脉浮弦数。此漏下而兼表证，以其出血已多，气血已伤，扶正虽急，然表邪不除，正亦难扶。故当两者兼顾，解表不可大辛大温，如若过汗，则再伤正气，和解为好。用小柴胡汤加味治之。

处方：柴胡18g，党参15g，黄芩15g，半夏12g，白术15g，杏仁12g，炒芥穗15g，当归15g，仙鹤草30g，茜草15g，海螵蛸20g，百部15g，紫菀15g，炮姜15g，川白芷15g，瓜蒌皮15g，甘草6g。水煎温服。

二诊（1月28日）：昨方服后，出血减少，虽行走数里，出血未增。头痛昏胀，恶寒均缓，尚咳嗽胸闷，纳呆厌油。舌淡红苔薄白，脉浮缓而弦。表邪未尽，出血未止，仍守前法，上方加减再进。

处方：二胡各15g，党参15g，半夏15g，炒黄芩15g，白术15g，当归15g，仙鹤草20g，瓜蒌皮15g，炒荆芥15g，防风15g，炮姜15g，益母草（炒炭）30g，艾叶炭8g，茜草炭12g，甘草6g。2剂，水煎温服。

三诊（2月4日）：出血已止，恶寒亦罢，唯头脑作胀，凌晨益甚，胸闷痰稠，时流清涕，纳谷乏味，饮食减少。舌淡苔薄白，脉沉弦缓。宜和解少阳，宣肺止咳。

处方：二胡各15g，半夏15g，黄芩15g，南沙参15g，百部15g，紫菀15g，陈皮15g，荆芥15g，杏仁12g，干姜12g，五味子10g，桔梗15g，楂曲各20g，白芷15g，甘草6g。水煎温服。

上方服后，诸症悉除，饮食调养，月余始康。

按：避孕环乃金属制品，安放胞宫，内膜突受压迫，加之农村妇女，天性勤劳，安环之后，仍劳作不歇，导致金属环与胞宫内膜，频频摩擦，而使局部充血，甚或溃烂出血；且患者又兼感冒，故当止血解表兼顾。方以小柴胡汤加炒芥穗、川白芷，解表散寒，祛风止痛，芥穗炒炭，兼能止血；百部、紫菀、杏仁、瓜蒌皮，下气止咳，宽胸化痰；党参、白术、当归，益气补血，扶助正气；仙鹤草、茜草、海螵蛸、炮姜，温经散寒，收敛止血，故1剂后出血减少。二诊时加入益母草炭、艾叶炭，出血即止。三诊表邪未尽，咳嗽未已，仍用和解少阳、宣肺止咳之法收功。

二十、小产崩漏

李世玲，年甫二十，华蓥市高兴镇人。1992年3月22日初诊。

去冬小产，出血甚多，经服药打针，出血虽少，仍历五月不尽。1999年3月22日，伊夫相伴，来求余诊。

观患者身材矮小，形体消瘦，面唇无华。询其症状，答云：去岁10月下旬，小产出血，迄今未止。初时血红量多，经治出血减少，血色转淡，偶夹紫暗血块，伴腰腹胀痛，头晕目眩，午后面热。平素畏寒肢冷，倦怠嗜卧，饮食素少。舌质淡苔白而薄，脉沉细缓。此气血大虚之象，亟当益气补血、摄血固漏。用补中益气汤加入补血止血之品。

处方：黄芪30g，党参15g，柴胡12g，升麻15g，白术15g，当归

15g，白芍 15g，熟地黄 20g，阿胶 15g（烊化兑服），炮姜 15g，仙鹤草 30g，炒芥穗 15g，陈皮 15g，天台乌药 15g，益母草 20g，甘草 6g。2 剂，水煎温服。

二诊（3 月 26 日）：服上方 2 剂，出血减而未尽，月经纸上，仍有血迹；纳食增多，精神稍振，唯头脑昏胀，下肢酸软乏力，小腹时痛拒按。舌淡苔薄白，脉细缓。瘀血阻滞，故腹痛拒按，血不归经，出血难止。上方加入祛瘀之品再进。

处方：黄芪 30g，党参 15g，柴胡 12g，升麻 15g，白术 15g，当归 15g，阿胶 15g（烊化兑服），白芍 15g，熟地黄 20g，炮姜 15g，仙鹤草 15g，贯众炭 15g，防风 15g，丹参 15g，赤芍 12g，甘草 6g。2 剂，水煎温服。

三诊（3 月 30 日）：上方服后，排出二三血块，出血即止。刻下头昏目眩，时有心悸，稍动汗出，下肢酸软，眠差多梦。舌苔薄白，脉弦细缓。此气血未复，当益气养血，调补心脾，进归脾汤加味。

处方：黄芪 30g，党参 15g，白术 15g，茯苓 15g，龙眼肉 15g，当归 15g，龙牡各 30g，酸枣仁 15g，木香 10g，远志 10g，白芍 15g，桂枝 15g，大枣 10g，甘草 6g。2 剂，水煎温服。

此后饮食调养，半月后体渐康复。

按：《诸病源候论·妇人妊娠病诸候上》曰："阳施阴化，故得有孕。营卫和调，则经养周足，故胎得安，而能成长。若血气虚损，子脏为风冷所居，故不能养胎，所以致胎堕。"患者体质羸弱，气血素亏，严冬感寒，寒入胞宫，与虚相搏，致成半产，漏血不止。故投补中益气汤，补气升阳，俾中气健旺，始能摄血；用当归、白芍、阿胶，补血养血，兼能止血；仙鹤草、贯众炭、炮姜、炒芥穗，收敛止血；炮姜兼能散寒，荆芥穗兼能解表；天台乌药、益母草，理气活血。服后血未全止，小腹时痛拒按，是腹中尚有瘀血阻滞，故二诊方中加入丹参、赤芍，逐除瘀血，出血方止。三诊时出血虽止，气血未复，故以归脾汤加味，调补心脾，益气养血，并以饮食调养，渐臻康复。

二十一、漏下二例

例一：气虚夹瘀

乔维兰，年逾四旬，大佛乡人。

1999 年 4 月初，忽阴道出血，势猛如崩，就近医治，遏其崩势，而漏下三月不止。7 月 19 日，去罗渡医院检查，诊为"功能性子宫出血"，取药回家，服药方 3 日。7 月 22 日，闻余回乡，弃药来诊。

见其面色无华，唇舌淡白，苔薄白，切脉沉细无力。询之，则曰：漏下淋沥，色淡量少，时夹瘀块，头晕目眩，周身酸痛，时有寒热，频频感冒，心悸气短，小腹坠胀，平卧方舒。夫出血日久，气血大亏，气虚摄血无力，血虚不能营身。亟当补气摄血，方能固漏止血。方用补中益气汤加味。

处方：黄芪 30g，党参 15g，红参 15g（另煎兑服），白术 15g，柴胡 12g，升麻 12g，当归 15g，白芍 15g，熟地黄 20g，阿胶 15g（烊化兑服），三七粉 10g（兑服），仙鹤草 30g，龙牡各 30g，海螵蛸 20g，茜草 15g，炒芥穗 15g，炙甘草 6g。2 剂，水煎温服。

二诊（7 月 26 日）：初服 1 剂，未能止血；继服 2 剂，下紫暗血块较多，随后出血渐止。刻下头晕目眩，心悸气短，畏惧冷风，倦怠乏力，眠差多梦。舌淡苔薄白，脉象沉缓。血虽止而气血未复，宜补气养血，扶助阴阳。用十全大补汤加减投之。

处方：黄芪 30g，党参 15g，当归 15g，白芍 15g，熟地黄 15g，白术 15g，茯苓 15g，鹿胶 15g（烊化兑服），酸枣仁（炒）15g，柏子仁 15g，附片 10g（先煎），肉桂 10g，大枣 10g，炙甘草 6g。2 剂，水煎温服。

后又进人参归脾汤加减 4 剂，体渐复原。

按：漏下日久不止，除气血亏虚，冲任不固外，瘀血内阻亦为重要原因。一诊方中虽重用黄芪，并配以红参、党参、白术，大剂补气摄血；当归、白芍、熟地黄、阿胶，补血固冲；并用三七、仙鹤草、海螵蛸、茜草、炒芥穗止血，而出血仍不能止者，内有瘀阻故耳。直待 2 剂服下，三七等散瘀止血功效发挥，排出较多紫暗血块后，出血方得渐止。足见瘀血不去，血不归经，故漏下日久不止。二诊方重在调补气血阴阳，方用十全大补汤，补益气血阴阳；去川芎之辛窜；加附片温补肾阳；鹿角胶为血肉有情之品，大补虚羸，益肾强精；酸枣仁、柏子仁，养心安神，止悸助眠。后以人参归脾丸，益气补血，健脾养心而收全功。

例二：气虚夹湿

段美英，年四十六，渠河乡人。

1990年夏，某日田中劳作，忽腰腹疼痛，随即阴道出血如注。其夫背回家中，迎医急救。医用云南白药、宫血宁等内服，出血渐缓。调治两月，漏下不止。9月4日来诊时，仍滴沥不尽，色淡质薄，面色无华，眼睑微浮，四肢不温，腿酸乏力，头晕目眩，心悸耳鸣，倦怠嗜卧，纳差乏味，肛门坠胀，平卧可缓，带下清稀，淡黄而臭。舌淡苔淡黄根厚腻，脉沉细无力。此气虚不能摄血，兼下焦湿热。当益气摄血，止漏止带。方用补中益气汤合二妙散加减。

处方：黄芪30g，党参15g，白术15g，升麻6g，柴胡6g，当归15g，茯苓15g，陈皮15g，仙鹤草30g，阿胶15g（烊化兑服），炒黄柏15g，苍术15g，炒益母草20g，甘草6g。2剂，水煎温服。

二诊（9月11日）：服上方2剂，出血止，眩晕、心悸、耳鸣缓解，带下亦减，睑浮、肢冷、肛坠等症消除，精神稍振。舌淡苔薄白，脉细缓无力。予十全大补汤加减，培补气血。连进5剂，体渐康复。

按：崩漏本乎一病，皆谓妇女阴道非时之下血也。其势凶猛，如山崩潮涌者，谓之崩中；经血淋漓，日久不止者，谓之漏下。漏下看似不急，若日久不止，亦可致崩，故不可忽视也。段妇症见面色无华，头晕目眩，心悸耳鸣，倦怠嗜卧，肛坠，经血淋漓不断，皆脾虚气陷，统摄无权之明证；脾阳不振，故四肢不温、腿酸乏力、纳少乏味；脾虚不运，水湿内停，则见眼睑微浮、舌苔厚腻。故当补气摄血，养血调经，兼除湿热。方中重用黄芪，补中益气，升阳举陷；配党参、白术、茯苓、甘草为四君子汤，益气健脾，协黄芪补气摄血；当归、阿胶，养血止血；少佐柴胡、升麻，助党参、黄芪，升阳举陷；仙鹤草、炒益母草，止血调经；陈皮理气和胃，使方药补而不滞；苍术、黄柏，清解下焦湿热，以止带下。诸药协同，共收益气摄血、止漏止带之效。

二十二、引产后出血

张春芹，年甫三旬，子女各一，均上小学。1992年春夏间，又珠胎暗结，腹部渐隆。时计生政策严厉，杜绝二胎，岂容三胎？干部获悉，上门督促引产。张妇无奈，随去医院"人流"。术后步行回家，次日阴道出血。初时量少，渐次出血如注。其夫周某，见而惊恐，急送医院。服药输液，出血得止，回家数日，再次出血。夫妇商议，改服中药。1992年7月5日，其夫来校求余出诊。幸周末休假，且病家不远，乃随往诊。

见患者静卧于床，面色无华。与之交谈，声低息微。谓其出血量多色淡，微有腥气，头晕畏寒，腰背酸痛，小腹坠胀，口淡乏味厌食。舌淡如纸，苔白根厚，切脉沉缓无力。此冲任受损，气血亏虚所致。治当益气摄血，调补冲任。用八珍汤加减。

处方：黄芪30g，党参15g，白术15g，茯苓15g，当归15g，炒白芍15g，地黄炭15g，杜仲15g，续断15g，桑寄生15g，炒芥穗15g，炒贯众15g，炮姜15g，阿胶15g（烊化兑服），仙鹤草30g，炙甘草6g。2剂，水煎温服。

1剂血止，2剂诸症缓解，饮食调养，月余渐康。

按：古有"小产之伤，十倍于大产"之说。盖胎儿寄生胞宫，赖母体气血，生长发育。待至十月，一朝分娩，谓之"瓜熟蒂落"。故正常分娩，母体受伤甚少。然而引产人流，譬如瓜尚青涩，强予摘之，必致浆水横溢，蔓蒂受伤。引产人流，与强摘青瓜何异？胎儿拨离，胞脉受损，子宫收缩无力，出血日久难止。出血既多，气血益虚，止血愈难。故当补气摄血，固冲止漏。方中黄芪，益气升阳，配四君健脾益气，摄血止漏；当归、炒白芍、阿胶，养血滋肝，且当归能引血归经，阿胶兼能止血；杜仲、续断、桑寄生，补益肝肾，固护下焦，培补根本；炒芥穗、炒贯众、地黄炭、炮姜、仙鹤草诸品，止血涩血，为治标之用。全方标本兼顾，气血同补，故能收效迅速。

妊娠病

二十三、妊娠恶阻

周小华，年二十二，中和人。1990年10月21日来诊。

妊娠两月，闻食则呕，或干哕无物，或吐清水痰涎。伴倦怠乏力，终日思卧，头目昏胀，口淡乏味。舌淡苔白，脉沉细滑。此冲气上逆，胃失和降所致。治当降逆止呕，健脾和胃。用香砂六君子汤加减。

处方：党参10g，砂仁8g，白术12g，茯苓15g，姜半夏12g，陈皮10g，竹茹10g，生姜10g，甘草3g，苏梗10g。2剂，水煎少量频饮。

1剂呕止；续进1剂，诸症消除。次年夏，举一男。

按：张璐《张氏医通》谓："恶阻病也，先因脾胃虚弱，津液停留，蓄为痰饮，至妊二月之后，浊阴上冲，中焦不胜其逆，痰饮遂涌。"本例患者，即如是也。盖受孕之后，月经停闭，经血聚于冲任，以养胎儿，胞宫骤实，致使冲气上逆，出现呕吐。其闻食则呕，酸食可进少许，倦怠乏力，口淡乏味，是脾虚之故。而脾胃虚弱，生湿化痰，冲气夹痰湿上逆，而致恶心呕吐。方中参、术、苓、草，健脾益胃，调和中气；砂仁、半夏、生姜、灶心土，温中降逆，和胃止呕；且半夏、生姜、茯苓同用，为《金匮》小半夏加茯苓汤，仲景用治"诸呕吐，谷不得下者"，为止呕化痰之名方；苏梗协助陈皮，理气行滞。诸药合用，脾虚得补，胃逆得降，恶阻可自止矣。

二十四、子咳

邓春香，年甫二旬，伏龙人。2002年3月11日来诊。

妊娠三月，感风咳嗽，半月不愈。求医凡三，闻有身孕，畏药损胎，招致风险，悉未开方。乃自采枇杷叶、五爪龙、肺经草、紫苏等味，煎服数次，咳仍未减。邻妇指引，丈夫陪同，于2002年3月11日来就余诊。

讵料余已退休，移居岳池，遂又转车来岳。

切脉时，频频作咳，咳声不爽，咳急干呕，且引胸腹疼痛，痰稠黏喉难咳。兼微恶风寒，头脑昏胀，口渴咽痛，鼻塞涕浊，胸闷不舒。舌红苔薄黄，脉滑数。此风热郁肺，肺失宣肃所致。宜疏表宣肺，清热止咳。用三拗汤合止嗽散加减。

处方：麻黄 10g，杏仁 10g，牛蒡子 12g，桔梗 10g，百部 12g，紫菀 12g，前胡 12g，瓜蒌皮 12g，桑白皮 12g，川贝母 10g，黄芩 12g，鱼腥草 20g，射干 10g，甘草 5g。2 剂，水煎温服。嘱忌食菜籽油、腊肉、蛋类。

数日后，其夫带邻居来诊，谓其妻服上方 1 剂咳减，再剂咳止。

按：妊娠咳嗽，日久不愈，而致胎动不安者，谓之"子咳"。盖妊娠期间，胎儿生长，日索母体气血。苟孕妇素虚，或食养不足，致肺气薄弱，卫外失固，则易感冒；且春月风气当令，起居稍有不慎，感受风邪，外稽卫表，内郁肺脏，化热灼津，成痰阻肺，肺失宣肃，发为咳嗽。治当疏风宣肺，清热止咳。方中麻黄疏表宣肺；牛蒡子疏散风热；桔梗、射干，清热解毒，宣肺利咽；杏仁、前胡，肃肺化痰；瓜蒌皮、桑白皮，清肺化痰，宽胸利肺；川贝母化痰止咳；黄芩、鱼腥草，清肺泄热，且黄芩犹可安胎；百部、紫菀，润肺下气，消痰止咳。诸药合用，外解表邪，内清痰热，宣发肃降，得以恢复，咳嗽安得不愈？病邪刈除，胎儿自可安宁。

二十五、妊娠腹痛（胞阻）二例

例一：肝气郁结

徐静，年二十五。1991 年 5 月 12 日来诊。

妊娠三月，小腹胀痛，曾求数医，均畏伤胎，未予治疗。其夫陪同，来就余诊。

切脉弦缓而滑，舌红苔薄白。询之，则脐下胀痛，波及乳胁，已有五天，轻抚痛减，重按反剧，若得噫气、矢气，胀痛可缓；终日肛胀，若有便意，频频登圊，仅清晨可解条便少许。其夫告谓："内人孕后，性情改变，昨日医生畏治，当面责骂，回家犹骂不绝口。"余笑曰："我若拒治，亦詈言相赠耶？"夫妇皆笑。转谓徐妇："此肝气郁滞耳，疏肝理气可愈，非难治病也。唯日后需调心态，保持心情舒畅，不尔，病或复发。"乃以四逆散加味治之。

处方：柴胡 12g，白芍 15g，枳壳 10g，当归 15g，香附 10g，小茴香 10g，天台乌药 10g，木香 10g，苏梗 12g，甘草 6g。水煎温服。

仅服 1 剂，腹痛即止，且未复发。

按：此肝气郁结，气机失调，胞脉受阻，不通则痛。肝脉循胁而上，经过乳侧，肝气不疏，故腹痛连及乳胁；性情急躁，亦为肝郁证候。故当疏肝解郁，理气止痛。方中当归养血和血；白芍柔肝止痛；柴胡疏肝解郁；"枳壳乃治胁痛的剂"（《医碥·杂症·胁肋痛》）；香附行气解郁；木香、小茴香，理气止痛；乌药"快气宣通，疏散凝滞"（《药品化义》）；苏梗理气安胎。服后肝郁舒解，气血畅通，故能一剂痛止。

例二：血虚兼湿

杨丽，年二十八，岳池人。2014 年 5 月 4 日来诊。

妊娠六月，腹中疼痛，时剧时缓。其夫曾陪去某医院求治，医以妊娠药多禁忌，劝其转科中医。医诊后疏方 2 剂，连日煎服，未获稍效。祖母怜之，日煎艾叶红糖汤予服，可得暂缓。后经人介绍乃来求诊。

刻诊，腹中终日疼痛，时剧时缓，剧则如绞如刺，缓则绵绵不休。伴纳谷乏味，倦怠乏力。舌淡苔白薄腻，脉沉弦而滑。时长子迎新在侧，乃谓曰："此《金匮》当归芍药散证也，可疏原方予服。"

处方：当归 12g，川芎 12g，白芍 30g，茯苓 12g，白术 12g，泽泻 15g。1 剂，水煎温服。

疏方毕，迎新问："可否加一二理气之品？"余曰："方中有理气之品，不必画蛇添足，服后腹痛必止。余幼年屡见汝祖用此方治胞阻，吾亦屡用，一服辄效。"次日其夫来问："昨方一服，腹痛便缓，现已痛止，可否再配一剂？"余曰："腹痛已止，不必再服，注意饮食起居即可。"

按：《金匮要略·妇人妊娠病脉证并治》云："妇人怀妊，腹中疠痛，当归芍药散主之。"疠痛者，或谓急痛，或谓绵绵作痛。勿论急痛缓痛，皆指妊娠腹中痛也。究其病因，尤在泾《金匮要略心典》称："乃血不足，而水反侵之也。血不足而水侵，则胎失其所养，而反得其所害矣，腹中能无疠痛乎……脾土为木邪所客，谷气不举，湿气下流，搏于阴血而痛。"方中当归，养血和血；川芎为血中之气药，用以行血中气滞；重用白芍，以泻肝木，柔肝养血，缓急止痛；泽泻解除水气，以利养胎；白术、茯苓，培土建中，以益生化之源；脾土健旺，则能护胎矣，故不需另加理气、安胎之品也。余遵仲景原方，斟酌剂量，一服痛止，可见方药对证，效若桴鼓。

二十六、妊娠紫斑（肌衄）

刘素芳，花信之龄，华蓥市双河镇人。1997年12月1日来诊。

妊娠四月，下肢多处紫斑，曾求数医，皆畏药伤胎元，未予开方。其夫吴君，偶闻余术，偕妻来诊。伊落坐后，提卷裤管。见双膝上下，多处紫斑，左腿为多，扪之不痛不痒，亦不碍手，色或淡紫、淡红，按之亦不褪色，或大若杯口，或小如指头，分布不匀。刘女告称："紫斑常此消彼长，并不固定，已逾三月。"伴面黄肌瘦，蹲后眩晕，劳则心悸，下肢酸软，行走不久，即觉乏力。吴君又谓："三餐食少，食肉易致腹泻。"舌淡苔薄白，切脉细弦而滑。此脾虚气弱，统血无权，血溢皮下，而成斯疾。治当补中益气，摄血消斑。方用归脾汤加减。

处方：黄芪30g，党参15g，当归15g，茯苓15g，白术15g，生地黄15g，木香10g，砂仁10g，仙鹤草30g，陈棕炭10g（兑服），炙甘草6g，龙眼肉15g。2剂，水煎温服。

二诊（12月3日）：服上方2剂，紫斑转淡，余症亦减，胃纳稍增，消化欠佳。舌淡苔薄白，脉缓而滑。药既中的，不必更方，上方加谷、麦芽各12g，陈皮12g，怀山药15g，续进2剂，以资巩固。

按：妇女妊娠，胎居胞宫，赖母体气血滋养。日居月诸，胎儿生长，所需气血渐多。然患者脾虚纳少，化源不足，气虚统摄无权，血溢皮下，出现紫斑，此消彼长，反复难已。气虚血亦虚，故见面黄肌瘦、眩晕心悸、肢酸乏力、舌淡脉细。故当益气摄血，养血消斑。方中黄芪、党参、白术、茯苓、炙甘草、龙眼肉，健脾益气，培补生化之源，俾气血充盈，既能摄血不使乱溢，消除紫斑，又资胎儿生长发育；当归养血和血，引血归经；生地黄凉血消斑，养血补阴；仙鹤草、陈棕炭，收敛止血；砂仁、木香，理气醒脾开胃，并防益气养血滋腻壅滞。全方标本兼顾，气血同补，气旺则能摄血，血得归经，而不外溢，紫斑安不消散？

二十七、子肿二例

例一：脾气亏虚

傅天平，年二十二，中和人。1998 年 6 月 8 日来诊。

妊娠五月，身现水肿，午前面肿明显，午后下肢肿甚，按之凹陷，稍后方起。伴周身乏力，四肢麻木，头晕目眩，纳呆食少，大便溏薄，小便短少，口渴饮冷。舌淡苔薄白，脉缓而滑。此妊娠脾气虚弱，且喜冷饮，更伤脾阳，脾失健运，湿从内生，溢于肌肤，出现水肿。治当健脾渗湿，利水消肿，养血护胎。方用千金鲤鱼汤合四君子汤。

处方：白术 15g，茯苓 12g，白芍 12g，当归 12g，党参 15g，砂仁10g，陈皮 10g，艾叶 3g，鲤鱼 1 条（约 0.5kg）。先煎鲤鱼（去鱼鳞及内脏），取鱼汤煎药，分 3 次服。

药仅 1 剂，浮肿全消。嘱用赤小豆 50g，与鲤鱼 1 条（去鱼鳞及内脏），同炖作为食疗。彼遵余嘱，服食 2 次，至产未再水肿。

例二：肾阳不足

钟小琴，年二十七，渠河乡人。

妊娠八月，面目、下肢浮肿，已逾两月。初，但觉下肢木重作胀，尔后双腿肿胀不消。曾求多医，皆畏利水伤胎，未曾处方，以致下肢肿胀愈甚，举腿沉重，行走不便。1989 年 4 月 20 日，伊夫陪同来诊。

观其面目微浮，下肢肿胀明显，皮色光亮，按之凹陷，良久乃起，扪其腿足，膝下皆冷。又询他症，则曰："腰膝酸软，不能久站，腹中时觉胎动，小便短少，大便溏薄，饮食尚可。"舌淡苔薄白而润，脉沉迟而滑。此子肿也，乃肾火不足，胎儿渐大，有碍肾阳敷布，膀胱虚冷，不能化气行水，遂致水湿泛溢，发为子肿。治当补肾益火，化气利水。用真武汤加味。

处方：附片 15g（先煎 30 分钟），白芍 15g，白术 15g，茯苓 15g，续断 12g，杜仲 12g，大腹皮 15g，生姜 15g。水煎温服。

二诊（4月22日）：上方服后，小便增多，日夜解尿 10 余次，量多而畅，头面已消，腿消过半。效不更方，原方续进 1 剂，腿肿亦消。

按：子肿一病，多见于脾肾阳虚孕妇，发病常在妊娠五六月后。此时阳气更显不足，且胎体增长，阳气布达受阻，气机升降不利，肾阳上不能温煦脾阳，下不能温化膀胱，尿道不利，水泛肌肤，遂致子肿。傅某头面四肢俱肿，纳呆食少，大便溏薄。其病重在脾虚，运化失职，不能制约水液，溢于四末，发为子肿。故当健脾渗湿，利水消肿。用千金鲤鱼汤合四君子汤治之。方以党参、白术、茯苓，健脾益气，崇土制水；当归、白芍，养血安胎；砂仁、陈皮、艾叶，理气安胎；鲤鱼专治水气，故服后疗效明显。

钟某下肢浮肿明显，膝下逆冷，腰膝酸软，不能久站，舌苔白滑，脉见沉迟。故诊为肾火虚衰，致膀胱虚冷，化气不利，水湿泛溢，而为子肿。因用真武汤，补肾助火，温阳利水；加杜仲、续断，既治腰膝酸软，又能补肾安胎。方药切中病机，阳气回复，水湿得利，脾肾得补，胎儿自安。

产后诸病

二十八、产后汗多便秘

王小蓉，年二十八，中和二村人。1989 年 12 月 24 日，其夫来请出诊。是日周末，遂随往之。

产后 10 日，虽当冬令，犹发热汗出，进餐头热如蒸，汗如雨滴，餐后辄更内衣，口渴饮多，粪如羊屎，数日一行，恶露未净，时有腹痛腰痛。舌淡润苔薄白，脉浮缓。治当止汗润肠，化瘀止痛。

处方：桂枝 15g，白芍 15g，杏仁 15g，当归 15g，麻仁 15g，川厚朴 15g，枳壳 15g，赤芍 15g，泽兰 15g，炒蒲黄 10g。水煎温服。

次日其夫再至，谓昨方服后，汗出已少，大便软而易解，阴道排出数枚瘀块后，恶露渐少。今腰腹微痛，欲求再次往诊。余告曰："今日有课，无暇出诊。"乃教用益母草两许，煎汤入红糖两许，分次饮服。

按：产后阴津血液大伤，营阴骤亏于内，阳气独盛于外，出现"阳浮而阴弱，阳浮者热自发，阴弱者汗自出"的营卫失和证候。故每见产妇，身热易汗，汗出津液益伤，肠燥失润，因致便结。故仿桂枝法，调和营卫，并加当归养血润肠，麻仁润燥滑肠，枳、朴利肠下气。如此营卫和谐，汗止津还，大肠得润，肠道气畅，大便自易解矣。以其恶露未尽，故于方中加入赤芍、泽兰、炒蒲黄，活血止血。服后排出瘀块，恶露渐止，腰腹疼痛亦缓。

1992 年 9 月 14 日，又治蒋某，23 岁，产后半月，进食活动，身热汗出，大便燥结，解出艰难，恒二三日登圊，且需开塞露，燥屎方出。亦用桂枝汤加当归、麻仁、枳壳、厚朴治之。1 剂热退汗止，大便畅通。

二十九、产后头晕带下

周孝华，年二十五，渠河乡人。1990 年 2 月 22 日来诊。

产后初无不适，数日后头目晕胀，沉重不清，随即带下淋漓。服药多剂，月余不止。来诊时带下黏稠，量多而臭，色黄染裤；大便稀溏，日二三次，气味腐臭，纳食未减，食后脘胀。舌淡红苔黄厚腻，脉象沉缓。此产后脾虚感湿生痰，痰湿中阻所致。治当升清降浊，除湿止带。

处方：白术 15g，茯苓 15g，苍术 15g，黄柏 15g，炒薏苡仁 30g，陈皮 12g，土茯苓 30g，防风 15g，白芷 15g，干荷叶 15g，升麻 10g，甘草 6g。2 剂，水煎温服，并嘱暂忌肥甘、黏腻之物。

二诊（2 月 26 日）：头晕已除，带下已少，大便仍溏。上方去白芷、土茯苓，加泽泻 15g，山药 30g，续进 2 剂。

按：此湿浊中阻证也。妇人产后，正气本虚，或起居不慎，感受外湿；或饮食不节，湿自内生。体虚之人，湿本难除，而生产之妇，孰不希图气血早复，乳足儿肥？故每日宰鸡炖肉，甘糯迭进。体湿峻补，湿邪益固，清阳滞而不升，则头脑晕胀沉重；浊阴源源下注，则大便稀溏，带黄腥臭。故当健运中焦，升清降浊，待湿去清升，病方可除。当此之际，暂宜忌食肥甘，免碍除湿。方用白术、茯苓、炒薏苡仁，健脾运中；俾脾气健旺，上可助防风、白芷、荷叶升清，除头目晕胀；下可助黄柏、苍术、土茯苓，降浊除湿止带；陈皮和胃理气，气机流畅，更利除湿。全方寓四妙散、二陈汤、清震汤、升阳除湿汤之意。

三十、产后腹痛（儿枕痛）

邓平，年二十三。1996 年 7 月 21 来诊。

产后腹痛，5 日不止。7 月 21 日清晨，其夫来校，恳余往诊，谓余曰："内子新产，腹痛连日，不能亲临求诊，烦老师拨冗一往，万勿推辞。"幸是周末，遂随往诊。

行约三里，至其家门，主人导入内室，见产妇侧卧屈腿，双手捧腹，低声呻吟，面带愁容。询其痛之所在，答曰："小腹。"旋又谓："小腹胀硬冷痛，热手轻抚，似觉痛缓，稍按痛剧，服艾叶汤或热敷，可缓片时。"又询他症，则下肢不温，头昏身痛，往来寒热，恶露量少。舌质淡红，苔薄白，脉浮弦缓。此产后受凉，邪居卫表，则恶寒发热、头昏身痛；寒邪入里，则血液凝滞，胞脉瘀阻，恶露不得排出，因致小腹剧痛。治当解表散寒，温经通瘀，理气止痛。

处方：柴胡 15g，半夏 15g，黄芩 15g，党参 15g，防风 15g，荆芥 15g，当归 15g，川芎 15g，赤芍 15g，肉桂 12g，小茴香 12g，香附 15g，蒲黄 12g，五灵脂 15g，天台乌药 15g，甘草 6g。水煎温服。

嘱其每日 1 剂，连服 2 剂。初服须臾，啜热粥一碗，温覆取微汗，并避冷风及油腻之物。

3 日后其夫再至，喜曰："服老师方，通身汗出，并下瘀块甚多，腹痛即止，诸症亦除矣。"随送冬瓜一个，以表谢忱。

按：产后小腹疼痛，又称儿枕痛。其因不一，或产后血虚，不荣而痛，其痛绵绵欲按；或恶露未净，瘀血壅滞而痛，痛处不移而拒按；或冷风入侵胞宫，寒阻气血而痛，见小腹冷痛，喜温喜按。血虚而痛者补之，当归建中汤或当归生姜羊肉汤；瘀血壅滞者逐之，宜失笑散之类；寒凝胞宫者温之，宜用香桂散（肉桂 6g，当归 9g，川芎 9g。水煎，童便兑服）。

本例患者小腹硬痛拒按，热敷疼痛减轻，恶露稀少。此为恶露受寒，内阻作痛，当温经逐瘀，然兼外邪，故又须同时解表。故用小柴胡汤加荆、防解表；以当归、川芎、赤芍、失笑散，养血逐瘀；肉桂、小茴香，温下焦，散寒邪；与香附、天台乌药配伍，并行气止痛。诸药合用，外解表寒，内祛寒瘀，故得汗出表解，瘀逐痛止。

三十一、产后感冒

李钰华，年二十六，中和人。产后数日，感伤风寒，见头身疼痛等症。诸医迭治，两月不愈。1999 年 1 月 28 日，其夫刘某，迎余往诊。时寒假初放，遂随往之。

行约 1 小时，至其家门，刘某导入内室，见李妇侧卧于床，额贴姜片，布巾包缠，清瘦病容，精神萎靡。舌淡苔白根腻，切脉浮缓而弦。询知往来寒热，日二三发，热则汗出畏风，寒则重被战栗；头痛身痛，倦怠肢酸，口苦乏味，纳少食滞，不时干哕。此风寒滞于太、少二经，系太少合病。治当两解太少。方用柴胡桂枝汤。虑其病历日久，胃气已虚，且产后血亦未复，故加异功散，以益气健脾；并入当归、川芎、白芍，养血和血。

处方：柴胡 18g，半夏 15g，黄芩 15g，党参 15g，桂枝 15g，白芍 15g，当归 15g，川芎 15g，羌活 10g，独活 10g，白豆蔻 10g，山楂肉 15g，建曲 15g，陈皮 15g，防风 15g，茯苓 15g，甘草 6g，大枣 10g，生姜 4 片。水煎热服，温覆取汗。

次日其夫来告，昨方一服，通体汗出，诸症减轻，纳食知味。原方去二活，续进 1 剂。

饮食调养，半月而康。

按：产后感寒，虽历两月，邪仍在表。其发热汗出恶风，头身疼痛，肢体酸楚，是太阳表虚证也；往来寒热，口苦乏味，纳少食滞，不时干哕，少阳半表半里证也。故用柴胡桂枝汤，两解太少；加入二活、防风，以助祛风散寒止痛之力。缘其迁延日久，气血已虚，脾胃已弱，故加入异功散，并伍白豆蔻、山楂、建曲，益气健脾，助运开胃，俾脾运复健，气血易生；又入当归、川芎、白芍，养血和血，为补产后血虚之用。如此外邪得解，脾胃健运，气血源源资生，病体便可康复！

三十二、乳房下垂

刘春兰，年三十六，中和人。

入夏衣单，突觉乳软下垂。曾询多医，皆谓：妇女产后，乳房下垂，生理现象，不必介意，无须治疗，亦无药医。

1991 年 8 月 1 日，刘小女痛经，陪同来诊，偶言及此，并询缘由。余曰："此中气亏虚所致，升举中气，可使复原。"伊乃解衣令视。见乳房下垂至腹，胸部低平，垂缝汗渍，密集生痱，乳房松弛，毫无弹性，右乳生一硬结，大如鸡子，按之微痛。询其他症，则谓："劳则易疲，心累短气，头胸汗多，小腹肛门作胀，经来乳房胀痛。"切其脉弦缓，舌淡红，苔白根厚。此中气亏虚，而兼肝气郁结也。虚实夹杂，先治其实，疏肝理气，以散乳癖；再升举中气，以复乳位。乃疏逍遥散加减。

处方：柴胡 15g，当归 12g，白芍 15g，白术 12g，茯苓 15g，橘核 15g，昆布 15g，香附 15g，郁金 15g，牡蛎 30g，白芥子 15g，连翘 15g，夏枯草 20g，瓜蒌皮 15g，甘草 6g。5 剂，水煎温服。

二诊（8 月 9 日）：服上方 5 剂，乳垂依然，硬块已软，小腹肛门作胀稍缓，劳则易疲气短。舌苔薄白，脉沉缓。此中气亏虚明矣，宜补中益气、升阳举陷，与疏肝理气、软坚散结并进。

处方：黄芪 30g，党参 20g，白术 20g，柴胡 12g，升麻 15g，当归 15g，郁金 15g，香附 15g，牡蛎 30g，桔梗 15g，枳壳 20g，甘草 6g。3 剂，水煎温服。

三诊（8 月 15 日）：服上方 3 剂，硬核消散，乳房有所回缩，患者甚喜，嘱我加重药量。遂于上方加减续进。

处方：黄芪 50g，党参 20g，白术 20g，当归 15g，枳壳 20g，升麻 15g，柴胡 12g，桔梗 15g，黄精 20g，白芷 15g，瓜蒌皮 15g，甘草 6g。水煎温服。

先服 2 剂，后又自续 8 剂，国庆来告："乳房上收。"果见胸部微挺矣。

按：乳房属乎阳明，乳头又属厥阴，故肝气郁结，可见乳房胀痛，甚则结块生核；阳明亏虚，中气不足，每令产妇乳汁不足，甚则乳房下垂。《素问·上古天真论》载女子："五七，阳明脉衰，面始焦，发始堕。"五七，三十五岁，阳明虽多气多血，年至于此，亦日渐虚衰，不再旺盛，除面容开始憔悴、头发开始脱落外，乳房亦见萎缩矣。中气过虚者，则如刘妇之乳，萎而长垂。伊右侧乳癖，又系肝郁痰凝，故先以逍遥散加入理气化痰、软坚散结之品，消散乳中硬核，进补方受。待乳中硬核全消，则大剂补中益气，升举中气，并连进10剂，垂乳终获回缩。

早年读《验方新编》，曾见有治产后两乳伸长、痛不可忍，方用大剂芎、归煎汤内服，仍用芎、归炉中烧烟，熏其垂乳，并吸烟气，可使痛止；再用蓖麻子，捣敷百会，乳回即去蓖麻。

三十三、带下三例

例一：脾肾双虚，湿热下注

林文碧，年二十七，中和人。

白带量多，黏稠如涕，腥臭浓烈，治虽逾年，未能获效，乃于1989年12月17日，来求余诊。

细询之，带如上述，并伴头脑昏胀，蹲后目眩，二阴坠胀，平卧稍缓，劳则腰酸如折。舌淡红，苔黄腻根厚，脉濡无力。此脾肾双虚，湿热下注所致。盖脾虚则清气不升，故头昏目眩；中气下陷，则二阴坠胀；湿热下注，则带下量多、黏稠腥臭；腰者，肾之府也，肾既亏虚，故劳则腰酸如折。治当脾肾双补，清热利湿。用升陷汤合水陆二仙丹、二妙散加减。

处方：黄芪30g，升麻15g，柴胡12g，白术15g，芡实20g，金樱子15g，山茱萸15g，黄柏15g，苍术15g，贯众30g，枳壳15g，龙牡各30g，海螵蛸20g，甘草6g。2剂，水煎温服。

二诊（12月21日）：服完2剂，带下大减，二阴坠胀缓解，精神转佳。效不更方，嘱其守方续进。

春节遇之相告，连服本方10剂，现已康复。

例二：脾虚湿盛，兼有外感

卿先翠，年三十有二，渠河乡人。1990年9月27日来诊。

患带下数年，清稀量多，虽日换内裤，仍臭气四溢。昨日感冒，今来求诊。诊脉时，见伊啬啬恶寒，裹衣躬身。乃嘱内子，取一外衣令披。询知头痛身楚，胃纳减少，嗜卧多寐，倦怠乏力。舌淡苔白，中根厚腻，脉濡缓。此脾虚湿盛，兼有表邪。治当解表祛湿，健脾止带。用羌活胜湿汤合四君子汤加减。

处方：羌活15g，独活15g，防风15g，苍术15g，川芎12g，藁本12g，南沙参15g，炒白术15g，茯苓15g，白豆蔻10g，枳壳15g，川白芷15g，薏苡仁30g，甘草6g。2剂，水煎温服。

二诊（10月25日）：上方初服，周身汗出，感冒得愈。2剂后，带下减少。停药两旬，带下又多，色白稍稠，略有臭气，纳差乏味。舌淡红，苔薄黄腻，脉弦稍数。此脾虚而兼湿热。治当健脾益气，清热除湿。用六君子汤合四妙散加减。

处方：党参15g，白术15g，茯苓15g，山药20g，陈皮15g，白豆蔻10g，黄柏15g，苍术15g，白芷15g，海螵蛸20g，茜草15g，甘草6g，芡实15g。水煎温服。

11月3日，其夫来问：服完2剂，带下绝少，可否停药？余曰：欲杜复发，可续进2剂。年余后，卿妇引一邻姬，来诊带下之疾，告谓：病愈，未再复发。

例三：脾胃虚弱，湿阻胞宫

邓菊花，年近四旬，中和人。

带下十载，求治多医，常开西药及白带丸、妇炎灵胶囊等予服，又用多种洗剂、栓塞外治，病或稍减，旋又加重。1991年4月27日，带下又多，来就余诊。

询其带下，时稠时稀，量多而臭，小腹坠胀，劳则腰酸，气短心悸，食少难化。舌淡苔白根厚，切脉浮缓无力。此脾虚湿盛，带脉失约，湿浊下注胞中，流溢阴道，而成带下。治当健脾益气，升阳除湿。用升阳除湿汤合四君子散加减。

处方：苍术 15g，升麻 12g，柴胡 12g，防风 12g，羌活 12g，建曲 20g，南沙参 15g，白术 15g，茯苓 15g，泽泻 15g，薏苡仁 30g，甘草 6g。水煎温服。

服 1 剂，带下减少。后按本方，随症加减，腰痛加杜仲、续断；纳谷乏味，加砂仁、陈皮；舌苔退后，加入黄芪，南沙参改为党参。计服药 8 剂，随访 2 年，未再复发。

按：带下为妇科常见疾病，其病机不外脾肾亏虚，湿浊乘之，故《古今医彻》指出："带为脾虚有湿，而气不能摄。"《万氏妇人科》又云："白带者，时常流出清冷稠黏，此下元虚损证也。"妇女带下，或湿邪，或痰湿，或湿热下注，伤及肝、肾、冲、任、带脉，则生带下。带证之辨，需从量、色、质、气以别之。其色白清稀量多无臭味者，多属脾肾气虚，或肾阳虚；若色白或黄，或赤稠黏、秽臭者，属湿热；色青者，属肝经湿热；五色杂下，恶臭难闻者，病已恶化，治当留意。治之大法，不外补虚除湿。补虚者，或益气，或健脾，或固肾；除湿者，或燥湿，或利湿，或清利湿热；兼肝郁者，佐以疏肝解郁，或清肝泻火；日久兼瘀毒者，则佐以化瘀、解毒。患者林某，证属脾虚气陷，肾气亏虚，湿热下注，故用升陷汤加入枳壳，益气升阳；芡实、金樱子、山茱萸，固肾益精，兼止带下；苍术、黄柏、贯众、龙骨、牡蛎，清热除湿，固涩止带。守方续进，脾肾得补，湿热得除，带下即愈。患者卿某，兼有感冒，选用羌活胜湿汤，既可表散风寒，又可胜湿止带；配合四君子汤、山药、芡实，益气补中，崇土除湿，健脾止带，属标本兼治之法。患者邓某，气短心悸，食少难化，带下量多而臭，属脾胃虚弱，湿阻胞宫，选用升阳除湿汤，升脾阳，除湿邪；并配合四君子、薏苡仁（后又加入黄芪），益气健脾，则带下自可根除。东垣《兰室秘藏》升阳除湿汤有二：其一治女子漏下恶血，月经不调；其二治脾虚湿盛，食少泄泻，四肢倦怠等症。本案借此方，以其病机相同，皆脾虚湿盛故而。

三十四、老妇阴痒三例

例一：血虚湿热

江某英，年五十二，渠河乡人。1994 年 5 月 7 日来诊。

外阴瘙痒，夜间为甚，难以入睡，已有 10 年。近年来病情加重，已延至肛周，常背人搔之不歇，直至出血，方得暂缓；并谓阴毛脱落，外阴皮肤棘手，偶有白带异味。去年曾去某医院妇科检查示：大阴唇萎缩，右侧大阴唇内可见豆大白色斑块多处，局部皮肤粗糙变硬，中有细微裂纹，触及痒痛加剧；外阴红肿，且有多个水疱，阴道涂片检查正常。切脉沉数，舌红苔黄根厚。此血虚生风，兼湿热下注所致。盖"肝足厥阴之脉……循阴股，入毛中，过阴器，抵少腹"，故肝血之盛衰，直接影响阴毛的荣枯与存亡；血虚生风及湿热下注均致前阴瘙痒，而其前阴皮肤粗糙变硬，实为皮肤甲错，乃瘀血阻滞所致。治当养血祛风，活血除湿。用四物汤合四妙散加味。

处方：生地黄 15g，当归 15g，赤芍 15g，白芍 15g，制首乌 30g，紫荆皮 15g，苍术 12g，黄柏 15g，薏苡仁 30g，刺蒺藜 15g，白鲜皮 30g，地肤子 20g，牡丹皮 15g，皂角刺 6g，甘草 6g，蒲公英 20g。水煎温服。

外治方：鹤虱 30g，苦参 30g，蛇床子 30g，黄柏 30g，威灵仙 20g，艾叶 15g，白鲜皮 30g，苦楝根皮 50g，木槿根皮 50g，白矾 15g（分次兑入），冰片 3g（分次兑入），猪胆 2 个（每次 1 个，取汁兑入）。2 剂。

除白矾、冰片、猪胆外，其余诸药，煎取药汁入盆，再入白矾、冰片、猪胆汁，趁热先熏，候温坐浴。每日 1 次，每剂可煎洗 2 次。

上方稍有加减，连进 8 剂；熏洗方不变，亦配 8 剂，夜间偶有阴痒，基本治愈。

按：方用当归、生地黄、白芍、制首乌，补血滋肝。血虚生风者，宜治风先荣血，血荣风自灭。赤芍、牡丹皮、皂角刺，活血祛瘀，软化硬皮；刺蒺藜、白鲜皮、地肤子、紫荆皮，祛风止痒；苍术、黄柏、薏苡仁、蒲公英，清热解毒，除湿止带；甘草调和诸药。至于熏洗诸品，皆为清热除湿、杀虫止痒之剂。标本兼顾，内外合治，方能取效迅速。

例二：湿热下注

傅某秀，年五十四。1990 年 10 月 21 日来诊。

前阴瘙痒，坐卧不安，已有数月。带下量多，色黄染裤，腥臭异常。心烦少寐，口苦黏腻，胸闷不舒，纳差乏味。舌红苔黄厚腻，脉弦数。此脾虚生湿，兼肝经郁热，下注阴部，发为阴痒。何知脾虚生湿？症见带下色黄、胸闷纳差，故知之。何知肝热？脉见弦数，故知。治当清热渗湿，杀虫止痒。方用萆薢渗湿汤加减。

处方：萆薢 30g，薏苡仁 30g，黄柏 15g，茯苓 15g，泽泻 15g，滑石 30g，苍术 12g，苦参 15g，蛇床子 15g，刺蒺藜 15g，牡丹皮 10g。2 剂，水煎温服。

外治方：苦参 30g，蛇床子 30g，黄柏 30g，白鲜皮 30g，八角枫 60g，蛇倒退 60g，川椒 20g。煎取药汁入盆，趁热先熏，待温坐浴或洗。每日 1 次，每剂可煎用 2 次。

2 剂后阴痒大减，停药半月，阴痒又作。上方加芡实、山药。嘱其连进数剂，遂安。

按： 本方萆薢祛风利湿，《本草纲目》谓"萆薢能治阳明之湿而固下焦，故能去浊分清"，而治下焦湿热；薏苡仁、茯苓（后又加芡实、山药），益胃健脾，渗湿利水，以治脾虚之本；黄柏、苍术、泽泻、滑石，清热利湿，兼能止带；苦参、蛇床子，祛风燥湿，杀虫止痒；牡丹皮清肝经郁热。如此脾胃渐健，湿热清除，更兼外治协同，阴痒遂止。

例三：血燥生风

刘妪，年八十，岳池城区人。

外阴瘙痒，已逾十年，服药、洗剂、涂膏，悉无效验。其女张某，患阴痒数年，春节期间为余所愈，遂于 2016 年 3 月 2 日，携母来诊。

询知外阴瘙痒，皮肤粗糙棘手，搔之出血，每晚需用开水，兑盐温洗，方能痒缓入睡。伴咽干口燥，手足心热，阴道干涩，久无白带，目瞀，腰膝酸软。舌体瘦小，色红少苔，脉沉细数。此肝肾不足，阴血亏虚，致虚火内炽，血燥生风，而致阴痒。治当滋阴润燥，养血祛风。方用知柏地黄丸合四物汤加祛风止痒之品。

处方：当归 12g，赤芍 12g，川芎 12g，二地各 12g，山茱萸 12g，山药 15g，牡丹皮 12g，茯苓 12g，泽泻 12g，知母 12g，黄柏 12g，白鲜皮 20g，地肤子 20g，蛇床子 12g，苦参 12g，僵蚕 12g。3 剂，水煎温服，间日 1 剂。

外治方：新鲜猪肝，切成薄片。临卧温水洗净外阴，取猪肝薄片，贴于阴门，或夹入阴户。须臾弃之于厕，或深埋之。尔后再次洗阴，当晚可得安枕。

上方共进 6 剂，夜贴猪肝 10 余次，阴痒遂除。

按：早年侍诊先父在中公，遇妇人阴痒，久治不愈，先父每嘱患者，夜贴猪肝薄片，且谓余曰：妇人阴痒，日久难愈，缘其阴中生虫故而。若以猪肝诱出杀灭，痒亦可止，其法乃诱虫出也。盖猪肝气腥，虫嗜腥而趋之，须臾取而弃之。日贴日少，虫必灭绝。更配养血滋阴，祛风止痒之剂内服，阴痒即可愈也。余乡间行医，常用此法，恒有效验。

三十五、前阴肿痛

周某平，年二十三，华蓥市高兴人。1991 年 8 月 4 日初诊。

前阴湿肿灼痛，微有瘙痒，已历半月。曾服西药、输液多日，未曾见效，其母带来求治。

询之，则除上症外，尚白带质稠，量多而臭，溺黄而短，口苦微渴。舌红苔黄，根部厚腻，脉象弦数。此下焦湿热，流入胞宫所致。治当清热除湿。用龙胆泻肝汤合二妙散加减。

处方：柴胡 15g，龙胆 15g，生地黄 15g，栀子 15g，黄柏 15g，苍术 15g，地肤子 30g，滑石 30g，忍冬藤 15g，连翘 15g，甘草 6g。2 剂，水煎温服。

二诊（8 月 8 日）：服上方 2 剂，肿消痛止，阴痒未除，白带仍多。舌苔薄黄，脉弦数。上方加减续进。

处方：柴胡 15g，龙胆 15g，生地黄 15g，当归 15g，土茯苓 30g，栀子 15g，苍术 15g，黄柏 15g，蛇床子 12g，苦参 15g，车前仁 15g，贯众 20g，薏苡仁 30g，甘草 6g。2 剂，水煎温服。

服完 2 剂，带下遂止，阴痒亦除。

按：足厥阴肝经绕阴器，苟肝经湿热下注，壅滞前阴，则湿肿灼痛。湿注带脉，时下浊液，是为带下。故当清泻肝经湿热，方能消肿止痛，除湿止带。方中龙胆大苦大寒，既清肝经实火，又利肝经湿热；栀子、黄柏，助龙胆清利下焦湿热，且导湿热下行；苍术芳香浓烈，辟秽除臭，善治"脾湿下流，浊沥带下"（《本草纲目》）；地肤子清利湿热，祛风止痒；滑石利湿热，而从膀胱渗出；忍冬藤、连翘、甘草，清热解毒，消肿止痛；柴胡舒畅肝气，并引诸药归于肝经；生地黄滋阴养血，使邪去而不伤阴。二诊肿消痛止，阴痒带下未除，故去忍冬藤、连翘，加土茯苓、苦参、贯众，并以蛇床子易地肤子，以增强除湿止带、祛风止痒之力。

三十六、阴道疼痛

石颖，年甫二旬，中和人。1993 年初春，南下务工，3 年未归。1996 年春夏间，现阴道疼痛，南方医治，索费甚昂，且未获效，乃自购解热止痛散服之。

其母汪妇，去秋患肩痹，为余针灸治愈，得知女病，专来晤余。叙罢其女病情，遂问："老师可曾见过此病，怎得速愈？"余告之曰："虽治数例，然病各不同，令爱来诊，方可判之。"汪闻即去邮局，电告其女，并促回家医治。石女请假遂归。1996 年 6 月 19 日，汪妇携女来诊。

询知阴道疼痛，已逾二月，时剧时缓，痛剧如掣如刺，阴热如火，小腹不温，发病多在入睡至夜半。伴白带量多，黏稠腥臭。舌淡红，苔黄薄腻，切脉弦缓。此寒热互结，并阻下焦，经气闭阻，不通则痛。湿热下注胞宫，带下量多而臭。当理气散寒，清热除湿。

其母因针灸愈其肩痹，特求余先针灸治之。乃针刺中极、三阴交（双侧），平补平泻，留针 30 分钟。出针后，谓阴中热痛大减。

处方：柴胡 15g，白芍 15g，枳壳 15g，吴茱萸 6g，肉桂 10g，艾叶 5g，延胡索 15g，当归 15g，木香 15g，黄柏 15g，滑石 30g，甘草 5g。2 剂，水煎温服。

二诊（6 月 22 日）：针刺 1 次，服药 2 剂，夜未剧痛，阴热已除，尚觉小腹微胀，扪之不温，带下减少，偶有外阴瘙痒。舌苔薄白，脉象沉缓。

仍针刺中极、三阴交（双侧）。针后并用艾条温和灸，每穴15分钟。

处方：柴胡15g，白芍15g，小茴香12g，延胡索15g，木香15g，吴茱萸6g，肉桂8g，艾叶5g，黄柏15g，滑石30g，蛇床子10g，甘草6g。2剂，水煎温服。

按： 南方燠热，饮冷为常。厂房宿舍，人多床密，电扇空调，通宵达旦，或遇经期，胞脉空虚，凉风寒气，乘虚而入，以致寒热互结，阻于下焦；或饮冷伤脾，脾虚生湿，湿热相合，流注带脉，下为白带，黏稠腥臭。故用柴胡、枳壳、延胡索、木香，疏肝理气止痛；吴茱萸、肉桂、艾叶，温暖下焦，散寒止痛；黄柏、滑石，清下焦湿热，且引湿热外出；当归、白芍，养血和血。全方共奏理气散寒、清热除湿之效。

中极为足三阴经与任脉之会，《针灸甲乙经》用治"阴痒及痛"，《针灸大成》用治"阴痒而热，阴痛"。三阴交为足太阴、厥阴、少阴之会，近贤朱琏《新针灸学》认为：此穴"对男女生殖器疾患有效"。故二穴配伍，治阴中灼痛，疗效确切。

三十七、瘕聚

唐正蓉，女，年三十，华蓥市阳和人。2001年2月25日来诊。

小腹胀而起核，或左或右，时大时小，按之疼痛，已逾半年。曾服中西药数十剂，包块不消，疼痛不减。后经人介绍，来就余诊。

观伊形体清瘦，面色萎黄。询知小腹胀痛，内有块核，游走不定，常引左胁作胀。患者指示小腹左侧，嘱余探之。遂令其仰卧于床，扪其脐下，清冷不温，腹中果有球形积块，大若拳头，按之胀痛加剧，但不坚硬。询其月经，或先或后，量少色暗，夹有瘀块。经期腹胁胀痛加剧，且伴腰痛，口渴欲饮。舌红苔薄白，脉沉弦有力。此妇人瘕聚也，良由情志不遂，肝气郁结所致。气滞不行，聚而成瘕，则胀痛转甚；气行瘕消，则胀痛缓解。法当疏肝解郁，行气消滞。方用四逆散合香棱丸加减。

处方：柴胡12g，赤芍15g，枳壳12g，延胡索12g，天台乌药12g，三棱 15g，莪术 15g，丹参 15g，八月札 12g，香附 12g，青皮 12g，香橼 15g，吴茱萸 8g，丁香 12g。2 剂，水煎温服。

二诊（3 月 2 日）：服上方 2 剂，矢气频传，稀便 2 次。此后大便正常，小腹疼痛减轻，左胁胀满依然。原方加减续进。

处方：柴胡 12g，白芍 15g，枳壳 12g，延胡索 12g，川楝子 10g，天台乌药 12g，木香 12g，香附 12g，八月札 12g，三棱 12g，莪术 12g，肉桂 10g，丁香 10g，青皮 12g，当归 12g。2 剂，水煎温服。

三诊（3 月 13 日）：上方服后，瘕块消散，胁胀亦除。前日夫妻反目，口斗激烈，当晚突发脘痛，噫气频来。患者愈觉悲伤，啼哭竟夜。丈夫见状，引咎自责，求其宽恕，促去诊病。患者怨气填胸，拒不来诊。丈夫无奈，求来岳母相劝。患者心情稍舒，始愿随夫来诊。

刻下胃脘胀痛，延及左胁，时而气下，小腹起核，聚散不定。舌苔薄白，脉弦而缓。此肝郁气滞，拟逍遥散加味，以疏肝解郁，理气止痛。

处方：柴胡 12g，白芍 15g，当归 12g，白术 15g，茯苓 15g，天台乌药 15g，香附 15g，郁金 15g，八月札 12g，枳壳 12g，木香 12g，三棱 10g，莪术 10g，薄荷 5g，甘草 5g。2 剂，水煎温服。

20 日后，月经来潮，伴见腰胁小腹胀痛，但未气聚起核。拟柴胡四物汤加天台乌药、香附、木香等味予服，连进 3 剂，胀痛消失。此后月经正常，腹部瘕聚，未再出现。

按：妇科癥瘕，专指下腹胞中，结块胀痛，甚或出血之病也。癥者，坚硬有块，固定不移，痛有定处，病属血分；瘕者，聚散无常，推之可移，痛无定处，病属气分。《景岳全书·妇人规》云："盖癥者，征也；瘕者，假也。癥者成形而坚硬不移者是也；瘕者无形而可聚可散是也。"考其致病之由，多因正气虚弱，气血失调，而致气滞血瘀，痰浊内阻，聚结下腹，发为癥瘕。本例患者，腹中虽有结块，但时聚时散，并不坚硬，属气机郁结，实为瘕聚之证。故当行气导滞为治，略兼行血。方用四逆散加川楝子、天台乌药、木香、香附、青皮、八月札，疏肝理气，导滞散结；赤芍、三棱、莪术、当归，活血行滞，消积止痛。气血得温则行，得寒则滞，故用肉桂、丁香，温散寒邪，以助气血运行。气血畅通，腹痛瘕聚，自可除矣。

三十八、阴吹

周某梅，年三十三，临溪人。1998年11月4日来诊。

半年前，现前阴气出，有如矢气。初时放气短暂，微闻声响。迩来，声响明显，人前出现，颇觉尴尬，亦难启齿求医。偶闻其戚王某，曾患此病，专诣询问。王某引来，就余诊治。

叙病如前，余闻之曰："此为阴吹，虽非大病，却令难堪。"细询之，则曰："气自阴道冲出，状如矢气，不能自已，甚则声响噗噗，经久不息；闲则稀发，劳则频发。"伴易疲、乏力、短气。半年来，月经先期，色淡量多，纳食尚可，小腹坠胀，大便无力，久蹲方出。舌淡红苔薄白，脉沉细缓。据其脉症，此中气虚惫，气机升降失常，清气不升，浊阴不降，气机逆乱，胃气下泄，不循常道，逼走前阴，而致阴吹。治当补中健脾，升清降浊。方用补中益气汤加减。

处方：黄芪30g，党参20g，白术15g，茯苓15g，当归15g，升麻12g，柴胡12g，木香15g，天台乌药15g，陈皮15g，甘草6g。2剂，水煎温服。

服上方2剂，阴吹即止。2000年2月，春耕过累，阴吹复发。3月1日专来寻求原方。余查病历，抄方予之，并嘱连服数剂，以杜复发。彼遵余嘱，果得痊愈。

按：患者阴吹，因劳频发，且易疲、短气、乏力，排便无力，小腹坠胀，月经先期，色淡量多，显系气虚下陷见症。故用补中益气汤，益气升清，加木香、天台乌药，理气降浊，1剂病减，2剂得愈。然虚未得补，病未根除，故遇劳复发。后进原方数剂，正复体康，方杜复发。

三十九、交媾出血

唐某凤，年四十七，中和人。1990年4月11日，其夫傅某，伴同来诊。见有数人在侧，乃谓余曰："老师，请借步说话。"与至门外，低声相告其妻病情：每交媾阴痛出血，无颜求医，已有半年。老师与内子同姓，故求诊治。

自述交媾出血，色红量多，阴道干涩疼痛，数日后阴痛方已。伴腰酸耳鸣，动辄汗出，易于疲乏，失眠心烦，手足心热，口干舌燥，纳谷呆滞。舌红苔白，脉沉细数。此气阴双虚，摄血无力所致。宜滋阴补肾，益气摄血。方用参芪地黄汤加味。

处方：党参20g，黄芪30g，熟地黄20g，山茱萸15g，怀山药15g，茯苓13g，牡丹皮15g，泽泻12g，黄精15g，白术15g，仙鹤草30g，白芍15g，制首乌24g，阿胶15g（烊化兑服），艾叶5g。3剂，水煎温服。

按：《素问·上古天真论》云：女子"七七，任脉虚，太冲脉衰少，天癸竭，地道不通，故形坏而无子也"。患者年近五旬，冲任亏虚，阴血不足，阴道失于濡润，阴户干涩，交媾缘何不痛？且气虚摄血无力，故交媾出血。腰酸耳鸣，失眠心烦，手足心热，皆为肾阴亏虚之征；动辄汗出，易于疲乏，又为气虚见症。故以参芪地黄汤，气阴双补治之。方中六味地黄汤合制首乌、白芍，滋肝补肾，养血生精；黄芪、党参、白术，益气固中摄血；仙鹤草、阿胶，止血补血而养阴。诸药合用，气阴双补，精血共生，气旺即能摄血，精充自无涩痛矣。

儿科病篇

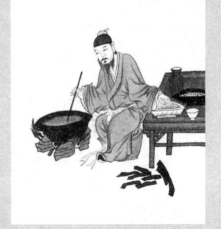

一、外感发热二例

例一：表邪郁闭

蒋文秀，女，1岁半，中和二村人。1996年7月23日，父母带孩来诊。

发病及治疗经过：病起5日之前，初喷嚏流涕，咳嗽嗜睡。夜半高热无汗，咳嗽气喘，口渴频饮。天明即就村医，予服西药数包，并静脉注射青霉素。次日体温未减，咳喘依旧。下午遂送入中和医院，服药输液3日，高热不退，喘咳未减，院方建议转院医治。患儿祖父，笃信中医，乃于7月23日出院来诊。

观患儿精神萎靡，眼闭不睁。扪其头背灼热，肤干无汗，量其体温，达39.6℃。伴咳喘不宁，痰黏难咳，口渴频饮，不时啼哭，咽周红肿，大便稀溏，解出热臭，小便短赤。察其指纹，浮而色紫，已达气关，舌红苔黄欠润。此因表邪郁闭，病邪不能透达外解，转而内传气分，故而高热数日不退。细析其因，殆由屡服抗生素类西药，遏制病邪外透所致。盖抗生素味苦，功能退热，若按中医性味分类，当属"苦寒"之性。连日输液，冷水滴入，稚阳必伤，病邪必遏。阳气既伤，又岂能鼓邪外达？为今之计，莫如开表逐邪，以冀热退。

处方：麻黄5g，杏仁10g，石膏15g，金银花10g，连翘10g，荆芥8g，大青叶10g，百部10g，紫菀10g，半夏10g，黄芩10g，桔梗10g，牛蒡子10g，甘草4g。浓煎药汁，每2小时服药1次，初服后卧床温覆，取周身汗出，并避风寒，忌油腻、生冷。

3日后复诊：热退，咳止，喘平，唯纳食未复。拟四君子汤合益胃汤，调理脾胃。

十余日后，康复如昔。

按：外感疾病，邪由外入，治当解表为先。虽有高热，得汗则退。故《黄帝内经》有云："体若燔炭，汗出而散。"舍表治里，非但延误病机，亦耗病家钱财。

本方以麻黄、荆芥，开表逐邪，且麻黄、杏仁与石膏同用，宣肺平喘，透热外达；配金银花、连翘、大青叶、黄芩，既协石膏清热，又助麻、荆透邪；牛蒡子、桔梗，利咽消肿；半夏、百部、紫菀，止咳化痰。全方共奏解表清热、止咳平喘之功。

例二：三阳合病

莫军，男，年甫四岁，临溪人。1990 年 11 月 20 日，父母负儿来诊。

发热 10 日，午后为甚，体温在 40℃上下，每日热甚，村医均静脉注射青霉素 1 支(具体剂量不详)，身热可退。次日高热复起，注射药物如昨，并开中药。连服数剂，发热如故。今日午后，高热又起。父母焦虑，商议之后，负儿来诊。

观患儿面红唇赤，身热无汗，却又畏风。测其体温 39.7℃，舌红苔粗白，咽周色红微肿，脉象浮数。其母代述：高热时头痛，口渴欲饮，干咳无痰，口苦厌食，3 日未解大便，小便短赤。此病之初，风寒伤于太阳，未能外解，化热入里，故恶寒较轻、身热反重。太阳证候仅见微微恶风、头痛无汗等症；日晡发热病属阳明，其午后热甚、面红唇赤、口渴欲饮，是邪热已犯阳明矣；口苦、不欲饮食，是邪涉少阳之明证。故当三阳合治，用柴葛解肌汤加减。

处方：柴胡 10g，葛根 15g，羌活 8g，黄芩 8g，白芷 10g，石膏 20g，桔梗 10g，半夏 10g，杏仁 10g，陈皮 10g，蒲公英 15g，甘草 4g。水煎温服，每 2 小时服药 1 次。

越日，父母再次负儿来诊。其母谓："当晚喂药 3 次。昨日凌晨，热退身凉，大便亦通，至今未再发热。"诸症均除，纳谷未复，食少欲粥。舌红苔薄白，脉细缓。此胃阴未复，拟沙参麦冬汤加减养胃善后。

处方：沙参 10g，麦冬 10g，生地黄 10g，玉竹 10g，白术 10g，山药 12g，谷麦芽各 10g，石斛 10g，甘草 3g。水煎温服。

按：方中羌活，发散太阳风寒，且止头痛；葛根、白芷、石膏，清透阳明热邪；柴胡、黄芩，清少阳热邪；加入桔梗、甘草、蒲公英，利咽消肿，且止咽痛；半夏、杏仁、陈皮，止咳化痰。诸药协同，外透肌表，内清里热，颇合病机，故能一剂热退。

二、热极动风二例

例一：肝热动风

彭媛媛，女，年七岁，临溪乡人。1997 年 1 月 18 日来诊。

患儿于 1 月 5 日，出现高热，瞬间昏迷抽搐，即送华蓥市某医院救治，直至夜晚，病不稍减。次晨雇车，转入重庆某医院，当天苏醒，身热渐退，抽搐渐止。住院 6 日，诸症悉除。1 月 12 日，办理出院，并带西药回家。17 日晚，高热再现，旋即短暂昏迷。本欲筹款，再赴渝州。孩祖力阻不可，并谓家人曰："前日花费颇巨，仅得安宁数日，不如改延中医诊治。"孩父闻言，颇不情愿，谓老翁曰："媛媛病重，大医院尚且难愈，中医岂能有法？况偏远小地，安有良医？"孩祖彭君，向知余术，不顾儿子反对，18 日清晨，独用背篓负孩来诊。

刻诊：高热无汗，面色通红，体温 40.6℃，昏迷如睡，时有抽搐，咳嗽气喘，咳急作呕，口渴频饮，尿少而赤。舌红苔黄欠润，脉浮而数。

询得历次发热，均未汗出。此乃表邪郁闭，玄府不开，病邪外出无路，转而内传，热极动风，而现昏迷抽搐；热灼肺金，则咳嗽气喘；热盛伤津，则口渴频饮、尿少而赤；脉见浮数，知表邪尚未尽传于里。治当凉肝息风，清热透表。

为救其急，乃针十宣放血，并针四关（合谷、太冲）。患儿随即苏醒，抽搐亦止，而高热未退。

处方：羚羊角少许（磨汁兑服），钩藤 10g，霜桑叶 10g，杭菊花 10g，石膏 24g，知母 10g，防风 10g，金银花 10g，连翘 10g，竹叶 10g，白芍 10g，法半夏 10g，胆南星 8g，薄荷 10g，竹茹 10g，甘草 4g，石菖蒲 6g，生姜汁少许（兑服）。水煎频频温服。

患儿家离我校数里之遥，药方配好后，彭君却不离开，恳求拙荆，欲在我家暂住半日，待患儿热退病减，再回家中。初时拙荆犹豫未允，彭君又转求于我：我家远离场镇，近亦无医，苟病转笃，实无对策，并将与家人纷争之事，据实相告。余悯其难，遂留观察。拙荆乃为病儿煎药，又洗一粗钵，与彭君磨羚羊角汁。有顷，汤药煎成，取药汁兑入羚羊角汁、生姜汁，每2小时喂药1次，每次喂药50mL。至中午，服药3次，每次药后，均得微汗，体温降至38℃。彭君见体温下降，心始宽舒。午餐邀彭君一同用膳，孩亦饮米汤半碗。日晡背孩回家，体温已趋正常。

间日来诊，仅见微咳，口渴，苔薄白，脉浮缓。乃疏麻杏石甘汤加桔梗、牛蒡子、前胡、半夏等善后。

按： 十宣为急救要穴，能治高热昏迷。合谷、太冲为四关穴。吾针灸业师，杨景成先生尝谓："泻此四穴，善止抽搐。"验之临床，诚有良效。

中药处方，以羚羊角凉肝息风；钩藤清热平肝，息风解痉。二药相须而用，相得益彰。桑叶、杭菊花，清热平肝，以助羊羚角、钩藤凉肝息风之力；热邪炽盛，最易伤津，故用石膏、知母，清热生津；白芍养阴泄热，柔肝舒筋；金银花、连翘，清热解毒，透热外出；半夏、胆南星，止咳化痰；生姜汁、竹茹，和胃止呕；薄荷、防风、竹叶，开表疏风，透邪外出；甘草既调和诸药，又清解热毒。诸药协调，共收凉肝息风、清热透表之效。

例二：表热内闭

代婷玉，女，年未五岁，渠河乡人。

1996年5月26日，患儿突发高热，旋即四肢抽搐，角弓反张。急送某医院，输液3日，并用冷敷，抽搐止，热不退，体温徘徊于38～39℃。院方劝其转院治疗。5月29日，其母办理出院后，负儿来诊。扪之，身热灼手，皮肤干燥。测其体温38.8℃。频频咳嗽，痰黏难咳，口渴频饮，不欲饮食。舌红苔薄黄，脉浮数。询其母，知患儿发病至今，终未汗出。此表邪郁闭所致，当辛散解表，若得汗出，热即可退。

处方：葛根15g，荆芥10g，柴胡10g，竹叶10g，牛蒡子10g，桔梗8g，桑叶10g，菊花10g，杏仁10g，前胡10g，半夏10g，僵蚕10g，蝉蜕8g，钩藤10g，甘草6g。水煎温服。

1剂汗出热退。次日来诊，仅见微咳纳呆，疏桑菊饮加减善后。

按： 外感疾病，须先解表，透邪外出。若一见发热，便舍表清里，非但高热不退，且生他变。两例患儿，皆如此也。代孩方用葛根、柴胡、荆芥，解表透邪，开启毛窍，俾邪有出路；牛蒡子、竹叶，疏上焦风热；僵蚕、蝉蜕、钩藤，祛风凉肝，防其热极动风；桔梗、桑叶、杏仁、半夏，宣肺止咳；甘草调和诸药。服后得汗，病邪外出，高热随之而解矣。

三、感冒伤食

代勇，男，年甫四岁。1997年4月15日初诊。

昨日伤风，喷嚏流涕，其母却煎炸鸡子予食。是夜高热畏寒，睡卧深沉。早餐厌食，萎靡不振，其母带来求治。扪之头额、胸腹灼热，皮肤干燥无汗。测其体温39.2℃。口渴喜饮，恶风身痛。舌红苔白欠润，脉浮数。此感冒而伤油腻，风邪郁闭化热。治当表散风邪，清热导滞。

处方：金银花10g，连翘10g，竹叶8g，石膏15g，知母10g，荆芥10g，羌活8g，楂曲各10g，薄荷8g，甘草4g。水煎温服。

二诊（4月17日）：前日药后，汗出热退。昨日外出玩耍，复感风寒，夜半热起，汗出恶风，头晕，咽喉肿痛，纳呆口渴。舌红苔白，部分剥落，脉浮弦数。此兼太阳、少阳病见症，当和解之，用柴胡桂枝汤加减。

处方：柴胡10g，半夏8g，黄芩8g，南沙参8g，桂枝10g，白芍10g，苇根15g，牛蒡子10g，桔梗10g，射干10g，板蓝根10g，甘草4g，大枣2枚。水煎温服。

服后汗出热退，纳谷亦复。此后注意调养，未再复发。

按： 感冒饮食，本应清淡。鸡子油炸，既难消化，又滞病邪，不利祛邪外出，反致食积生热。初诊以表邪为主，故以荆芥、羌活、薄荷，解表散邪；金银花、连翘，清热解毒；竹叶、石膏、知母，清热生津，并制羌活之温；山楂、建曲，消食化积；甘草调和诸药。服后汗出热退。次日外出，再次感冒。据其发热汗出恶风，是为太阳病见症；咽痛纳呆，又系少阳病见症。故用柴胡桂枝汤两解太少；加桔梗、射干、板蓝根并甘草，清热解毒，利咽消肿；苇根生津止渴。两诊处方，均以开表逐邪为务，佐以清热生津。服后汗出邪解，病自转愈。

四、食积发热二例

例一：暴食兼感

傅桃，男，年甫四岁。

数日前，赴宴暴食。午后回家，独卧受凉，夜即发热。其父自购解热止痛散，数服不效。又请邻姬捏脊、刮痧，病仍未退。遂延村医，治疗2日，打针服药（用药不详），高热如故。乃于1991年4月15日，带孩来诊。测其体温39.7℃。扪其胸腹灼热，四末欠温。时有寒战，头痛，腹部作胀，按之疼痛，不饥不食，频频嗳腐，强与喂食，下咽即呕，大便3日未解。询其父："令郎曾出汗否？"答曰："发病迄今，未曾汗出。"切脉浮数，舌尖红，苔白中根厚腻。此伤食感冒。治当消食化积，略加解表之品。方用保和丸加味。

处方：半夏10g，茯苓10g，连翘10g，山楂10g，建曲10g，陈皮10g，甘草4g，莱菔子（炒）20g，羌活10g，白芷10g，柴胡10g。水煎温服。

越日，其母带孩来诊，谓："服上方，汗出热退，大便2次，腹部可按，欲啜稀粥，唯食量尚少。"观其舌苔未化，脉象沉缓。乃拟平胃散加砂仁、木香调之。

按："饮食自倍，肠胃乃伤"。食积肠胃，气机受阻，故见脘腹胀满。胃气不降，传导不行，转而上逆，则嗳腐频来。食积中焦，壅滞生热，故胸腹热甚。脾主四肢，食阻胃肠，脾阳外达受阻，故伤食者虽身热，而四肢欠温也。更因感受风寒，头痛发热。方中山楂、建曲，善消食积，山楂长于消肉食之积，建曲长于消谷食之积；莱菔子"消食除胀，利大小便……有推墙倒壁之功"（《本草纲目》），以其大便3日未行，故重用通便；半夏、茯苓、陈皮，为二陈汤主药，方中起和胃燥湿之用；连翘"泻火散结"（《徐大椿医书全集·药性切用》），既可清热，又可松解宿食积滞；羌活、白芷、柴胡，表散风寒，祛除外邪。故服后汗出热退，便通腹软，而思粥矣。

例二：瓜果积滞

氮肥厂游君之子游兵，年甫六岁，发热3日，服药不退，乃于1995年7月16日来诊。

观患儿精神萎靡，昏昏思睡。扪其胸腹、手心，热不灼手，而下肢不温。测其体温38.2℃。胸腹胀满，按之呼痛，不思饮食三日矣，强与进食则呕，便溏不爽，小便短黄，口渴欲饮，饮水不多。舌淡红，苔白腻，脉象弦滑。诊毕谓其母曰："此儿似伤饮食，近日可暴饮暴食？"儿母沉思良久，乃曰："数日前买回李子、西瓜，儿恣食不停，后便发热厌食矣。"余曰："饮食自倍，肠胃乃伤，矧西瓜冷性之物，过食脾胃岂不受伤！"既为食积生热，当清热导滞，消积和中。用大柴胡汤合平胃散加味治之。

处方：柴胡10g，半夏10g，黄芩10g，白芍10g，枳壳10g，大黄8g（开水泡汁兑服），苍术10g，厚朴10g，陈皮10g，建曲10g，草果（去壳）6g，甘草4g。

服后大便畅解2次，热退知饥，索食稀粥矣。

按： 小儿"脾常不足"，饮食贵在有节。若饮食不节，或过食生冷，则脾胃受损，导致饮食停滞，蓄积生湿化热。伤食之证，发热以胸腹为甚，四肢（尤其下肢）反而欠温。腹胀痛拒按，嗳腐吞酸，口渴喜饮，纳呆厌食，便秘或溏，舌红苔白腻或黄腻。治当清热导滞，消积和中。方用大柴胡汤解表散热，泻下热积；平胃散加草果、建曲，燥湿运脾，和胃理气。如此表邪得解，里积得除，气畅湿化，自可获愈。

五、惊风二例

例一：急惊风

刘璐，女，年一岁半，临溪乡人。

2个月前，突发高热，瞬息四肢抽搐。经当地卫生院，服药打针，热退搐止。此后又多次抽搐，但无高热，短暂即止。2001年6月4日，高热复起，抽搐又现，再至卫生院诊治，已无前效。卫生院催促转院治疗，患儿父母，却搭车来校求诊。

患儿斜卧母怀，面红额赤，双眼频眨，神志尚清，紧握两拳，四肢抽搐，口吐白沫。测其体温，已达39.2℃。其母云："2个月来，病或数日一发，或十余日一发，发则连缀数日。除初始及今日外，均无高热，唯见抽搐呕吐，经半小时许，搐停吐止，恢复正常。因无高热，且能自已，遂从容求医。今卫生院，药乏前效，特求老师中药医治。"余询他症，其母又曰："自病后，脾气暴躁，哭闹无休，扬弃玩具，扯衣咬袖，烦躁不安。胃纳减少，汗多湿衣，大便干结，数日一行。"并告：患儿行迟齿迟（尚不能行走），频繁感冒。验其牙齿，仅门牙4枚，指纹淡红，舌苔薄白。此急惊风也，先以针刺应急。

针刺方：先点刺十宣出血，再快速针刺合谷、太冲、内关，得气即出针。针毕，抽搐、呕吐渐止，两拳放松。

中药治法：开表逐邪，息风止痉。

处方：桂枝6g，白芍6g，当归6g，龙牡各15g，火麻仁6g，天麻6g，钩藤6g，全蝎3g，蜈蚣1条，蝉蜕6g，僵蚕6g，杭菊花6g，麦冬8g，杏仁6g，半夏10g，南星6g，羚羊角1.5g（磨汁兑服），甘草3g，大枣2枚，生姜2片，白英15g。水煎取汁，少量频频温服。

二诊（6月8日）：服上方1剂，未再动风抽搐，亦未呕吐，唯大便仍结，频频龂齿。指纹淡红，舌苔薄白。上方稍作加减续进，未再施针。

处方：桂枝6g，白芍6g，当归6g，龙牡各15g，石决明12g，火麻仁6g，天麻6g，葛根12g，钩藤6g，全蝎3g，蝉蜕6g，僵蚕6g，杏仁6g，甘草3g，大枣2枚，生姜2片，白英12g，桑叶8g，芝麻15g。水煎取汁，少量频服。

其后以八珍汤加补骨脂、山药、胡桃肉等气血双补、肝肾同调善后。抽搐等症，未再复发，数月后始能行走。

按：惊风为儿科常见危重急证，每以抽搐、昏迷等症，为其特征（临床中亦有未昏迷者）。古人将惊风分急、慢两种。急惊风多因感于六淫、疫毒之邪，入里化热，引动肝风，出现高热神昏、抽风惊厥等症。慢惊风则因小儿神气怯弱，元气未充，偶然意外刺激，暴受惊恐，使神明受扰，肝风内动，出现抽搐、神昏、肢厥等症。本案以桂枝汤合菊花、白英，调和营卫，疏散外风；全蝎、蜈蚣、僵蚕、蝉蜕，息风止痉，祛风定惊；天麻、钩藤、石决明、羚羊角，清肝泄热，平肝息风；龙骨、牡蛎，重镇安神，平肝潜阳；杏仁、麦冬，降气滋肺，以抑肝木；当归、白芍，养血敛阴，柔肝解痉；半夏、南星，祛逐风痰；火麻仁与麦冬、当归同用，润燥通便；白英，味微苦，性寒，有祛风定惊、清热解毒之效，外用祛风止痒。全方有祛风清热、平肝止痉之效。缘于患儿行迟、齿迟，且易感冒，系先天不足，气血亏虚，故惊风止后，以扶正健脾、滋肾养肝之品，调补善后。

例二：慢惊风（结核性脑膜炎）

江微微，女，年近四岁，临溪乡人。

1996 年 7 月 2 日，高热，呕吐，头痛，四肢抽搐，角弓反张，身体强直。当地治疗，2 日不解，转入广安医院，经检查诊为"结核性脑膜炎"。住院 2 周，症状消失而出院。后又多次复发，病情较轻，当地医治尚能控制。1997 年 6 月 29 日，再现高热、抽搐、呕吐等症，随送华蓥市华兴医院急救，经输液服药 5 日，发热虽退，呕吐、抽搐不止。1997 年 7 月 4 日，父母要求出院，乘车来校，求服中药。

患儿侧卧母怀，半露眼睛，面色萎黄，口向左喝，四肢不温。舌淡苔薄黄，切脉弦数，重按无力。其父告知：患儿频呕，吐出物多为痰涎及食物残渣。阵发抽搐，角弓反张，眼睛频眨，历约数分至十余分钟，抽风自止，日发数次。其母又谓：患儿大便溏薄，小便清白，尿解地面，干后留淡白尿迹，不思饮食，终日嗜睡，精神萎靡，目不欲睁。综合脉症，当属小儿慢惊风，系脾虚肝旺，肝阳化风所致。治当温中健脾，祛风抑木。用柴胡加龙牡汤合理中汤加减。

处方：柴胡 10g，桂枝 10g，茯苓 10g，生龙牡各 15g，半夏 10g，党参 10g，白术 10g，干姜 10g，丁香 6g，防风 10g，天麻 10g，蝉蜕 10g，蜈蚣 1 条，僵蚕 10g，葛根 15g，当归 10g，白芍 10g，甘草 5g，生姜汁少许（兑服）。水煎温服。

二诊（7 月 7 日）：上方服后，抽搐止，得食仍呕，吐出物仍多痰涎，小便色白，汗出多，易感冒，时腹痛。舌苔水黄中厚，脉弦缓。前方加减再进。

处方：柴胡 10g，半夏 10g，桂枝 10g，茯苓 10g，生龙牡各 15g，天麻 10g，赭石 12g，丁香 6g，吴茱萸 4g，陈皮 10g，广藿香 10g，胆南星

10g，瓜蒌皮 10g，甘草 5g，生姜 3 片。水煎温服。

三诊（7 月 10 日）：上方服后，未再呕吐，纳谷有增，精神有振，下地玩耍，时有笑容，大便成条，偶夹白色黏液，虚里跳动应衣，口仍左㖞。舌苔薄白，脉结。诸症缓解，纳食未复，当健脾益气，用六君子加味。

处方：党参 10g，白术 10g，茯苓 12g，山药 12g，半夏 10g，陈皮 10g，槟榔片 10g，防风 10g，僵蚕 10g，胆南星 8g，楂曲各 10g，白豆蔻 6g，冬瓜子 10g，甘草 5g。2 剂，水煎温服。

四诊（7 月 25 日）：停药十余日，又现抽搐，父母急忙负儿来诊。见四肢轻微抽动，扪之不温，项强头仰，揭衣可见虚里跳动。其母谓：时而呕吐痰涎，饮食减少，小便浑浊，状如米泔。舌淡苔白，脉弦稍数。再投一诊方加减。

处方：柴胡 10g，桂枝 10g，生龙牡各 15g，半夏 10g，茯苓 10g，葛根 12g，胆南星 10g，陈皮 10g，丁香 6g，党参 10g，干姜 10g，白术 10g，当归 10g，白芍 10g，防风 10g，蜈蚣 1 条，全蝎 4g，僵蚕 10g，甘草 4g，生姜汁少许（兑服）。水煎温服。

五诊（7 月 27 日）：昨现短暂抽搐，呕吐痰涎较多，纳差，汗多，口渴。舌苔薄白，脉弦细数。上方酌加羚羊角、竹茹、川贝，以增凉肝息风、化痰止呕之力。

处方：柴胡 10g，桂枝 10g，半夏 10g，茯苓 10g，生龙牡各 15g，党参 10g，白术 10g，干姜 10g，防风 10g，全蝎 5g，蜈蚣 2 条，僵蚕 10g，羚羊角（磨汁约 50mL，色如米泔，分次兑服），天花粉 10g，当归 10g，白芍 10g，陈皮 10g，胆南星 10g，竹茹 10g，川贝 10g，甘草 4g。水煎温服。

此后未再来诊。次年 3 月 14 日，患儿感冒来诊，其母告谓："上方连服 3 剂，迄今未现发热、抽搐、呕吐等症。"

按：龚廷贤《万病回春·慢惊》云："慢惊属脾，中气虚损，不足之病也。"而"脾虚则生风，非风自脾生，以脾虚肝木必旺强，乃生风于肝也"（《幼科释谜·惊风》）。可见慢惊之病，多因脾虚肝旺。脾虚则运化失司，故纳谷呆滞、大便溏薄、面色萎黄；脾虚生痰，胃失和降，则频呕痰涎；脾阳不振，则四肢不温；肝亢化风，则见四肢抽搐、角弓反张、口㖞、眨眼等症。故当温中健脾，平肝息风。初诊用理中汤加丁香，温中散寒，益气健脾；当归、白芍，养血和血，柔肝息风；防风、葛根、柴胡、桂枝，祛散外风；蝉蜕、蜈蚣、僵蚕、天麻，息风止痉；龙骨、牡蛎，平肝潜阳；茯苓、半夏、生姜汁，化痰止呕。二诊时，抽搐已止，故去祛风诸品；得食则呕，痰涎甚多，故加入丁香、吴茱萸、陈皮、藿香，温胃止呕；加胆南星、瓜蒌皮，以增化痰之力。三诊时，诸症已除，纳谷未复，便有黏液，故以六君子汤加山药、白豆蔻、冬瓜子，健脾益气，开胃进食；虚里悸动，乃心气外露，故加入麦冬、五味子，与党参合为生脉饮，以养心气；口仍喁斜，是风痰阻络，故加防风、僵蚕、南星，祛风化痰。停药十余日，抽风再现，故四诊又按一诊方加减。五诊加入"为惊狂、搐搦专药"（《徐大椿医书全集·药性切用》）之羚羊角，以增平肝息风之力。其后，惊风果未复发。

六、小儿遗尿

张燕燕，女，年八岁，渠河乡人。

自小遗尿，医治数年，略无稍减，家长因失治疗信心。1991年8月12日，张孩外婆，六十大寿，随母前去祝寿。远近亲友，咸来祝贺。亲戚相见，相谈甚欢，偶涉张孩病症，即有戚人力荐余诊。8月14日，张母带孩来诊。

见患儿身材矮小，头发稀疏，面色萎黄，精神萎靡。其母告谓："小女夜卧深沉，不易唤醒。除夏日外，夜辄遗尿，甚或一夜两次，白昼小便亦频，色清量多，秋冬畏冷。"舌淡苔白，切脉沉迟。此下元虚弱，肾气不足。当温补下焦，固涩小便。

处方：桂枝10g，白芍10g，煅龙牡15g，附片8g（先煎），桑螵蛸10g，金樱子10g，覆盆子10g，芡实10g，怀山药10g，补骨脂10g，鸡内金10g，麻黄3g，红参10g（另煎兑服），鸡内金12g，炙甘草3g，大枣6g，生姜2片。水煎温服。

此方连服8剂，偶有遗尿，然其对服汤药已感厌倦，故改服壮腰健肾丸，以资巩固。

按：下元不足，肾气虚弱，则膀胱不约，而为遗尿。治当温补肾气，固涩小便。笔者常借用桂枝加附子汤，再加龙、牡，合缩泉丸，治疗肾阳虚弱，膀胱不约之小儿遗尿，乃本《黄帝内经》"阴阳之要，阳秘乃固"之旨，选用此方。盖阳虚不固，阴不内守，不但汗漏不止，尿亦频多。若以此类推，如涕、唾、泪、乳、血、带、尿、汗，皆水谷津液所化。阳气虚弱者，固摄无权，亦可出现涕多如泉、泪出如涌、尿多失禁，或溢乳不止，或带下绵绵，或经水淋沥。此与漏汗病机，大同小异。故凡阳虚不固，出现液态物质外溢者，皆可借用本方加减治疗。方中除桂枝加附子汤外，另加桑螵蛸，补肾固精止遗，龙、牡收敛固涩。三药相配，固涩止遗之力增强。红参大补元气，可增下焦固涩之力；金樱子、覆盆子，固肾止遗；芡实、怀山药，补脾养肾；补骨脂助附片，温肾壮阳。肾阳恢复，膀胱得温，方有约束小便之力。鸡内金，善止遗溺，古已有之，如《名医别录》称其"主小便利，遗溺"；近代名医程门雪《程门雪医案·五官疾病·耳鸣》亦谓："鸡内金是缩小便专药，《医宗金鉴》有鸡内金丸，又有鸡肶胵散，均治遗尿、尿多症。"麻黄，近代研究显示其能兴奋中枢神经，故小量加入，使患儿睡中易醒。诸药协调，共收温肾助阳、固涩止遗之效。

又吴姓女，年甫五岁。1991 年 8 月 20 日，其母带之来诊。频频夜间遗尿，甚或夜辄二三。父母虽多次打骂，仍夜遗不辍。其母曾四处求医，亲友或荐夜关门（草药）炖猪脬内服，或取桑螵蛸煎服，或用猪脬炖阴米食服，一一试过，或稍效，或无效。患儿遗尿已久，小便频多，睡中遗尿，遗后不知。冬日畏冷，手脚冻疮。舌淡苔薄白，切脉沉细而缓。此下元虚冷，膀胱气化不足。治当温补下元，固涩小便。仍以桂枝加龙牡汤再加附片为基础方，随症加减，亦取得满意疗效。

处方：桂枝 10g，白芍 10g，龙牡各 15g，益智 10g，桑螵蛸 10g，菟丝子 10g，附片 6g(先煎)，麻黄 5g，甘草 3g，大枣 3 枚，生姜 3 片。2 剂，水煎温服。

二诊（8 月 24 日）：上方服后，遗尿次数减少。上方再加入山药 12g，金樱子 10g，芡实 10g，续进 3 剂。

三诊（8 月 31 日）：其母来告，昨晚已未遗尿，问曰："是否继续服药？"余曰："药方初效，便欲停药，怎得根治？"嘱进二诊方，可至 10 剂。数月后，遇其母，喜而告谓："小女病愈矣！"

七、小儿尿急

陈敏，男，年八岁。

患尿急难忍，已逾半年。曾间断服药，无效即停。其父陈君，我校零工，得知余术，乃于1998年11月15日，带儿来诊。

观患儿发育，中等偏瘦，面色无华。其父告谓："吾儿尿急不能稍忍，但觉欲尿，即奔厕所，动作稍慢，尿即遗出，故放学回家，裆辄尿湿。然夜无遗尿，白昼尿次亦较正常。"伴咳嗽少痰，纳呆食少。舌淡苔白，脉浮缓。此气虚固摄无权所致。治当益气摄尿。用补中益气汤加减。

处方：黄芪15g，党参10g，升麻10g，柴胡10g，白术10g，当归8g，枳壳10g，茯苓10g，益智10g，桑螵蛸10g，覆盆子10g，龙牡各15g，金樱子10g，山药10g，山茱萸10g，甘草4g。3剂，水煎温服。

11月21日中午，其父下班来告：其子裤裆，未再尿湿。

按：小便之贮存与排泄，虽在膀胱，然必赖肾之气化，方能完成。肾气充足，气化正常，则小便通利，开阖有度。一旦肾气不固，膀胱约束无力，则或尿频、遗尿，或尿闭、小便失禁，故《黄帝内经》有"肾司二便"之说。陈孩尿急，非仅肾之气化不及，且兼肺脾俱虚。盖肺为水之上源，脾土能制约水液，上虚不能调下，土虚不能制水，亦致尿急难忍，足见小儿尿急，纯属虚证。故用补中益气汤，既能益气健中，又可培土生金；加入桑螵蛸、覆盆子、益智，温暖下焦，益肾缩尿；山茱萸、山药，补脾益肾，约缩尿液。诸药配合，肺、脾、肾虚得补，膀胱功能恢复，故能3剂建功。

八、小儿尿浊

1999年1月4日中午，有少妇带一女孩来诊。林姓，名凤杰，年仅二岁。少妇谓："小女解尿不畅，尿白如泔，遗地留迹，已有数月，曾治数医，尿白如故。"

观患儿面色萎黄，依偎无力。指纹浮而淡红，舌苔薄白。扪其四肢不温。询知大便溏薄，日二三次，纳差食少，懒于活动。此脾气亏虚，兼有下焦湿浊所致。治当补益中气，渗湿利浊。方用补中益气汤合萆薢分清饮加减。

处方：黄芪 12g，党参 10g，茯苓 10g，白术 10g，怀山药 12g，白扁豆 10g，柴胡 6g，升麻 6g，萆薢 12g，益智 8g，天台乌药 10g，甘草 4g。水煎温服。

二诊（1月6日）：小便转清，纳食有加，大便仍稀。效不更方，续进2剂。

春节后，儿母伤食来诊。问之："令爱二便、纳食若何？"对曰："自老师治后，胃纳大增，二便正常，日与邻儿嬉戏矣。"

按：患儿面色萎黄，大便溏薄，纳差食少，依偎无力，懒于活动，皆脾虚气弱之象。盖脾虚日久，中气下陷，约束无力，水谷精微，下流膀胱，故见小便浑浊。治当补中益气，利湿化浊。方中黄芪补中益气，升阳举陷；党参、白术、怀山药、甘草，补气健脾，助黄芪补中益气；茯苓、白扁豆，健脾利湿；柴胡、升麻，升阳举陷，助黄芪升举阳气。脾土健旺，磨消水谷，吸收精微，复归正常。再配萆薢利湿化浊；益智温肾暖脾；天台乌药温肾散寒。标本兼治，浊尿自可转清。

九、小儿喜唾

夏凤，女，年甫七岁。频吐唾液，已有年余。曾有医生，以小剂量阿托品治之，唾液可减，停药如故。1991年7月27日，其母带来求诊。

观患儿形体矮瘦，面黄无华。诊断中两吐唾液，液清如水。其母代述：患儿纳少难化，大便偏溏，口不渴。舌淡苔白，切脉沉缓。此胃中虚寒，中阳虚乏，不能纳摄津液，故而喜唾。治当益气温中，培土摄津。用理中汤加味。

处方：党参 10g，白术 12g，干姜 10g，益智 10g，茯苓 10g，红豆蔻 10g，炙甘草 5g。2剂，水煎温服。

8月1日，其母来询，患儿吐涎已少，可否再开断根药？余曰：令爱喜唾，属脾胃虚寒，服用此方，颇为对症，可连进数剂，脾土健旺，自可

"断根"。

按:《伤寒论》第396条云:"大病差后,喜唾,久不了了,胸上有寒,当以丸药温之,宜理中丸。"夏孩虽非病后喜唾,然亦属中焦虚寒,土不制水,脾不摄津所致,与病后喜唾,病机相同,仍可按此法医治。方中党参补中益气;干姜、红豆蔻,温散中寒;白术健运中土;炙甘草坐镇中州,协助参、术益气健脾;益智温脾摄津;茯苓健脾渗湿,引水下行。诸药协同,共收益气温中、摄津止唾之效。

十、小儿咳喘(小儿毛细支气管炎)

曾孩,男,年仅10个月,住岳池城东。2007年12月27日初诊。

患儿于2007年12月3日,突发高热,并咳嗽气喘,急入某医院儿科治疗,因病重收住入院。经服药、输液(具体用药不详)7天,发热始退,咳喘渐平,于12日出院。次日,发热复起,咳喘又作,再次入院,经治2日,诸症不减。于12月15日,转入重庆某医大附属儿童医院,诊为"小儿毛细支气管炎"。治疗10天,发热又退,咳喘亦平。因床位紧张,医院劝其出院。12月26日中午,带药回家继续治疗。讵料次日凌晨,发热再起,连带咳喘。因已两次住院,花费逾万,病仍未愈,父母愁肠百结,不知何处可愈。一邻人闻曾孩病重,日久未愈,专去杨家,荐就余诊。时患儿父母,外出筹钱,祖母在家,闻邻人之言,即抱孩来诊。

观患儿咳嗽不爽,连声不断,咳剧则面红耳赤,直至呕出乳汁痰涎,咳方暂息。伴喉中痰鸣,抬肩喘息,发热无汗。测其体温,达39.2℃。不时烦啼,口渴欲饮,咽喉红肿,不思乳食。舌红苔白,指纹浮紫,已达气关。此痰热阻肺,肺气郁闭所致。急当开表逐邪,清热肃肺,止咳化痰。方用射干麻黄汤合麻杏石甘汤加减。

处方:麻黄8g,射干8g,杏仁10g,石膏15g,川贝母8g,牛蒡子10g,桔梗10g,苏子10g(包煎),瓜蒌皮10g,前胡10g,半夏10g,百部10g,紫菀10g,款冬花8g,黄芩10g,重楼8g,厚朴8g,甘草4g,莱菔子10g。水煎温服,每次约30mL,每2小时1次。

老妪回家,即煎中药,滤出药汁。喂药之际,儿媳杨某,回家闯见,便阻止婆母喂药，并将药汁药渣，倾入垃圾桶中，指妪责问："孰叫你带儿去看中医？大医院都难治愈，诊所中医岂能治好？休将我儿，给人试验！"盖老妪带孩来诊，未经儿媳同意，今被见责，虽多委屈，亦不敢发泄，唯含垢忍辱而已。所幸药服一次，头身微汗，体温下降，咳喘平息，安然入睡。杨某始惊中药神奇，乃转怒为喜。惜药渣已倾，央促婆母，急来诊所，再配原方1剂。老妪来时，将儿媳责骂，落泪相告。

二诊（2008年1月2日）：上方服后，患儿咳喘，日渐好转，唯生病日久，纳谷未复，口渴欲饮，偶咳两声，大便两日一行，解出甚少。舌淡红，苔薄白欠润，指纹淡紫，已退风关。此肺胃阴伤未复，当养胃滋肺，用益胃汤加减。

处方：沙参10g，麦冬10g，玉竹10g，白术10g，白扁豆10g，半夏10g，楂曲各10g，柴、前胡各10g，山药10g，陈皮10g，甘草3g。2剂，水煎温服。

后于2008年2月20日、3月19日、4月14日，曾感冒咳喘，因及时来诊，均未发热。悉以解表宣肺、止咳化痰法治之，皆1剂而愈。

小儿频频感冒咳喘，实因肺气虚弱，卫表不固所致。余常用猪肺汤（猪肺250g，黄芪30g，沙参20g，怀山药30g。加盐适量，文火慢炖，分次取汤，与儿食服或与主食同食，猪肺、沙参、山药亦可同食）调补。此方脾肺双补，强胃消食，实卫固表，预防感冒，即可避免发热咳喘矣。

其后患儿少有感冒，咳喘亦除。自此患儿父母深信中医，家人凡病，咸来求诊。

按：小儿脏腑娇嫩，形气未充，肌肤不密，卫外不固，抗邪力低，故易被风邪所袭。一旦肺卫受邪，未能表解，则滞留肺络，肺气被遏，化热灼津成痰。风邪与痰热相搏，阻塞气道，肺失宣肃，则咳嗽喘憋、呼吸困难，此儿即如是也。本方以麻杏配前胡、牛蒡子、桔梗、石膏，疏风宣肺，透邪外出，清肺平喘；射干、重楼、黄芩、桔梗，清热解毒，利咽祛痰；百部、紫菀、款冬花、川贝母、半夏、瓜蒌皮诸品，润肺下气，止咳化痰；苏子、莱菔子、厚朴，降气平喘；甘草调和诸药。方药开表清里兼顾，温清并举，共奏止咳化痰、平喘降气之功。

患儿病本风寒固表，痰热阻肺，何两住医院而不愈？缘其但重消炎清里，忽视开表逐邪。日以寒凉液体，消炎药物，输入体内，冰伏邪热，戕残正气，损伤脾胃，譬如关门留寇，岂无祸乎？患儿病情反复难愈，盖如此也。

十一、小儿脐疝二例

例一：肠中气滞

何婴利霞，年方 3 月，生后啼哭不休，夜间尤甚，渐致脐凸，月余脐凸益大。求医数辈，咸未处方。1996 年 9 月 24 日，父母带来求治。

查其腹部微胀，肚脐上凸，状若嵌李，皮色不变，按之柔软。孩母谓：患儿脐凸，已逾两月。近日发热无汗，晨起眵多，时闻肠鸣，大便稀溏色绿。舌质正常，指纹淡青。此为脐疝，乃肠道气滞，胀满不舒，啼哭不已，因致脐凸。当疏肝理气止痛，兼以疏风解表。

处方：柴胡 10g，白芍 10g，枳壳 10g，木香 8g，荔枝核 10g，天台乌药 10g，肉桂 3g，薄荷 10g，防风 10g，蝉蜕 5g，菊花 10g，甘草 4g。水煎温服。并嘱其母以棉花适量垫于脐凸之上，次将五分硬币安放棉上，再以绷带缚定。一般两月左右，脐疝便可回缩，恢复正常。

例二：中焦寒凝

黄孩文宣，年逾 2 月，降生数日，脐渐上凸，逐日增大，迄今两月。曾求数医，悉谓不需医治，日后自消。父母仍恐破溃，惶然不安，专来询余。余告之：此为脐疝，服药可愈。遂于 2001 年 9 月 6 日带孩来诊。

观患儿脐疝上凸，大若指头，皮色不变，按其腹部作胀，四肢不温，哭多笑少，夜啼达旦，乳食欠佳，大便溏薄，日四五次。舌苔薄白，指纹淡红。此寒凝中焦，腹痛使然。治当温中散寒，理气止痛。

处方：肉桂 3g，柴胡 5g，吴茱萸 2g，丁香 3g，白芍 6g，荔枝核 5g，橘核 5g，泽泻 6g，葫芦巴 5g，小茴香 5g，枳壳 5g，蝉蜕 3g，甘草 3g。2 剂，水煎温服。嘱其母在患儿脐上垫棉，并用硬币压之，再以绷带缚定。

二诊（9 月 12 日）：服上方 2 剂，夜啼渐止，脐凸见缩，大便稍溏，日二三次。舌淡苔白厚，指纹淡红。

处方：薏苡仁 12g，钩藤 6g，肉桂 3g，白芍 6g，荔枝核 6g，橘核

6g，葫芦巴 6g，柴胡 5g，枳壳 6g，青皮 6g，泽泻 6g，吴茱萸 2g，丁香 3g，佛手 6g，甘草 3g。3 剂，水煎温服。仍嘱儿母垫棉后硬币压脐。

半年后，患儿感冒来诊，脐疝愈矣。

按： 脐疝，又称脐凸，多因婴儿啼哭努挣，使小肠脂膜凸入脐中所致。盖婴儿脐部，皮膜薄弱，啼则腹压陡增，挤压小肠脂膜，嵌入脐中。婴儿何以喜啼？或内热扰心，心神不宁；或感风冷，气滞腹痛。查其病因，辨证用药。两例婴儿，皆因感受寒邪，肠道气滞，故见肢冷便溏、指纹淡红。方用四逆散疏肝理气。何孩气滞明显，故加木香、天台乌药、荔枝核、肉桂，温运气滞；因其大便色绿，晨起眼眵，是夹有风邪，并兼肝热，故又加入防风、蝉蜕、菊花、薄荷，祛风清肝。黄孩寒邪偏重，故于方中加入吴茱萸、丁香、葫芦巴、小茴香，温中散寒，理气止痛。蝉蜕善治小儿夜啼，故两方均用之。

十二、小儿夜啼

黄前，男，1998 年 11 月 1 日晚出生。此后 10 日，入夜哭闹不休，虽乳头入口，吮吸数口，弃乳又啼。天将黎明，哭声停息，安然入睡。连日白昼，稳睡少醒，醒亦不啼。求医凡三，兼用偏方，殊无稍效。无奈又请人做法、念咒、画符，亦乏疗效。1998 年 11 月 11 日，患儿祖母，抱孩来诊。

查患儿面白唇淡，手足不温，指纹淡红，舌苔白润，根部稍厚。询其大便稀溏，夹瓣状粪便，日三四次，小便色清，食后吐乳，腹中肠鸣。此感受风寒，寒凝气滞所致。治当温中散寒，理气止痛。用四逆散合乌药散加味。

处方：柴胡 10g，白芍 10g，枳壳 10g，天台乌药 10g，高良姜 6g，香附 6g，蝉蜕（去足）7 只，半夏 10g，广藿香 10g，麦芽 10g，甘草 3g。水煎温服，每次 30mL。

越日，患儿祖母来告："服药当晚，安然入睡。两夜未再啼哭，唯食后吐乳，可有短方医治？" 余教取灶心土，杯大一块，布包，生姜二片，共煎 15 分钟，取汁候温，每次喂 1～2 匙。

按：小儿夜啼虽属小病，但扰人休息。古人将小儿夜啼，归为寒、热、惊、虚四类。揆诸本例，面白唇淡，四肢不温，大便稀溏，指纹淡红，实属感伤寒邪所致。寒伤中阳，凝滞气机，不通则痛。故《小儿药证直诀》谓："脾脏冷而痛也。"何以白昼安睡，入夜啼哭？盖夜间属阴，脾为至阴之脏，阴寒偏盛，气机凝滞，腹中疼痛，故啼哭不休耳。正如《医灯续焰》所云："夜啼者，入夜则啼，阴寒相感，属脏寒。"故此小儿夜啼，多因寒致；或孕母素体阳虚，过食生冷，致胎儿母体受寒；或小儿产于冬季，护理不当，感受寒邪，寒凝气滞，腹痛作啼。方中柴胡、白芍、枳壳、甘草，疏肝理脾，畅达气机，且芍、草配伍，缓急止痛；高良姜、香附、天台乌药，温中散寒，理气止痛；半夏、广藿香，和胃止呕；蝉蜕善止夜啼，是"取其昼鸣而夜息也"（《本草纲目》）。诸药合用，共收疏肝理气、散寒止痛之功。服后寒邪驱散，气机畅达，周身舒坦，夜自安睡，何啼之有？

十三、风疹

唐朋，男，年仅9个月。反复发热，已历3日，体温常在38℃上下。每发热自头而下，至胸背、四肢，出现红疹，以头面胸背为多，密集碍手，瘙痒烦啼。舌红苔白，指纹淡紫。曾经两医诊治，或谓麻疹，或谓过敏，皆未获效。1998年7月26日，其母抱孩来诊。

余详查病情，患儿身热，时发时止，并无咳嗽、流涕、目红等症。细察口颊，未见麻疹斑点，此非麻疹可知。又询其母；"令郎发热前，可曾服用他药，或接触过敏之物？"对曰："未也。"则知亦非过敏之症。乃谓儿母："此风疹也，系感受风热病毒，蕴结肌肤所致。"遂拟疏风清热，透邪消疹之剂。

处方：金银花8g，连翘8g，牛蒡子8g，生地黄8g，牡丹皮8g，紫草6g，菊花8g，地肤子10g，赤芍8g，白鲜皮10g，防风8g，大青叶8g，蒲公英8g，甘草3g。水煎温服。

二诊（7月27日）：昨方服后，热退，疹消过半，仍不停搔痒，又增咳嗽、气喘、烦啼、睡眠不稳等症。舌苔薄白，指纹淡红。此新有感冒耳，上方加祛风解表之品，再进。

处方：金银花 10g，连翘 10g，紫草 8g，生地黄 8g，牡丹皮 8g，赤芍 8g，牛蒡子 10g，薄荷 8g，荆芥 8g，蝉蜕 6g，桑白皮 10g，石膏 15g，前胡 10g，杏仁 10g，黄芩 10g，甘草 4g。水煎温服。

服后汗出，诸症渐除。

按：20 世纪 70 年代后期，我国开展儿童计划免疫工作，麻疹亦在其内。此后麻疹稀少，难得一见，以致不少年轻医生，不能辨别。余特将麻疹辨治简陈于下：

麻疹多发于春、冬两季，一般分为前驱、出疹、恢复三期。前驱期多为 3 天，持续高热（虽身热耳尖必凉），目赤羞光，眼泪汪汪，流涕咳嗽，或见呕吐腹泻，两侧口颊有密细疹点（此为科氏斑，应先于麻疹出现）。出疹期亦约 3 天，体温升高，可达 40℃ 以上；麻疹出现，先于耳后、发际、颜面，迅及颈部、上肢、躯干、下肢，色如玫瑰，并不瘙痒。随着麻疹透出，体温逐步下降。隐退期约需 3 天，麻疹渐退，体温逐渐正常，皮有脱屑。

风疹亦有轻度发热，1～2 天即现疹子，且周身满布。出疹次日，发热即退。亦有轻微恶风、咳嗽、流涕等症状，但目不红，无泪水，口颊黏膜无麻疹斑点，此易鉴别耳。

方中金银花、连翘、大青叶、蒲公英，清热解毒；防风、菊花、牛蒡子，清热疏风；生地黄、牡丹皮、紫草、赤芍，清热凉血；地肤子、白鲜皮，祛风止痒；甘草调和诸药。二诊时，热退疹减，瘙痒未止，且有感冒，故加入薄荷、荆芥、蝉蜕，发汗解表，祛风止痒；石膏、桑白皮、黄芩、杏仁、前胡，清肺止咳，降气化痰。服后汗出，风热随去，病得痊愈。

十四、弄舌

周姓男婴，诞方两月，患弄舌月余矣。求医服药，更有舌尖点刺放血者，终未获愈。1992 年 7 月 3 日，其母带来求诊。

见患儿舌尖频吐唇外，随伸随缩，或左或右，或上或下，入睡方息；

面唇无华，山根现青色；舌淡苔白，满口津液，指纹淡红。询知不思乳食，大便溏薄，日三四次，每欲大便则大声啼哭，便后哭止，小便清长。余问："令郎含乳，可觉口烫热乎？"曰："未觉其口热也。"乃知此土虚木乘，肝脾不和也。治当补脾柔肝，息风止弄。用痛泻要方合理中汤加味。

处方：防风6g，白术10g，白芍10g，陈皮10g，党参10g，干姜5g，僵蚕6g，珍珠母15g，重楼10g，甘草3g。水煎温服。

二诊（7月5日）：上方服后，弄舌减少，大便日解2次，新增咳嗽。舌淡苔白，指纹浮而淡红。此有新近伤风之故。上方去僵蚕、珍珠母，加疏风止咳之品。

处方：党参10g，白术10g，白芍10g，防风8g，干姜6g，杏仁6g，苏叶6g，半夏10g，桔梗6g，前胡8g，甘草3g。水煎温服。

三诊（7月7日）：弄舌已息，咳嗽缓解，乳食稍增，大便转稠，日解2次。昨起双目紧闭，不愿睁开。舌苔薄白，指纹淡红。此系少阳开阖不利所致，用小柴胡汤合理中汤治之。

处方：党参10g，柴胡10g，半夏10g，黄芩8g，白术10g，干姜10g，菊花10g，甘草3g，大枣2枚，生姜2片。水煎温服。

四诊（7月9日）：上方服后，双目开阖自如，已3天未再弄舌。拟扶脾养肝善后，用归芍六君子汤加减续进。

处方：党参10g，白术10g，茯苓10g，陈皮10g，山药12g，当归10g，白芍10g，甘草4g。2剂，水煎温服。

按：古代医家认为，小儿弄舌，系心脾有热所致。如《医宗金鉴》云："弄舌时时口内摇，心脾发热口唇焦。"《小儿卫生总微论方》亦谓："小儿弄舌者，其证有二，一者心热，心系舌体，热则舌本干涩而紧，故时时吐弄舒缓之；二者脾热，脾络连舌，热则舌亦干涩而紧，故时时吐弄舒缓之。"然本例患儿，舌本未现干涩而紧，口唇亦不焦燥，故知原非心脾有热。观其山根色青，显系土虚木乘；且其素不贪食、大便溏薄，则知脾胃虚弱，运化不健。夫脾虚食少，则化源不足，肝血亦当匮乏，遂致虚风内生，上扰舌本，则弄舌不停。故从补脾柔肝入手，果得良效。方用理中汤益气温中，培土荣木，内风自息；白芍养血柔肝，息风止痛（泻前啼哭，泻后止，知其泻前腹中痛）；防风散肝舒脾；陈皮理气和中；僵蚕、珍珠母，息风止痉；重楼"主惊痫，摇头弄舌"（《神农本草经》），故加入方中。

全方肝脾同调，标本兼顾，初服 1 剂，弄舌即减。后随见症疏方，弄舌渐止。末用归芍六君子汤补脾养肝，以资巩固。

十五、麻疹口糜

周君安全之子，年甫三岁，麻疹口糜，多日不愈。1996 年 6 月 10 日，带孩来诊。

6 月初，发热 3 日，麻疹透出，2 日即隐，心烦口渴，大便干结，口涎长流，小便短赤，啼哭不休。查其指纹沉紫，脉象浮数，舌红苔黄，舌尖边、口颊、唇内多处生疮，焉不啼哭？大意家长，尚不知觉。此麻疹余毒，未能悉透，兼心脾蕴热，以致口舌生疮。治当清热泻火，透邪外出。

处方：黄连 5g，栀子 5g，生地黄 10g，竹叶 6g，木通 6g，金银花 10g，连翘 10g，滑石 12g，莲子 12g，甘草 3g。水煎温服。

外用冰硼散，日吹数次。

药仅 1 剂，口疮愈，烦啼止。

按：口糜，口舌生疮也。麻后口糜，乃麻疹病毒，未得尽透，壅滞上焦所致。盖热毒上冲，则口舌生疮；热毒下扰，则大便秘结、小便短赤。皆因麻毒热邪，未得宣发之故也。此病多发于麻疹隐退之际，或隐退之后。本方以导赤散清心泻火，导热下行；加银、翘清解麻疹余毒；以栀、连助导赤散，泻心脾之热；配六一散，协导赤散，导热下行。全方清热泻火，导热自小便而出，热毒既去，口疮便可愈矣。

十六、麻痱

周建生，年甫半岁，父母先后病逝，伯母悯而抚之。1998 年夏，年方岁余，感染麻疹，初时疹出顺利，未曾服药。不意麻疹隐后，周身瘙痒，搔不歇手，且啼闹不休。伯母无奈，沐加花露水，又涂丁苯羟酸，身痒不减。遂于 1998 年 7 月 12 日，负儿来诊。

观患儿胸腹背部，红疹成团，分布不均，扪之碍手，自搔不息。询其伯母："曾洗浴否？"对曰："天热，每日冷水洗浴。"又问："房外纳凉否？"曰："帐内如蒸，夜辄露卧。"又询二便食欲。告曰：小便短黄，大便稀溏，日四五行，粪中夹有白色黏液，腹中肠鸣，不饥纳少。观患儿舌淡苔薄白，指纹淡红。此因天气炽热，伯母为避炎暑，当风纳凉，饮冷凉浴，致外感风邪，内伤湿邪。风邪郁于肌表，则皮生红疹而痒；湿邪内滞肠胃，则腹泻肠鸣。故当祛风利湿，凉血止痒。

处方：杭菊花 10g，牛蒡子 10g，蝉蜕 5g，荆芥 10g，刺蒺藜 10g，牡丹皮 10g，赤芍 10g，蚕沙 10g，苍术 10g，厚朴 6g，陈皮 8g，楂曲各 10g，甘草 3g。水煎温服。

1 剂后，痒止泻停。

按：小儿麻后，正气未复，为求消暑，露天夜卧，又冷浴冷饮，风湿热毒，郁于肌肤，发为红疹，古称麻痱。《郁谢麻科合璧》云："麻疹愈后，肌肤发痒，生一种似疮非疮，似疥非疥，曰麻痱是也。因愈后未满月，不忌风，不忌生水，或沐浴太早，故生此……速宜疗治。法用开理肌表，疏风利湿活血之剂，若迟至半年后，则终身不能治矣。"然虽有论述，未出方药。余用杭菊花、牛蒡子、蝉蜕、荆芥、刺蒺藜，疏风透邪，清热止痒；牡丹皮、赤芍，清热凉血；平胃散加蚕沙，燥湿运脾，行气和胃；山楂、神曲，消食开胃。服后风湿热邪，随汗而去，痒止泻停，胃纳大增，体渐康复。

十七、胎黄

李娟，女，年仅 35 天，伏龙乡人。

出生次日，发现肌肤色黄，逐日加深，日久不退。半月后入住某医院，经查黄疸指数，高出正常值 6 倍。住院数日，肤黄不退，1989 年 12月 11 日，转入重庆某医院治疗。经治 10 日，肤黄稍浅。12 月 22 日，患儿祖父，去中和办事，偶闻段某孙女，亦患此疾，为余 3 剂中药治愈。当日亲赴重庆，催促子媳，立办孙女出院手续，就余医治。出院时，李孩胎黄，已 34 日。12 月 24 日，李孩父母带婴来诊。

观患儿面目、皮肤俱黄，黄色晦暗，精神不振，四肢不温，肠鸣辘辘，纳差便溏，频频吐乳，且喜啼哭。舌淡红苔白中厚，指纹淡红。此为胎黄，乃寒湿阻滞，胆汁外溢所致。治当温化寒湿，消退黄疸。用小柴胡汤合茵陈五苓散加减。

处方：茵陈15g，柴胡10g，半夏10g，黄芩8g，桂枝10g，炒白术10g，茯苓10g，猪苓8g，泽泻12g，厚朴10g，甘草3g，生姜3片。水煎温服。

1剂黄消过半，续进1剂遂愈。

按： 或问：婴儿初生，何致寒湿内阻，发为胎黄？答曰：此儿寒湿，非后天所感，实禀母体。母孕之时，或过食生冷，寒气内停，贻殃胎儿；或感受寒湿，治未及时，寒湿入侵胞胎。胎儿脾阳受损，寒湿阻滞，肝失疏泄，胆汁外溢，发为胎黄。寒为阴邪，故黄色晦暗。治当温化寒湿，利胆退黄。方用五苓散，温利寒湿；加茵陈利胆退黄；厚朴温降散滞，以利寒湿消退。患儿纳差呕吐，是兼有小柴胡证之"默默不欲饮食""喜呕"。仲景有言，"但见一证便是，不必悉具"，便可使用本方。故方中加入小柴胡汤，以升清降浊、通调三焦，非仅止呕增进食欲，且利黄疸消退。

十八、脐风

黄孩名广，合川区香龙镇人。2000年8月1日，在家降生。3日晚啼哭不休，口撮不开，不能吮乳。黄家夫妇，四旬得子，前三皆女，骤见儿病，惊慌不已，通宵守护，未曾交睫。4日黎明，黄君竹篓负儿，急趋香龙卫生院求治。医生诊视，谓曰："此新生儿破伤风，我院实难医治，汝当即赴合川医院，或可有救。"黄君闻说，心中焦虑，正欲负儿回家，忽有老者近之，谓曰："尔休忧虑，我荐一人，可愈此儿。"黄即恳询："请老伯赐教。"老者曰："新建有老医高正中者，善医此病，早年其侄孙，亦罹此疾，自医获愈，迄今十余年矣。速去求之，可得救治。"

新建，原独立为乡，今并香龙。黄君闻说，叩谢老者，径去高家。抵高家，正早餐。高正中当地名医，系原新建卫生院医生，今已退休在家。黄君说明来意。高老即曰："误矣，误矣！老朽无此绝技，敝侄孙所患脐风，实由赛龙唐医治愈。路途可询吾侄。"新建与赛龙仅一江之隔。随叫其侄，领路前往，并嘱黄君不必回家，一同用膳，免误时日。饭后，高某引路，同往赛龙寻余，近午方至，一问邻人，方知余已调往中和职业中学。遂又转道中和，下午3点，方到学校。

观患儿斜卧背篓，面色微赤带青，唇紫口撮，难以张口，哭声嘶哑，时吐白沫，面呈苦笑，频频抽搐，时角弓反张，肚腹胀硬，中有青筋，起自脐中，上达中脘。黄君告谓："昨日黄昏，吾儿病起，啼声不息，吮乳不能，夜半又见抽搐。"再见患儿，双手紧握。掰看指纹，其色青紫，已达气关。此脐风也。

遂首施灯火：取苎麻丝一截，蘸菜油点燃，急淬腹上青筋头一壮，脐带头一壮（若脐带已脱者，淬脐中一壮）。脐周米字区（各距脐中同身寸五分）淬六壮，人中、承浆各一壮，双侧颊车、地仓、翳风、少商各一壮。继解衣露乳，碘酒消毒，酒精脱碘，用1寸毫针，消毒后点刺乳头，挤出黑血。复于乳头及其上下左右相去五分（同身寸）处，各淬一壮。

再拟祛风解痉，宣通经络之方药予服。

处方：蜈蚣1条，全蝎3g，钩藤6g，僵蚕6g，葛根15g，防风10g，白芷10g，当归6g，白芍10g，蝉蜕10g，杭菊花6g，胆南星6g，天竺黄6g，甘草3g，白英15g。浓煎温服，每2小时以小匙喂药20～30mL。

另取夏枯草100g（野外已无鲜草），嘱黄君回家，捣筛细末，温开水调匀如泥，敷贴脐上，覆以薄膜，布带固定。

临行，嘱挤母乳，以小匙灌喂，以延性命。

二诊（8月6日）：经前日内外治后，患儿仍角弓反张，四肢抽搐，口撮难张，不能吮乳（黄君谓：每日挤母乳灌喂数次）。又发高热，体温达39.6℃，口唇干燥，但腹部稍软，腹中青筋下移，手未握拳，指纹淡青。此毒邪稍减，邪热又生。前方再加清热凉肝之品，续进1剂。

羚羊角（磨汁50mL，色如米泔，分次兑服），栀子6g，天花粉6g，防风6g，蜈蚣1条，全蝎3g，蝉蜕6g，僵蚕6g，钩藤10g，葛根15g，白芷10g，当归8g，白芍12g，杭菊花8g，胆南星8g，天竺黄8g，甘草3g，白英15g，生铁落30g。浓煎温服，每2小时喂药1次，每次20～30mL。

脐风愈后，又生口疮。8月15日，黄君负儿来诊，随带锦旗一面相赠，感激涕零，并谓："二诊方服仅2次，周身汗出，热退口松，便可吮乳矣。抽搐、角弓反张，随之亦止。"

　　按：昔日农村，经济贫困，产儿多在家中，接生恒请老妇，徒手接触婴儿，断脐不知消毒，衣物陈旧不洁，以致风冷水湿、秽浊毒邪，入侵脐中。经络受阻，营卫壅滞，气血不畅，进而毒邪深入，引动肝风，出现四肢抽搐、角弓反张等症。木旺乘土，致唇紫口撮、牙关紧闭。急救仍先针灸，若未获愈，继以汤药。法当祛风解毒，通络解痉。方以葛根、防风、白芷，解表祛风；杭菊花、钩藤、白英，平肝息风；当归、白芍，养血息风；蜈蚣、全蝎、蝉蜕、僵蚕，入里搜风，通经达络，解除挛急；僵蚕配天竺黄、胆南星，豁痰定惊，祛风止痉。二诊时肝热内盛，风邪难平，方中加入羚羊角、栀子，清热解毒，凉肝息风；天花粉清热生津，润燥舒痉。全方收平肝息风、清热解毒、通络解痉之效。

　　拙著《悬壶杂记》第一辑，有针灸治愈脐风验案。本辑补入常用方药，及其治验。

五官科病篇

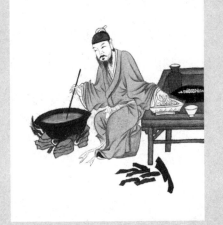

一、火眼二例

例一：风热夹湿

黄君永志，中和人。虽花甲之龄，仍活龙鲜健，终日忙碌，不觉劳累。

1992年夏，火伞高张，屋热如蒸。为避炎暑，午憩林荫，夜宿院坝。黄君家侧，有一竹园，浓翠蔽日，凉爽宜人，遂午眠于斯。醒来头额隐痛，鼻塞喷嚏，却未重视。越日，痛及左目，羞见强光，且觉沙涩，泪流眵生。始求村医，服药罔验，又增输液，不减。更医凡三，眼痛日增。至7月8日，已半月矣，方来求服中药。

见其左目紧闭，睑浮红肿，掰开视之，白睛通赤，瞳仁倍大，上覆薄翳，如罩雾气。自云：左额胀痛，眼中灼热，刺痛沙涩，视物模糊，流泪羞光，夜观灯火，犹见外罩光环。舌红苔黄腻，脉浮缓而滑。余问："病后可曾汗出？"答曰："未也。"问："畏风否？"曰："微觉畏风。"乃知感受风邪夹湿，上犯眼目，气血壅滞，发为火眼，虽经半月，表邪仍在。法当祛风解表，清热化湿，略兼理气活血。方用羌活胜风汤加减治之。

处方：羌活10g，白芷10g，柴胡10g，黄芩10g，防风10g，苍术10g，枳壳10g，川芎10g，青葙子15g，蝉蜕10g，菊花15g，刺蒺藜15g，木贼15g，薏仁15g，牡丹皮10g，茺蔚子15g。煎取药汁，趁热熏眼，候温内服，卧取微汗。嘱避风1日，并忌辛辣、油腻之物。

二诊（7月9日）：昨方服后，周身得汗，头痛除，睑肿消，目痛缓，然目赤依然，瞳大未缩。舌苔黄腻，脉弦而滑。表邪已解，除去风药，加入活血祛湿之品，再进。

处方：牡丹皮10g，赤芍10g，归尾10g，红花10g，茺蔚子10g，枳壳10g，乌贼骨10g，密蒙花10g，薏仁10g，木贼10g，刺蒺藜10g，白豆蔻10g，茯苓10g，苍术10g，夏枯草12g，青葙子10g。煎取药汁，趁热熏眼，候温再服。

三诊（7月10日）：云雾、血丝渐退，泪水、眼眵减少。昨日户外冒风，眼又沙涩，左侧头角胀痛。舌苔黄腻，脉浮弦缓。仍活血祛瘀，化湿退翳，酌加柴胡、白芷散风。

处方：枳壳10g，乌贼骨10g，密蒙花10g，蝉蜕10g，薏仁10g，木贼10g，刺蒺藜10g，红花10g，归尾10g，茺蔚子10g，苍术10g，茯苓10g，白豆蔻10g，杭菊花10g，柴胡10g，白芷10g，甘草3g，夏枯草10g。煎取药汁，趁热熏眼，候温再服。

四诊（7月11日）：眼痛渐除，气轮红丝减少，云翳消退，瞳缩正常，仍畏强光，时有沙涩，左额隐痛。舌红苔薄黄腻，脉弦稍数。上方加减，再除余邪。

处方：柴胡10g，当归10g，赤芍10g，枳壳10g，菊花10g，决明子10g，蝉蜕10g，薏仁10g，木贼10g，红花10g，白豆蔻10g，茯苓10g，苍术10g，蝉蜕10g，甘草3g，夏枯草10g。水煎温服。

上方服后，诸症消失。患者恐其复发，又进1剂。

按： 竹园午睡，感受风邪，夹湿夹热，上犯眼目，遂致火眼。初未及时疏风解表、清热化湿，却一味清热消炎。表邪郁闭，邪无出路，迁延难愈。邪热内闭，气血壅滞，以致眼红肿痛、瞳仁散大、云翳遮睛。余接诊时，仍有头眉胀痛、微微恶风，是表证仍在。故用羌活胜风汤，祛风解表，调血散翳。取羌活、白芷、川芎、防风，解表祛风，而止头目之痛；柴胡解热，行少阳厥阴之经；黄芩清热，而行太阴之经；以苍术易白术，合枳壳，燥湿调气，而除眼目沙涩；加入蝉蜕、菊花、薏仁、刺蒺藜，祛风清热，退翳收泪；青葙子、木贼，清泄肝热，明目退翳；牡丹皮、茺蔚子、川芎，活血祛瘀，消除目赤。服后汗出表解，头痛消除，眼目肿痛，亦得松缓，而目赤依然。故二诊方中，除去解表诸药，加入归尾、牡丹皮、赤芍、红花、茺蔚子，活血散瘀，以消目赤；加入白豆蔻、乌贼骨、密蒙花，明目退翳。此后稍作加减，药仅数剂，火眼即愈。可见无论何病，凡有表证者，须先解表，或表里同治，俾邪有出路。若舍表图里，无异于闭门缉寇，岂不偾事？

例二：感受风寒

曾妇应菊，年五旬，中和人。1990年11月19日初诊。

右目红赤，涩痛且痒，流泪多眵，已十日矣。曾服中西药数剂，并点滴氯霉素眼药水，涩痛依旧。伴见目眶、头角疼痛，发热汗出畏风，口苦咽干。查其右眼红赤，震兑二廓（大小眦）血丝较粗，风轮下方，有一圆翳，大若赤豆，泪水如涌，眼眵不多。舌淡苔薄白，切脉浮弦而缓。此为火眼，即西医之急性结膜炎。系风寒袭表，邪踞太、少二经。治宜调和营卫，和解少阳。用柴胡桂枝汤加理气活血退翳之品。

处方：柴胡18g，半夏15g，黄芩12g，桂枝15g，赤芍15g，防风15g，菊花15g，蝉蜕10g，木贼12g，刺蒺藜15g，归尾12g，茺蔚子12g，枳壳12g，蔓荆子12g，甘草6g，大枣10g，生姜10g。煎取药汁，趁热先熏患眼，候温内服。

针刺处方：右太阳穴放血，针右侧睛明、攒竹、风池及左侧合谷。平补平泻，留针30分钟，中间行针2次。出针后沙涩、痒痛缓解。此后来诊，并针刺1次。

二诊（11月21日）：上方服后，目翳渐退，红丝转淡，干涩痒痛、泪水、眼眵均减，眉骨仍痛，活动汗出，视物昏花（自云此症已10年）。舌苔薄白，脉浮弦。上方加减续进。

处方：柴胡15g，半夏15g，黄芩15g，桂枝15g，赤白芍各15g，海螵蛸10g，红花10g，桃仁10g，当归尾10g，木贼10g，刺蒺藜10g，白芷12g，密蒙花10g，菊花10g，甘草6g，大枣10g，生姜10g。水煎取汁，趁热先熏患眼，然后温服。

三诊（11月23日）：目翳已退过半，白睛红丝亦减，流泪、汗出减少，视物昏瞀，右眉骨仍痛，口淡乏味。舌淡苔薄白，下有青筋，脉弦缓。表邪未尽，仍按上方加减。

处方：柴胡15g，黄芩10g，桂枝15g，赤白芍各15g，茺蔚子10g，红花10g，楮实子15g，密蒙花10g，蝉蜕10g，菊花10g，木贼12g，刺蒺藜15g，归尾10g，枳壳10g，蕤仁10g，白豆蔻10g，甘草6g，大枣10g，生姜10g。水煎温服。

四诊（11月26日）：上方服后，翳膜已退，红丝稀疏，遇冷风、热气刺激，仍然流泪，眉骨作痛，视物较前清晰。守上方续进2剂，遂愈。

按：火眼有因于风热者，有因于风寒者，两者不难区别。风热火眼，目赤肿痛，眼中灼热，舌红苔黄，溺黄，心烦口渴，脉浮数有力。风寒火眼，虽目赤涩痛，睑不浮肿，舌淡苔白，口不渴，心不烦，脉浮缓或浮迟。初期治之，以疏风辛散为主，即使热邪偏盛，药亦不可过寒，以免冰伏热邪，损伤中阳，病反难治，甚则伤目；风寒者，药不可过热，以免伤阴耗血，累及眼目。本例患者，症见头角疼痛，发热汗出畏风，口苦咽干，震兑二廓血丝较粗。知其病在太、少二经，故用柴胡桂枝汤加入防风、蔓荆子，祛风止痛，防风且治"风赤眼，止泪"(《日华子本草》)；菊花祛风止泪，平肝明目；蝉蜕、木贼、刺蒺藜，祛风止痒，消退云翳；归尾、茺蔚子，活血消瘀；枳壳理气止痛。服后病邪解除，气血畅通，云翳消退，眼病渐愈。

二、火眼过凉损目二例

例一

江君乾铭，年四十五，华蓥市阳和镇人。

1990 年初秋，火眼流行，江君未能幸免，双目红肿，灼痛涩痒，流泪眼眵。服药数日，症状未减。后遇某医，求疏一方，中有大黄，剂量且重，并谓：上病下治，釜底抽薪之法也，治火眼其效如神。江欣然服之，肿痛果得大减，而遗右目涩痛，久治不愈。乃于 1990 年 11 月 17 日，来校求治。

观其双目红赤，大眦血丝密布，涕涌如泉，泪水盈眶；且告双目沙涩，羞见强光，视物模糊，晨起眼眵干结封眼。伴额颠疼痛，汗出恶风。舌红苔薄白，切脉浮缓。此过服寒凉，冰伏热邪所致。当温散之，用桂枝汤加味。

处方：桂枝 15g，白芍 15g，红花 10g，茺蔚子 15g，枳壳 15g，蕤仁 15g，藁本 15g，川芎 15g，菊花 15g，甘草 6g，大枣 10g，生姜 10g。水煎温服。

1 剂涕泪减少，沙涩缓解。上方加减，连进 3 剂，诸症消失。

按：患者虽经寒凉泻下，病邪尚郁肌表。观其震廓（大眦）血丝较多，额颠疼痛，知其病在太阳。以足太阳经脉，起于目内眦，上额交颠，风寒客于太阳，故见上症。且汗出恶风，涕涌不断，脉见浮缓，知属表虚。故用桂枝汤，调和营卫，温散风寒；加入辛温藁本，善治寒气郁结太阳，用助祛散风寒，并治头目疼痛；红花、茺蔚子、川芎，散瘀止痛；枳壳理气止痛；菊花收泪明目；蕤仁祛风明目。服后风寒得解，营卫调和，气血畅通，故能1剂病减，3剂而愈。

例二

颜其宇者，姨父蒋进富之外甥也，年及冠，合川区码头乡人。

1974年，农村集体生产。大队常驻下派干部，指导农村工作及生产。春节方过，驻队干部，催促早备春耕，翻挖水田，以备育秧之用。时天尚严寒，本当春暖为之，然队长不敢违拗，选派健儿，下水翻挖，颜在其中。众人赤足水中，冰冷刺骨，为抗严寒，拼力翻挖。傍晚收工，颜觉右目涩痛，未予重视。次日晨起，眼眵锁睑，目中灼热，刺痛涩痒，羞光流泪，右侧头痛。始求医治，医诊为"火眼云翳"。服药1剂，目痛未减。越日再诊，涩痛依旧。后又两诊，病情益重，终致失明，且染左目。家人忧虑，唯恐左目亦瞽。阖家商议，欲去合川医治，然家道消乏，无力成行。颜母蒋进秀，为姨父之胞姊，专来赛龙，恳求姨父，助资就医。姨父得知实情，愤而骂曰："庸医呀，庸医！"继而低头不语。以其家中八口，仅姨父工作，且工资微薄，本已捉襟见肘，踌躇良久叹曰："唉，若进医院，花钱不菲。我本入难敷出，哪有闲钱，资助贤侄就医。不如将其宇领来我家，叫姨侄伟华医治，药钱我付。"颜母见说，只好回家，当晚其宇抵达赛龙。3月2日，姨父招余往诊。

见其右目，上覆白膜，不见黑睛，中央凹陷，已无光感，仍觉疼痛。左目血丝满布，饱含泪水，风轮下方，生一灰白圆翳，大如绿豆，恶见日光。头痛恶寒，涕清如水。舌淡苔薄白，切脉浮紧。诊毕，其宇又出所服处方，前者不外芩、连、银、菊、膏、知之属，最后竟用硝黄，泻火下热。余暗叹：一派寒凉，怎不误人眼目？乃谓其宇及姨父曰："彼时天寒地冻，赤腿水中，感受寒邪。本当辛温解表散寒，方为正治。前医竟见目红肿痛之标象，便投寒凉之品，怎不冰伏寒邪，损伤阳气？"姨父即问："为今之计，当何治疗？"余曰："仍当辛温发散。"姨父听罢，促余开方。遂疏四味大发散加入退翳之品。

处方：麻黄10g，藁本10g，蔓荆子10g，细辛6g，木贼10g，刺蒺藜10g，菊花10g，生姜15g。水煎温服。首服取微汗出，忌冷风及辛辣、油腻之物。

次日，赛龙逢场，余上街坐诊。其宇喜告：目痛等症大减，可见光亮矣。余见眼中翳膜，消缩近半，目赤转淡，泪水已少。原方去藁本，加蝉蜕、白豆蔻壳，以增退翳之力。守方3剂，遂愈，而右目终身瞽矣。

按：《异授眼科》云："治眼之法，用药最难，大热则发，大寒则凝……初发者降火消风，久病者荡翳发光。若骤补骤泻，皆能损目。毋欲速，毋放肆，慎之。"故火眼治疗，初期用药，不宜大寒大热。病属风寒者，治以辛温解表散寒；即使风热火眼，只宜辛凉散邪，少用苦寒直折，以免损伤中阳，流连难愈。

四味大发散，出自《眼科奇书》，方由麻黄茸一两或二两、藁本一两、蔓荆子一两、细辛五钱或一两、生姜一斤或八两组成；主治外感风寒所致之眼赤肿痛；再加羌活、防风、白芷、川芎，为八味大发散。余觉药量太重，临床应针对病情，酌量使用。《眼科奇书》流传川东，多为抄本，20世纪80年代，曾有出版。"文革"中期，余初闻此方于刘亚光先生。彼年火眼流行，亚光夫人亦染此疾，连投两方罔验，夫人眼痛难忍，面有愠色，言有责备。亚光无奈，遍查医籍，得睹此方，照方用药，减量煎服，1剂竟愈。后按此投方，一方火眼，无不速愈。

方中麻黄辛温，"开毛孔而达皮部，善泄卫郁，专发寒邪"（《长沙药解》），且能"通九窍，调血脉"（《日华子本草》），故能发散风寒；细辛辛温，不但能治少阴头痛，祛风散寒，且"能止眼风泪下，明目"（《药性本草》）；蔓荆子体轻而浮，治头目疼痛、目赤流泪，疏消障翳；藁本辛温，善治头颠、眼目疼痛；生姜辛温，宣散风寒，入口即行，且能"调和脏腑，宣达营卫"（《医学摘粹·本草类要》）；加入木贼、刺蒺藜，祛风止痒，明目退翳。诸药合用，发散风寒，止痛退翳，故能3剂而愈。

三、视物昏花二例

例一：肝肾亏虚

丁翁世元，年近花甲。1989年4月11日来诊。

视力下降，已有多年。视物模糊，如隔纱罩，累年求医，未得改善。查其双眼，气轮血丝淡红，瞳仁轻度浑浊，余无异样。自云：眼前常见黑色丝点，随视线移动。夜看电视稍久，双目干涩，目眶胀痛，画面朦胧，闭目片刻，诸症缓解。舌淡红，苔薄黄欠润，脉象弦缓。此肝血亏虚，肾精不足所致。治宜补肝滋肾。然服药宜久，方显疗效，疏方制丸，缓以图治。

处方：菟丝子 60g，枸杞子 60g，楮实子 60g，车前子 30g，北五味子 40g，决明子 60g，茺蔚子 30g，青葙子 40g，沙苑子 60g，熟地黄 100g，山茱萸 60g，怀山药 60g，茯苓 60g，牡丹皮 60g，泽泻 60g，石斛 60g，红参 60g。共为细末，炼蜜为丸，每丸约 10g。早晚各 1 丸，淡盐汤送服。

1 剂后视力大增，眼前黑点亦除。查其双目，瞳转清晰，血丝消退，嘱再按原方配制一料，以资巩固。

按： 此病肝肾亏虚，故拟九子地黄丸，缓以图治。该方出自《蒲辅周医疗经验》。蒲老自云该方得自一龚姓老医，并谓：能控制内眼疾病及白内障等眼病。余对此方，稍作加减，去覆盆子、龟甲、磁石、沉香，加入楮实子、石斛、红参而成。方中六味地黄丸，补益肝肾之阴；枸杞子、楮实子、五味子、沙苑子、菟丝子，补肾益精，养肝明目；决明子、青葙子，清肝明目，退翳降浊；车前子利湿明目；茺蔚子化瘀导滞；红参"补五脏，安精神……明目"（《神农本草经》）；石斛协六味地黄丸，养阴生津，善治目昏不明。全方以补肝肾为主，兼顾气虚。丁翁眼病，已为沉疴痼疾，故需久服方效。

例二：邪入少阳

唐君明正，知命之年，渠河乡人。1989 年 4 月 17 日来诊。

素有头风，时发时止。半月前，宿疾复发，头痛颇剧。经治痛缓，昏胀难除，又兼视物昏花，乃来求服中药。

症如上述。询其头痛部位，答曰："常在两侧。今唯头昏脑胀，视物不清，咽喉干燥，口苦乏味。"舌红苔薄黄，切脉弦数。此少阳病也。《伤寒论》曰："少阳之为病，口苦，咽干，目眩也。"目眩者，视物昏花也。投小柴胡汤加味治之。

处方：南沙参 15g，柴胡 18g，法半夏 15g，枯黄芩 15g，杭菊花 15g，决明子 15g，生甘草 6g，大枣 10g，生姜 10g。水煎温服。

服 1 剂，视物清晰，头昏胀缓解。再剂遂愈。

按：病入少阳，邪居半表半里，以致枢机不利，胆火上炎，故咽干；胆汁上溢，故口苦；手足少阳经脉均连于目，且胆与肝互为表里，肝开窍于目，邪热循经上至头目，故见头昏目眩。方用小柴胡汤加菊花、决明子，共收和解少阳、清肝明目之效。药与证对，2剂即愈。

四、白内障二例

例一：中气亏虚，肝肾不足

邓翁阳友，年近古稀，渠河乡人。

右目失明，已逾一月。近日左眼，视物又不清矣。其子陪去广安县医院检查，诊为白内障，劝其手术治疗。然家境窘促，遂放弃手术，仅开眼药数支，回家滴治。半月药尽，眼病如故。1989年10月11日，其妻陪同来诊。

睹翁面色萎黄，右瞳灰白浑浊，左瞳亦欠清晰。令其伸手，单眼视之，右目唯见掌影，难辨五指；左目五指可辨，掌纹模糊。询其他症，则眼内干涩，夜间口干，但不欲饮，气短乏力，大便日二三次。舌淡稍胖，苔薄白，脉弦细。此因中气亏虚，肝肾不足，精气不能上荣于目，瞳仁失养，致成斯疾。治当益气补中，兼滋肝肾。若得中土健旺，四旁亦可受益。用补中益气汤合驻景丸加减。

处方：黄芪20g，党参15g，柴胡10g，升麻10g，白术15g，当归12g，陈皮10g，楮实子15g，熟地黄15g，车前子12g，菟丝子12g，枸杞子12g，乌贼骨20g，白豆蔻壳6g，甘草6g。2剂。汤药煎成，先趁热熏眼，候温再服。

二诊（10月15日）：右目瞳仁灰白如故，左目视物仍欠清晰，小便频数，夜尿尤多。舌淡苔黄根腻，脉浮缓。上方加入滋补肝肾之品再进。

处方：柴胡10g，升麻10g，党参15g，黄芪20g，当归10g，苍术12g，乌贼骨15g，白豆蔻10g，生地黄15g，菟丝子12g，车前子12g，枸杞子15g，杭菊花12g，楮实子12g，益智12g。4剂，水煎温服。汤药煎成，先趁热熏眼，候温再服。

三诊（10月27日）：4剂服完，右瞳障膜变薄，并告：近物轮廓，依稀可见。守上法，加防风12g，续进2剂。汤药煎成，先趁热熏眼，候温再服。

四诊（11月1日）：右眼内障，明显变薄，近物可见，但仍模糊。左目视物已清。脉弦缓，舌淡苔薄白。上方去楮实子、乌贼骨，加决明子12g，石决明18g，赤芍12g。4剂，水煎温服。汤药煎成，先趁热熏眼，候温再服。

五诊（11月14日）：左目视力，恢复正常，右目内障，渐次消退，瞳仁已露，视近较为清晰，视远仍模糊不清。舌淡苔薄白，脉细弦。上方加减再进。

处方：黄芪24g，党参15g，升麻16g，柴胡10g，生地黄15g，白术15g，当归15g，蕤仁15g，车前子15g，北五味子10g，覆盆子15g，茺蔚子15g，菊花15g，枸杞子15g。4剂，水煎温服。汤药煎成，先趁热熏眼，候温再服。

后因经济拮据而停药。右目虽未恢复如左，但可看清近物。

按：方中黄芪、党参、白术，温补中气；当归养血和血；陈皮理气，以免补药壅滞；柴胡、升麻，轻扬升发，鼓舞胃气，上行头目。中气既足，清阳上升，则九窍通利，目得滋养。熟地黄、菟丝子、楮实子、枸杞子，滋补肝肾，生精明目；乌贼骨、白豆蔻壳，磨消翳障。二诊夜尿多，故加入益智，固精缩尿；舌根苔腻，去柴胡、升麻，加苍术升阳除湿，并防滋补助湿；楮实子补虚明目；菊花非仅"清肝，且能除风养肺，滋肾明目"（《医方十种汇编·药性摘录》）。诸药协同，共收益气补中、滋肝补肾、消障明目之效。

例二：脾肾阳虚

文翁明华，年逾花甲，临溪人。

春节后，视物模糊，逐渐加重。1996年3月15日，其子陪同，赴广安医院检查，诊为早期白内障，尚不能手术，予眼药数支，日点数次。药尽续购，数月不停，仍未控制病情。其妻焦虑，促其就医刘某。刘未习眼科，转荐余治，乃于6月4日来诊。

观翁面色萎黄，瞳仁浑浊，如罩白雾。测其视力，左眼0.4，右眼0.3。自云：近视可见，远视模糊，眼前似有群蚊飞舞，晨起眵多。伴倦怠嗜卧，纳呆乏味，形寒肢冷，腰酸耳鸣，小便清长，夜间尤多。舌淡苔白，边有齿印，脉象沉细。此脾肾亏虚，精气不能上荣于目所致。治当脾肾双补。用补中益气汤合右归丸加味。

处方：黄芪30g，党参30g，白术15g，茯苓15g，升麻10g，柴胡10g，当归12g，鹿角胶10g（烊化兑服），熟地黄15g，枸杞子15g，菟丝子15g，怀山药15g，杜仲15g，五味子10g，山茱萸15g，楮实子15g，甘草6g。3剂，水煎温服。

二诊（6月14日）：服上方3剂，自云视力稍有提高，晨起视物清晰，午后视物欠清，夜晚仅能看清一米外电视画面，眼前黑点减少，畏寒、耳鸣、腰痛已有缓解，食谷知味，饭量有增。舌苔薄白，脉沉缓。上方稍作加减，继续服用。

处方：黄芪30g，党参30g，白术15g，茯苓15g，柴胡10g，升麻10g，当归10g，楮实子15g，熟地黄15g，鹿角胶10g（烊化兑服），肉桂10g，枸杞子15g，山茱萸15g，杜仲15g，五味子10g，车前子15g，白豆蔻壳6g，凤凰衣6g。4剂，水煎温服。

三诊（6月24日）：服上方4剂，障膜消退过半，瞳仁粗略显现。测其视力，左眼0.8，右眼0.6。自云：视物较前明显。守前方续进4剂。

四诊（7月4日）：障膜消退，瞳仁显露，近视清晰，远视欠清，久看电视，仍觉昏花。上方加决明子15g，沙苑子15g，续进4剂。

此后视力，接近正常。

按：白内障亦称"圆翳内障"（《秘传眼科龙木论》）、"如银内障"（《证治准绳》）。其病多见于于老年人。盖年老体弱，气血渐衰，精气不足，目失涵养；或年老脾虚胃损，阳气下陷，五脏六腑，随之皆虚。目失清阳之气，或元阳虚弱，禀气不足，皆可导致本病。文翁面色萎黄，倦怠嗜卧，纳呆乏味，形寒肢冷，腰酸耳鸣，小便清长，夜间尤多，是脾肾阳虚见症。故用补中益气汤，益气健脾，升举阳气；右归丸温补肾阳，填精益髓。时当夏令，故去桂、附，加入五味子、楮实子，以增明目之力。楮实尤善"健脾养肾，补虚明目"（《本草汇言》）。白豆蔻壳、凤凰衣，擅退障膜，故二诊加之。全方脾肾双补、气血同调，则精气渐充，上达头目，目得滋养，自能恢复光明。

五、斜视

江君乾云，年五十有七，临溪人。

1990年初春，突罹"重感"，服药汗出终日，病虽缓解，却增右目斜视，不能眴矣。求医凡三，斜视如故。3月7日，搭车来诊。

见其右睛目珠左斜，不能转动，兑角红丝缕缕，且谓余曰：右目畏风，沙涩，视一为二，模糊不清。伴头项强痛，肢体酸楚，动辄发热汗出，静坐背冷肢寒，咽喉干燥，涕有血丝，口苦微渴。舌苔薄白，脉象弦缓。望六之年，正气已虚，"重感"过汗，徒伤阴血，反致风邪羁绊眼络，眼筋挛急，转动不利，斜视不眴。治当祛风散邪，枢转少阳。用柴胡桂枝汤加葛根、防风、僵蚕，以增祛风解痉之力。

处方：桂枝15g，白芍15g，当归15g，柴胡15g，半夏15g，黄芩12g，党参15g，葛根30g，防风15g，僵蚕15g，甘草6g，大枣10g，生姜10g，白茅根30g。水煎温服。

二诊（3月8日）：昨方服后，咽干、涕中带血消除，复视如故。以其服药后，未曾取汗，仍觉右目畏风沙涩、头项强痛、左侧头痛。舌红苔白，脉弦有力。上方加减再进。

处方：柴胡15g，半夏15g，黄芩15g，羌活10g，蔓荆子15g，葛根30g，南沙参15g，白芍15g，防风15g，甘草6g，大枣10g。水煎温服，温覆取汗，并忌风寒及油腻、生冷之物。

三诊（3月10日）：上方服后，周身汗出，头痛即止，项强缓解；右目已不畏风沙涩，眼珠稍可转动，瞳仁仍未居中，视物不清，仍有复视。舌淡苔薄白，脉弦缓。

处方：柴胡12g，黄芩10g，白芍12g，制川乌6g（先煎），川芎15g，荆芥15g，羌活15g，防风15g，薄荷10g，葛根30g，木瓜30g，甘草5g，大枣3枚，生姜3片。水煎温服。

四诊（3月12日）：右目已可转动，然黑珠仍未居中。昨日晴朗，院坝久坐，夜间又现头项轻微强痛。风邪未尽，筋挛不解，再祛风邪。

处方：钩藤15g，葛根30g，防风15g，羌活15g，桂枝15g，当归

15g，白芍15g，柴胡15g，甘草6g，大枣10g，生姜10g，全蝎6g，木瓜30g。水煎温服。

五诊（3月17日）：表证已解，他症均除，唯右眼黑珠仍未归正，视物仍不清晰。舌苔薄白，脉弦。再入养血柔筋之品，以解眼筋挛急，使之活动自如。

处方：当归15g，生、熟地黄15g，白芍15g，川芎15g，防风15g，葛根30g，羌活15g，桂枝15g，甘草6g，大枣10g，生姜10g，木瓜20g。水煎温服。

后守此方6剂，服至三月底，眼珠归正，转动灵活。

按：春月风木当令，风为阳邪，治宜辛凉轻汗。若猛发其汗，不但风邪难除，反致阴血受伤（血汗同源），筋脉失养。风邪羁留，眼筋挛急，目不能眴，出现固定斜视。初用柴胡桂枝汤者，以病涉太、少二经。盖足太阳经脉起于目内眦，足少阳经脉起于目外眦，邪袭太少，风羁眼目，眼筋拘急，枢转不利，故目斜不能眴。方用柴胡桂枝汤，一以调和营卫，疏解外邪；一以和解少阳，启动枢机。五诊时外邪已解，目珠未正，加养血柔筋之品，以解眼筋挛急。守方6剂，终获治愈。

六、醉酒目赤

1996年2月22日，有父携子来校，求诊其子赤眼痼疾。老者述称："吾儿徐波，今方及冠。4岁时，偷饮白酒，量约八两，大醉仆地。内子见状，频换湿巾，冷敷头面。昏睡两日，醒后双目通红。求医已多，迄今未愈。昨得人荐，特来求治。"

观患者双目淡红，血丝从上而下者特多，风轮昏蒙，如罩薄雾，睫结干眵。自云：双目涩痛流泪，视物欠清，目眶胀痛，频易感冒。舌淡苔薄白，脉浮缓。其父又示药方一叠，凡五十余张，多系清肝凉血之剂。夫血受热则凝，遇寒亦凝，唯有温和，可助血行。方药过凉，瘀血安得消散？当温运活血，理气散瘀。

处方：桂枝15g，赤芍15g，归尾15g，茺蔚子12g，细辛6g，蝉蜕10g，密蒙花10g，车前子15g（包煎），红花10g，川芎10g，枳壳10g，槟榔片 10g，柴胡 10g，甘草 6g，大枣 10g，生姜 10g。水煎温服。

1 剂后，沙涩痛感减轻，眼眵减少。上方稍作加减，连进 8 剂，红丝消散，头目疼痛亦除。

按：酒性甘苦辛温，有毒，少饮通血脉、御寒气，过饮则伤身致病。故李时珍云"醉以为常者，轻则致疾败行，甚则丧躯殒命"（《本草纲目》）。成人尚且如此，矧小儿乎！以"酒性有毒，而复大热，饮之过多，故酒毒热气，渗溢经络，浸溢脏腑，而生诸病也"（《诸病源候论》）。徐孩饮酒过量，醉酒笃深，故昏睡两日。盖酒入肠胃，直走血液，使血液沸腾，身面赤热。父母欲解其酒，以冷水湿帕，频敷头面。随酒气上升之热血，骤遇寒凉湿帕，血凝阻络，以致眼目红赤。前之诸医，一见目赤，以为肝火上升，频投凉肝泻火之剂，岂非雪上加霜？徐孩目赤多年，久治不愈者，盖由此也。故宜温散寒凝、活血化瘀、理气止痛之法治之。方中桂枝、细辛、生姜，温散寒邪，解凝通络；赤芍、归尾、红花、川芎、茺蔚子，活血化瘀，消散血丝；枳壳、槟榔片，理气行血，止痛消涩；蝉蜕、密蒙花、车前子，养肝明目，利湿除昏。肝开窍于目，肝脏血充气畅，眼目功能，自能正常。故方中加柴胡、川芎，升发肝脏气血，且川芎"入肝家，行气走血，流而不滞"（《成方便读》），以利眼络瘀阻消散。如此组方，颇切病机，故能 8 剂获愈。

七、目珠作胀二例

例一：湿滞目胀

1990 年暑假回乡，赛龙坐堂。8 月 11 日，周世妙来诊，其年三十五，丰腴壮汉也。自云眼珠作胀，畏见强光，仰望天空，眼胀益剧，久视昏花，已有月余。伴头额昏重，四肢沉重，脘腹作胀，纳呆乏味，便溏黏厕，小便短赤，解出不畅。细审其目，白睛淡黄，布有淡红血丝。诊得六脉濡缓，舌苔白腻。此湿阻气滞所致。用胃苓汤加味治之。

处方：苍术 15g，厚朴 15g，陈皮 15g，桂枝 12g，白术 15g，茯苓 15g，猪苓 10g，泽泻 15g，决明子 15g，茵陈 20g。水煎温服。

二诊（8 月 14 日）：上方仅服 1 剂，目胀大减，诸症亦轻。观其气轮清晰，苔转薄白，脉见浮缓。乃湿邪减退佳象，效不更方，嘱原方再进1剂。

按： 此感受湿邪，而致目胀。盖湿犯头目，清阳被蔽，故头重眼胀；湿困脾胃，则四肢沉重，脘腹作胀；湿滞肠道，则便溏黏厕；湿流膀胱，则小便短赤不畅。故宜理气燥湿，渗湿下行。方中平胃散，燥湿运脾，理气和胃，使清气上升，浊阴下降；五苓散利水渗湿，温阳化气，使湿邪或从汗解，或从小便而出；决明子"为明目粹光专药"（《徐灵胎医书全集·药性切用》），可治久视昏花；茵陈利湿而退目黄。方药服后，湿除阳升，目胀遂愈。

例二：气郁目胀

孟小燕，三旬少妇，华蓥市双河人。

半年前夫妻反目，并遭拳殴，痛哭数日，茶饭不思。后经父母责训，丈人教诲，其夫悔错，祈妻原宥。复劝孟妇，宽怀大度，终得夫妻和好。但伊气郁太过，留下目胀病根，迄今数月难除。1986年4月6日，来求余诊。

自谓目胀不休，拍打稍舒，时而晕眩，乳胁胀痛，纳呆食少，口苦咽干，言罢并告前事。舌苔薄白，切脉弦缓。此肝气郁结，气滞目胀。当疏肝理气。用逍遥散加减。

处方：柴胡15g，白芍15g，川芎15g，白术15g，茯苓15g，香附15g，郁金15g，甘草6g，夏枯草15g，栀子10g。水煎温服。

月余因他病来诊，告谓：1剂目胀、胁痛大减，晕眩亦除；连进3剂，遂安。

按： 肝开窍于目，肝之经脉，连于目系。患者突遭家暴，肝郁不达，经气不疏，故目胀胁痛；气郁化火，则口苦咽干。"七情内伤，脾胃先病"（《原机启微》），故见纳呆食少；且"脾胃虚，九窍不通"（《脾胃论》），亦致目胀。治当疏肝解郁，理气消胀。方中柴胡升肝胆清气，配香附、郁金，使肝气调达，郁结可解；白芍柔肝缓急，"通顺血脉"（《名医别录》）；以川芎易当归者，盖川芎既可养血活血，又可"行气开郁"（《本草纲目》）；白术、茯苓、甘草，健脾益气，以防木侮；夏枯草、栀子，清泻郁火。诸药合用，肝郁得疏，脾气得复，气血和畅，目胀诸症，自可获愈。

八、近视

龚女春华，年方二九，近视清晰，稍远模糊，已有4年。有医嘱服杞菊地黄丸，龚遵而服之，连服10瓶，未见疗效。1992年1月21日，来校求治。

观其面色萎黄，唇淡无华。测其视力，左眼0.5，右眼0.6。舌淡苔薄白，切脉细缓。询其他症，则曰：劳则头晕目眩，心悸易疲，经水一月再至，量多色淡。综合脉症，此气血亏也。治当补益气血。用补中益气汤合八珍汤加减。

处方：黄芪30g，党参15g，白术15g，升麻10g，柴胡10g，当归15g，白芍15g，熟地黄15g，川芎12g，枸杞子15g，菊花15g，石斛15g，甘草6g。4剂，水煎温服。

二诊（1月27日）：服上方4剂，视力有所增强，稍远景物，亦能看清，他症亦觉缓解。然视远稍久，目眶作胀。舌苔薄白，脉象浮缓。上方稍作加减，续进4剂。

处方：黄芪30g，党参15g，柴胡15g，当归15g，白术15g，熟地黄15g，川芎12g，白芍15g，枸杞子15g，菊花15g，石斛15g，五味子10g，枳壳15g，甘草6g。水煎温服。

三诊（2月24日）：服上方4剂之后，瞻视远景，已觉清晰。病得初愈，便停方药。前日月经又至，初来量多色暗，渐次量少色淡，淋沥半月不净，视力又见下降，远视模糊，且觉目胀，夜多噩梦，惊恐而醒。舌淡苔薄白，脉沉细缓。改用人参养荣汤加减。

处方：黄芪30g，党参15g，白术15g，茯苓15g，当归15g，赤白芍各15g，熟地黄15g，丹参15g，香附15g，枳壳15g，枸杞子15g，杭菊花15g，升麻10g，龙眼肉10g，甘草6g，远志10g，石菖蒲10g。水煎温服。

四诊（2月26日）：服上方1剂，经血得止，视力稍佳，夜梦减少。效不更方，续进3剂。

后守三诊方药，服至3月中旬，左右眼视力，分别为1.0、1.1，旋随亲友，外出打工，未能继续治疗。

按：近视病因，古人认识不一，甚或相左。如李东垣谓："能近视，不能远视者，阳气有余，阴气不足也，乃血虚气盛也。血虚气盛者，皆火有余，元气不足也。"王海藏则曰："目能近视，责其有水，不能远视，责其无火。"所论对立，宗何为是？验诸临床，气血亏虚者，亦未少数。盖近视者，多为后天形成，且多为中小学生。此皆因不良用眼习惯，或用眼过久，耗竭目力；或读写光线过强过弱，眼距过近，目珠调节痉挛，气血耗伤。且今之中小学生，作业过多，睡眠不足，血难归肝，致肝血不足，眼乏滋养，长此以往，导致近视。本例患者，面色萎黄，头晕目眩，心悸困倦，经水一月二至，量多色淡，脉象细缓，皆气血不足之象。故用补中益气汤和八珍汤，补益气血；加枸杞子滋肝补肾。菊花一物，《本草纲目》谓其"益肝补阴"；《珍珠囊补遗药性赋》谓其"养目血"，用于方中，养肝明目。三诊时，因其初见疗效，便停方药，经来血虚，视力复降，仍以前法为治；兼见夜多噩梦，故入远志、菖蒲，安神益智，如此已含古人治此常方——定志丸矣。后守此方，视力明显上升。

成都中医药大学陈达夫教授认为：眼的屈光状态，是靠睫状肌收缩舒张、晶状体固有的弹性来调节完成的。而睫状体合睫状体小带，属足厥阴肝经。故不论远视或近视，都是由于厥阴肝气不舒，气机不利，睫状体小带的调节失灵所致。其主张用补肾调肝、舒筋活络的屈光不正方（楮实子25g，菟丝子25g，茺蔚子18g，枸杞子15g，木瓜15g，青皮15g，五味子6g，伸筋草25g，松节15g。水煎每日1剂，连服3个月；或上方各味药剂量加大10倍，研细末制丸，每次9g，每日3次）治疗。

九、云雾移睛（飞蚊症）二例

例一

贺生显兵，年方十六，初中学生，家濒渠江。

视力下降，已逾半年，近视尚可，远视昏蒙。眼前黑影飘动，时如雾团，时若蚊翅，时似蛛丝，随视线移动。偶见闪光，瞬间消失。眼内干涩，常欲闭目。看书片时，眼胀头晕，影响学习，成绩下降。求医凡四，鲜有功效。贺生苦恼，父母忧愁。贺有表兄杨生，从余学医，闻贺生患病，久治难愈，荐就余医。贺父闻之欣然，促妻领儿赴医。乃于1991年5月7日来诊。

症如上述，查其双眼，并无异常，然目珠胀甚。舌红苔薄白，脉象弦细。乃按肝肾亏虚论治。拟杞菊地黄丸加减投之。

处方：熟地黄18g，山茱萸15g，山药15g，茯苓15g，牡丹皮12g，泽泻15g，菊花15g，决明子15g，车前子15g，当归15g，白芍15g，夏枯草15g。水煎温服。

二诊（5月11日）：讵料服后，眼前黑影如故，视力并未改善，反致目眃、眉骨胀甚，头昏沉重。苔转白腻而厚，脉浮细缓。细询之，除目胀外，大便素溏，头额胀重。此内湿已久，药用滋阴，反助内湿。改用五苓散加味，利水除湿，以觇进止。

处方：桂枝15g，白术15g，茯苓15g，泽泻18g，猪苓12g，车前子15g，苍术15g，菊花15g，蝉蜕10g，决明子15g，夏枯草15g，甘草6g，香附15g。水煎温服。

三诊（5月14日）：仅服1剂，看书视物，较前清晰，然眼前黑影未消。刻下临近毕业，功课繁忙，作业甚多，读写稍久，头昏脑胀，字迹模糊，闭目片时，视力稍好。舌淡红，苔淡黄而厚，脉细缓。效不更方，加减续进。

处方：桂枝15g，白术15g，茯苓15g，猪苓12g，泽泻18g，白豆蔻10g，薏苡仁30g，车前子15g，菊花15g，当归15g，蕤仁15g，蝉蜕10g，密蒙花12g，南沙参15g，甘草6g。2剂，水煎温服。

四诊（5月21日）：视力已有改善，眼前黑斑，转为黑点；目胀消除，眉胀已轻。舌淡红，苔薄白腻，脉细缓。守前法，稍作加减，续进。

处方：桂枝15g，白术15g，茯苓15g，猪苓12g，泽泻15g，党参15g，枸杞子15g，菊花15g，蕤仁15g，蝉蜕10g，决明子15g，枳壳15g。水煎温服。

五诊（5月24日）：远视仍见黑点飞舞，近视已无，眉骨酸胀。舌淡苔白，脉沉细。守上方，间日1剂。

六诊（6月7日）：上方连进6剂，白昼黑点偶见，夜观灯火，似有黄圈外罩，头额重胀，口苦。舌红苔转水黄厚腻，脉细缓。改用三仁汤加减。

处方：白豆蔻 10g，薏苡仁 30g，杏仁 10g，决明子 15g，茯苓 15g，半夏 15g，厚朴 15g，滑石 20g，白芷 15g，川芎 12g，黄芩 12g，菊花 15g，广藿香 15g，夏枯草 15g。3 剂，水煎温服。

七诊（6 月 15 日）：视力恢复，远近视物清晰，眼前黑圈、黑点均已消失，看书亦不头昏目眩，唯眼球按之微胀。舌苔薄白，脉细缓。拟补中益气汤加入滋养肝肾之品，以资巩固。

处方：黄芪 20g，党参 15g，当归 15g，白芍 15g，熟地黄 15g，枸杞子 15g，杭菊花 15g，石决明 20g，柴胡 15g，五味子 10g，石斛 15g，茯苓 15g，白术 15g，甘草 6g。3 剂，水煎温服。

贺生经此一病，爱上中医，后考入我校，随余习医。

按：此病初诊，未加详审，套用成方，服后罔效。后经细诘，知其头额胀重，大便素溏，再据苔白厚腻，方知湿邪内阻所致。改用利水除湿之法治之，终获治愈。四川盆地，环周高山，水气难散，秋冬雾多照寡，素来湿重，沿江尤甚，晨昏浓雾弥漫。该生临江而居，晨踏河岸入校，晚行江畔归家，日复一日，雾气湿邪，难免上犯。经曰"因于湿，首如裹"，故见头脑胀重；湿犯眼目，清窍失灵，故视力下降；湿为水之气，五行水应黑色，故眼见黑影飞舞。方中五苓散化气利水，健脾除湿；加菊花、决明子、夏枯草，清肝明目；当归、白芍，养肝和血；车前子利水明目。三诊时加蕤仁、蝉蜕，祛风养肝明目。六诊时已入夏季，湿从热化，舌红苔转水黄厚腻、口苦，故改用三仁汤加减，意在宣畅气机、清利湿热。待湿除热祛，再以补中益气汤加减，益气健脾，升举阳气而收功。可见云雾移睛（飞蚊症），并非全因肝肾亏虚，亦有湿浊犯目者。

例二

冉妇茂碧，年近六旬。1998 年 5 月 16 日初诊。

自觉眼前黑影飘动，左眼为最，或如飞蚊，或如青烟，渐致视物不清，已有年余。曾在某眼科医院治疗，服药月余，黑影如故。经人推荐，其夫相陪，来就余诊。

询之，除上述症外，兼见左侧项强，头痛眩晕，步态不稳，胁胀隐痛，神疲食少，口咽干燥，浅饮辄止。查其左目淡红，按之作胀，舌淡苔黄厚腻,脉沉弦无力。此肝郁血虚并夹湿邪,气血不能上荣眼目所致。当疏肝养血,理气化湿为治。用逍遥散加减。

处方:柴胡15g,白芍15g,当归15g,白术12g,茯苓15g,枸杞子15g,川芎10g,枳壳15g,槟榔片15g,决明子15g,石决明20g,楮实子15g,苍术15g,白豆蔻10g,粉葛根30g,蔓荆子12g,甘草6g。3剂,水煎温服。

二诊(6月3日):连进3剂,左目血丝消散,按之亦不觉胀,头痛眩晕均除,眼前亦无黑影飘动,仅视物欠清。家中财帛,一时不济,停药旬日,头痛又作,但无眩晕,行走步稳。细观双目,左瞳偏大于右,近又胃脘积胀,口淡乏味,纳差难化。苔转薄白,脉沉细缓。宜补肝肾,兼消食化滞。

处方:熟地黄15g,山药15g,楮实子15g,菟丝子15g,枸杞子15g,五味子10g,当归15g,沙苑子15g,楂曲各20g,柴胡15g,白豆蔻10g,茯苓15g,泽泻15g,薏仁15g,菊花15g,柴胡15g,防风15g,甘草6g。3剂,水煎温服。

按:今之飞蚊症,古称云雾移睛。如《证治准绳》载:云雾移睛证"人自见目外,有如蝇、蛇、旗旆、蛱蝶绦环等状之物,色或青黑、粉白、微黄者,在眼外空中飞扬缭乱。仰视则上,俯视则下"。其病之致,或肝肾阴亏,瞳乏滋营;或气血亏虚,目失营养;或湿浊上泛,遮挡神光;或气滞血瘀,眼络受阻,皆可导致云雾移睛。本例兼见头痛眩晕、胁胀隐痛、神疲食少、口咽干燥、舌淡苔黄厚腻、脉沉弦无力等脉症,诊为肝郁血虚夹湿,故用逍遥散加减。方中柴胡疏肝解郁;归、芍养血和营,补肝体而助肝用;茯苓、白术、甘草,健脾益气,俾气血生化有源,土旺亦御木侮;苍术、白豆蔻,燥湿健脾,开胃进食;枳壳、槟榔片、川芎,理气活血;决明子、石决明、楮实子,清肝明目,并补肝肾;葛根、蔓荆子,清利头目,并除头痛项强。3剂后湿除气畅,眼前黑影消散。再滋补肝肾,以图全功。

十、胬肉攀睛二例

例一

罗君怀春，而立之年，华蓥市阳和镇人。1998 年 2 月 27 日来诊。

右目大眦，胬肉隆起，向外延及黑睛，上布血丝，痒涩不舒，流泪多眵，伴右额胀痛。舌红苔薄白，脉浮滑。此心肺风热，上壅眼目，气血瘀滞而成。治宜祛风清热，通络散瘀。

处方：防风 10g、蝉蜕 10g、白芷 15g、木贼 12g、桑白皮 15g、黄连 10g、麦冬 10g、黄芩 15g、决明子 12g、赤芍 12g、茺蔚子 12g、川芎 12g、车前子 12g、刺蒺藜 10g、密蒙花 10g、菊花 10g、甘草 5g。水煎温服。

外治方：取雄雀粪（药名白丁香，即雄性麻雀之粪便。雀粪皆呈圆柱形，表面色白，长 5～8mm，直径 1～2mm。其形小而上尖者，即雄雀粪也）晒干，研极细末，放舌上化开，感觉无渣为准。以人乳调和如泥（先父在中公，常用首胎妇人乳汁），临卧点于胬肉上。点药后眼部可有轻度涩痛，并流泪，闭目可得缓解。

幼时，尝见先父在中公，运用此方，治疗胬肉攀睛，因记心中。余用此方，凡鲜人乳均可，不必拘于头胎妇人乳汁。点药于目内眦，令眼稍眨即闭目，其效尤佳。

二诊（3 月 14 日）：上方已进 7 剂，并每日点药外治，胬肉退缩过半，头痛消除。效不更方，上方续进 5 剂，外治同前。

月余后见之，胬肉全消。

按：胬肉起自大眦，浮于白睛。以大眦属心，白睛属肺，故系心肺风热。凡触风冒日，烟尘熏灼者，日复一日，经络瘀滞，遂结生胬肉。方中防风、蝉蜕、菊花、白芷、决明子，祛风明目，止痒收泪；桑白皮、黄连、麦冬、黄芩，清心肺热邪；赤芍、川芎、茺蔚子，活血化瘀；车前子清肝肺风热，通利水道，导热下行；密蒙花祛风凉血；刺蒺藜散风行血，《本草汇言》谓其"去风下气，行水化癥之药也……久服有去滞之功"。胬肉牢固攀睛，类似微癥，故用以软化胬肉。

例二

王君世友，而立之年。20 世纪 90 年代初，患胬肉攀睛，服药注射，半年未愈。1994 年 4 月 27 日，来校求诊。

审其右眼外侧，胬肉隆起，肉色灰白，上布深红血丝，起自锐眦，向内延伸，已半遮风轮矣。自云：近来右眼，视物模糊，痒涩兼痛，频频流泪，眵多黏睫。又询他症，则口苦乏味，纳少脘闷，胸胁胀气游走，头痛时作，右侧为多。舌红苔白，切脉弦数。乃肝胆风热，上熏眼目而成。治宜疏散风邪，清泻肝胆，活血散胬。

处方：蝉蜕 10g，菊花 12g，柴胡 12g，黄芩 12g，木贼 10g，刺蒺藜 12g，蕤仁 12g，羌活 10g，蔓荆子 12g，赤芍 12g，当归 12g，决明子 12g，密蒙花 10g，茺蔚子 10g，甘草 5g。2 剂，水煎温服。

外治方：同例一。

二诊（5 月 1 日）：右侧头痛、目涩痛均减，胬肉血丝转淡，流泪眼眵减少。舌淡红苔薄白，脉浮弦缓。上方加减再进。

处方：蝉蜕 10g，乌贼骨 10g，密蒙花 10g，柴胡 12g，黄芩 12g，木贼 10g，当归 12g，赤芍 12g，蕤仁 12g，决明子 12g，白豆蔻 10g，枳壳 10g，槟榔片 10g，杭菊花 10g，甘草 5g。4 剂，水煎温服。

三诊（5 月 11 日）：服上方 4 剂，右眼胬肉，变薄收缩，风轮显露，视物清晰，眼泪减少，微有涩痛。上方稍作加减，续进。

处方：刺蒺藜 10g，木贼 10g，蕤仁 12g，柴胡 12g，赤芍 12g，乌贼骨 10g，当归 10g，茺蔚子 10g，细辛 6g，葶苈子 10g，大枣 8g，菊花 10g，蝉蜕 10g，白豆蔻 10g，密蒙花 10g，甘草 5g。2 剂，水煎温服。

5 月 17 日，患者赶场，顺道来问，可否停药。余见其右眼胬肉，大体平复，为防复发，嘱再进 2 剂。

按： 足少阳胆经，起于目锐眦，络肝属胆；其经别系目系，合足少阳经于目外眦。故肝胆二经，感受风热，循经上目，锐眦先受。风热阻目，经络瘀滞，渐起胬肉，向内延伸。故当疏风清肝，理气活血。方中蝉蜕、菊花、木贼，散风清热，养肝明目；羌活、蔓荆子，祛风止痛；柴胡、黄芩，入少阳、厥阴，直除肝胆热邪；蕤仁"除左右眦热障胬肉"（《本草蒙筌》）；决明子、密蒙花，祛风凉血明目；刺蒺藜散风行血，磨消胬肉；赤芍、当归、茺蔚子，活血化瘀；甘草调和诸药。二诊时头痛缓解，目仍涩痛，故去羌活、蔓荆子，加枳壳、槟榔片理气消涩。后按此方，稍作加减，又进4剂，遂臻良效。

十一、眼睑痰核（眼胞痰核）

龚妇初秀，年甫四旬，临溪人。1994年6月14日来诊。

右眼上睑，突一硬核，大如豌豆，皮色不变，不痛不痒，视力无碍，扪之滚动，已有半年。初无感觉，近感右眼作胀，余无所苦。舌苔薄白，脉缓。此因恣食肥甘辛辣，脾胃蕴热化痰，痰热相搏，阻滞经络，结于睑内，渐成痰核。治宜理气化痰，软坚化结。用导痰汤加味。

处方：半夏15g，茯苓15g，陈皮15g，枳壳15g，制南星15g，竹茹12g，黄芩12g，海浮石20g，海蛤壳20g，牡蛎30g，白芥子15g，昆布15g，夏枯草15g，甘草6g。2剂，水煎温服。

二剂（6月18日）：服上方2剂，外观眼睑硬核，无明显变化。上方加减续进。

处方：法半夏15g，制南星15g，茯苓15g，陈皮15g，白芥子15g，生牡蛎30g，昆布15g，海藻15g，海浮石20g，水竹茹12g，炒枳壳15g，瓜蒌壳15g，浙贝母15g，川芎15g，玄参15g，半枝莲15g，夏枯草15g。4剂，水煎温服。

三诊（6月27日）：上方连进4剂，痰核明显缩小，按之眼仍作胀。舌苔薄白，脉浮缓。前方去半枝莲，加连翘15g，皂角刺6g。又进4剂，遂愈。

按：眼睑痰核，又称眼胞痰核。此因素喜辛辣，恣食肥甘，脾胃蕴热，化湿生痰，热与痰湿搏结，阻塞经络，结于眼睑，而成痰核。故治以化痰散结。方中二陈，治一切痰湿为病；南星善化风痰；白芥子善理皮里膜外之痰；昆布、牡蛎、海蛤壳，化痰软坚；夏枯草善消结核；竹茹通络化痰；黄芩清热燥湿。治痰必理气，气行痰消散。陈皮、枳壳，理气行滞。全方共收理气、化痰、散结之效。

十二、烂弦风

乔君维金，年三十有五，赛龙人氏。

双睑赤烂，已有年余。1991 年暑假，闻余赛龙坐堂，遂于 7 月 27 日来求余诊。

观其睑赤湿烂，下睑外翻，眵泪交融，结有黄痂，睫毛脱落，白睛淡红。并告：双眼瘙痒疼痛，擦拭出血，视力下降。舌苔薄黄而腻，切脉弦缓。此烂弦风也，乃脾胃湿热，兼受风邪，结于眼睑所致。治宜清热利湿，祛风止痒。治以消风散合泻黄散加减。

处方：当归 10g，生地黄 10g，防风 10g，荆芥 10g，蝉蜕 10g，木通 10g，苦参 12g，僵蚕 12g，栀子 12g，广藿香 10g，石膏 20g，苍术 12g，土茯苓 15g，白鲜皮 15g，刺蒺藜 12g，甘草 6g。煎取药汁，趁热熏眼，候温内服。另取药汁，洗涤眼睑。

1 剂后，痒痛缓解，眵泪减少。守方 8 剂，诸症消除，唯睑沿淡红，且无睫毛矣。

按：眼睑属脾胃，若脾虚生湿，或感受湿邪，郁久化热，湿热蕴结，可致眼睑湿烂；兼受风邪，则刺痒疼痛。治当清热利湿，祛风止痒。方中石膏、栀子，清泄脾胃热邪；藿香、苍术，芳香化湿；湿热交结，湿不去则热难除，并用木通，可导湿热自小便而出；苦参、白鲜皮、土茯苓、刺蒺藜，清热除湿，解毒止痒；防风、荆芥、蝉蜕、僵蚕，疏风止痒；当归、生地黄，养血活血，寓"治风先治血，血行风自灭"之意；生地黄且能"泻脾土之湿热"（《珍珠囊补遗药性赋》）；甘草解毒和药。诸药协调，共收清热除湿、祛风止痒之功。

十三、外伤视力下降

患儿邓刚，年仅七岁。1996 年，邓与邻儿，院坝嬉戏，互用泥土石子抛掷，不慎击中右眼，上睑裂口出血，痛哭不已。时邓家无人，邻儿父母见状，痛骂其子，并带邓孩找村医包扎。数日后，伤口愈合，而右目血丝不散，视力下降。苟感风寒，白睛通红，眼涩疼痛，咫尺可见，稍远模糊。邓孩父母，不究邻里，自带病儿，多处求医。惜药石不灵，父母忧愁。自是两家寡言少语。邻人见此，面有愧色，欲补子过，重修旧好。1997年2月14日，邻人专来询余，言及病因及治疗经过，之后问余："此儿眼伤可得愈乎？"余曰："未见其病，安可判之？君可带孩来诊。"当日午后，邻人偕邓家父子同至。方落座，邻人谓余言："请老师作证，此孩日后药款，由我承担，不尔心愧不安。"余闻而嘉许。邓父欣然微笑。

见患儿右目血丝密布，逼近瞳仁，黑睛浑浊，如罩雾气，眼含泪水，大眦起眵。询其所苦，则曰："头痛目疼，眼涩羞光，闭目稍缓。"其父又谓："自眼伤后，频繁感冒。昨又感冒，故目红加重。"舌红苔白，舌下青筋怒张，切脉浮细。此瘀阻眼球，气血不畅。治宜活血化瘀，理气止痛。方用桃红四物汤、桂枝汤、四逆散合方加减投之。

处方：桃仁10g，红花6g，归尾10g，川芎10g，赤芍10g，桂枝10g，柴胡10g，槟榔片10g，枳壳10g，白豆蔻10g，泽兰10g，车前子10g，茺蔚子10g，白芷10g，密蒙花8g，甘草4g，生姜3片。2剂，水煎温服。

二诊（2月18日）：服上方2剂，初服通身汗出，头目疼痛缓解，泪眵减少。今见右目红丝转淡，风轮较前清晰，已不羞光，视力明显改善，丈外之物，清晰可见，唯眼痒难忍。舌红苔白，脉弦而缓。效不更方，加减续进。

处方：桂枝10g，赤芍10g，红花6g，归尾8g，茺蔚子10g，柴胡10g，槟榔片10g，枳壳10g，木贼10g，刺蒺藜10g，蝉蜕10g，菊花10g，楮实子10g，密蒙花10g，白豆蔻10g，甘草4g，生姜3片。2剂，水煎温服。

其后邻家，又续配2剂。半月后，邻儿之父送来蔬菜一篮，以表谢意，谓曰："全仗老师治愈邓孩，不尔两家岂能和好如初。"

按：眼中经络密布，气血贯注，即使飞石击破眼睑，亦可伤及眼球。眼球构造精细，外而白睛、黑睛，护卫内之神膏、神水、真血、真气，虽各司其职，但相互为用，如有损伤，相互影响。飞石撞目，必伤气血。血伤则血溢而出，或血瘀停滞；气伤则升降失常，功能障碍。邓孩目伤之后，仅做外伤包扎，未及时活血祛瘀、调理气机，以致目红睛浑、流泪眵多、视力下降。为使伤眼复原，须当活血祛瘀，理气止痛。方用桃红四物汤（去生地黄防其滋腻）合泽兰、茺蔚子，活血祛瘀；柴胡、枳壳、槟榔片，调肝理气，气行则血行；桂枝温通经络，以利消散瘀血，并与柴胡、白芷，表散外邪；密蒙花"治羞明怕日"（刘完素《黄帝素问宣明论方·眼目门·石膏羌活散》），且治"赤涩多眵泪，消目中赤脉"（《开宝本草》）；"血不利则为水"，故加车前子，利水明目；云翳为湿浊所化，白豆蔻芳香化湿，用除云翳。二诊加楮实子，清肝明目；刺蒺藜、蝉蜕、菊花，祛风止痒，且能养肝明目。方药主旨，活血化瘀，理气消翳。瘀去气畅，湿去翳散，眼目自可康复矣。

十四、大眦漏二例

例一

蔡妇小云，年方五旬。1998 年 5 月 26 日来诊。

右眼大眦生疮，溃后年余不愈，时有清稀脓液，及淡血溢出，伴目痒流泪、大眦微肿涩痛。轻按睛明，内有硬物碍指，并溢清淡脓液。询其兼症，仅易于疲倦，头额隐痛，余无他症。舌淡苔白，脉见沉细。此大眦漏也。日久不愈者，一者气血亏虚，再者疮生"多骨"（又称疮内生"管"，或称"绵筋"。无论何疮，日久难愈，按之有硬感者，为多骨也），故难敛疮收口。欲其速愈，当补益气血，去除"多骨"。方用四君子汤合当归补血汤，加退管排脓、敛疮生肌之品。

处方：黄芪 30g，党参 15g，白术 15g，茯苓 15g，当归 15g，白芷 15g，薏苡仁 30g，天花粉 15g，细辛 4g，天葵子 10g，白及 12g，甘草 6g，灰苋菜 50g。水煎温服。

外用方：地牯牛 1 只，洗净，开水烫死，擂如泥，敷漏口，外贴纱布。每日 1 换。

1 剂痛痒缓解，效不更方，稍有加减。此后脓水反增，5 剂后退出"多骨"一枚，大如粗针，长近米粒，脓水遂少。共进 8 剂，创口愈合。

按：此病之初，良由心火上炎所致。若用导赤散加黄连、栀子等品，清心泻火，可得控制。然本案眦漏已久，局部并不红肿，证已转虚。故以

175

四君子汤加黄芪，补气健中；当归补血和血；薏苡仁、白芷、天花粉，托毒排脓；天葵子，解毒散结，利水祛湿；白及生肌长肉；细辛辛温通窍，使泪道畅通，利于排脓；灰苋菜，祛湿解毒，善治恶疮，能退疮生之多骨绵筋。全方意在益气补血、退管排脓，待气血健旺，脓净肌生，眦漏即可愈合矣。

余幼时先父尚操外科，尝谓余曰："疮疡日不愈，或因疮生多骨、绵筋。"灰苋菜内服可退"疮管"（即多骨、绵筋）；地牯牛外用可排脓退"管"。灰苋菜、地牯牛，《中药大辞典》中均有记载，但未言及其"退管"之功。

例二

江妇汉翠，七七之龄。1991年1月11日初诊。

近年来，左鼻时出衄血，量少色淡，鼻翼微见红肿。左目流泪多眵，大眦痒痛，时漏脓液。查其大眦，有一细小漏口，周边淡红，按之微硬，出脓清稀，震廓血丝色淡。自云：左目昏瞀，口苦咽干。切脉沉弦无力，舌尖红，苔薄黄。此眼漏兼鼻衄也。以其日久不愈，故当清解余毒，止血排脓，益气和营，而兼养阴。

处方：黄芪25g，党参15g，当归15g，赤芍15g，生地黄15g，白芷15g，天花粉15g，仙鹤草20g，藕节15g，当归15g，炒栀子15g，黄连12g，菊花12g，甘草6g，白茅根50g。2剂，水煎温服。

二诊（1月15日）：服上方2剂，鼻衄已止，初服大眦漏口，出脓反多，昨后渐少，大眦痒痛、口苦、咽干均得减轻。上方去仙鹤草、藕节、白茅根，续进2剂。

因临近春节，患者求愈心切，乃持方来问：可否改为每日1剂？余许之。又连服5剂，遂臻痊愈。

按：眼漏分大眦漏与小眦漏。大眦生疮，溃难收口，时流脓液血水，称为"大眦漏"；小眦漏则疮生小眦，仍系溃后日久不愈而成。《证治准绳·杂病》谓："大眦间生一漏，时流血水，其色紫晕，肿胀而疼，病在心部，火之实毒。治法宜补北方，泻南方。"江妇眦漏，时近一年，鼻衄量少色淡，眦漏出脓清稀。证属气血已亏，余热未净。故用黄芪、党参，益气扶正，托毒生肌；当归、生地黄，补血养阴；黄连、赤芍，解毒凉血，清解余热；白芷、天花粉，排脓生肌；炒栀子、仙鹤草、藕节，收敛止衄；菊花收泪明目；白茅根导热下行，并能生津止血。诸药配伍，共收益气养血、托毒生肌、敛疮止衄之功。

十五、胞轮振跳

眼睑不随人意，而自牵拽跳动，俗谓眼跳，名为"胞轮振跳"，亦谓"眼睑眴动"，上下眼睑均可发生，多见于成年人。其致病之因，或肝虚不足，血虚生风，筋惕肉眴；或心脾两虚，气血不足，筋脉失养而紧急振搐。此外，肝脾不和，经气不畅，亦复有之。盖肝开窍于目，眼睑属脾，若肝气郁结，木乘土位，致使肝脾二经，气滞不顺，则出现眼睑眴动。《证治准绳·七窍门》云："目睥不待人之开阖，而自牵拽振跳也。乃气分之病，属肝脾二经络牵振之患。人皆呼为风，殊不知血虚而气不顺，非纯风也。"此类胞轮振跳者，常以调和肝脾之法，用痛泻要方合四逆散加减，一服即止。

付某，而立之年，邻校村民也。一日来问："眼跳可得药愈？"答曰："可也。"见其左上睑，贴一豆大红色纸屑，便问何故？答曰："眼跳旬余，间或一止。人谓'左眼跳财，右眼跳灾'。并教于振跳处，贴以红纸，可避灾祸，是以贴之。然仍振跳不宁，心神不安。"余笑曰："此不足信也，乃肝脾不和所致，可服药而愈。"舌红苔薄白，切其脉弦缓。疏痛泻要方合四逆散加味予服。

处方：白术15g，白芍15g，陈皮12g，防风10g，柴胡12g，枳壳12g，僵蚕12g，白附子10g，甘草5g。水煎温服。

1剂胞轮振跳即止，且未复发。

按： 方中白术、甘草，培土健脾，以御木侮，甘草且能调和诸药；白芍敛阴养血，柔肝涵阳，且"白芍药益脾，能于土中泻木"（《本草纲目》）；防风祛风解郁，舒展脾气；柴胡疏肝解郁，并理脾胃气滞，故《神农本草经百种录》云："柴胡，肠胃之药也……以其气味轻清，能于顽土中，疏理滞气。"其与白芍配伍，又能理气和血。陈皮、枳壳，理气和胃，防白术壅滞气机；动者风之象也，僵蚕善"祛皮肤间诸风"（《医学启源·用药备旨》），故用以息风止眴；白附子"善祛游走之风，能引药势上行，治头面百病"(《徐大椿医书全集·药性切用》)。以痛泻要方，移治胞轮振跳者，盖其病机，亦肝脾不和之故也。

十六、舌麻（舌痹）

江妪乾玉，年甫花甲，中和二村人。2001年9月14日来诊。

舌体麻木，如咀花椒。来诊时面色萎黄，劳则头晕、心悸气短，健忘失眠，胸胁胀痛。舌淡红苔薄白，脉细缓无力。此气血亏虚，舌失滋养所致。治当补益心脾。方用归脾汤加减。

处方：党参15g，黄芪20g，白术15g，茯苓15g，当归15g，木香10g，远志10g，酸枣仁（炒）15g，龙眼肉15g，柴胡15g，白芍15g，枳壳15g，甘草6g。2剂，水煎温服。

二诊（9月17日）：上方服后，舌麻有减，头晕、心悸缓解，胸脘仍胀，眠差易醒，咽痛。舌淡苔薄白，脉细缓。上方加减再进。

处方：当归15g，黄芪20g，党参15g，白术15g，茯苓15g，远志10g，酸枣仁（炒）15g，龙眼肉15g，白芍15g，枳壳15g，香附15g，柴胡10g，木香15g，桔梗15g，射干15g，甘草6g，首乌藤20g。2剂，水煎温服。

三诊（9月21日）：舌麻已除，唯睡眠仍差。仍以归脾丸为主，加入柏子仁、交泰丸等，愈其不寐。

按：舌麻亦称舌痹，《中医大辞典》云："舌痹，病名，指舌体有麻木不仁的感觉。"无故舌麻，多为心血不足。《中医大辞典》引《医钞类编》云："舌无故常自痹者，名舌痹。由心血不足，不可作风治，理中汤加当归，或归脾汤加炮姜服之。"此因营血亏虚，滋养不足，因致麻木。舌为心窍，舌本属脾，故舌麻关乎心脾；结合面色萎黄、头晕、心悸、气短、健忘、失眠等症析之，当为心脾气血亏虚所致。故当益气养血，健脾养心。拟用归脾汤加减。方中四君合黄芪，健脾补中，俾脾土健旺，气血生化有源；当归、龙眼肉，补血养心；茯苓、酸枣仁、远志，宁心安神；木香理气醒脾，使方药补而不滞；以其胸胁胀痛，又合四逆散，疏肝理气。2剂后气血渐旺，舌麻有减，头晕、心悸亦缓，而胸脘仍胀，睡眠仍差，又增咽痛。故守上方，加香附以增疏肝理气之力；首乌藤养血安眠；桔梗、射干止咽痛。前后4剂，气血渐充，而舌麻消除。仍以归脾汤加减，愈其不寐等症。

十七、牙痛

临溪傅廷柏，年逾五旬。1989年12月11日，来就余诊。

隆冬感寒，右侧齿痛，昼缓夜甚，难以入眠，屡服西药，半月未减。来诊时右面浮肿，右上下牙松而浮动，弗能咀嚼，但饮汤羹，痛引右耳，并致耳鸣、重听。伴头昏胀，身恶寒。嘱其张口细审，则右牙上下，龈肿色红，渴喜温饮。舌淡苔薄黄，脉象沉数，重按无力。此阳虚感寒，胃有积热。治当温阳解表，清胃凉血，略兼活血。方用麻黄附子细辛汤合清胃散加减。

处方：麻黄10g，附片15g（先煎），细辛6g，生地黄15g，黄连15g，升麻15g，牡丹皮15g，白芷15g，骨碎补15g，柴胡15g，川芎10g，川椒30粒。2剂，水煎温服。

二诊（12月14日）：服上方2剂，牙痛大减，已可咀嚼软食，唯两耳轰鸣、听力下降如故，口干口苦，头晕胀。舌淡红苔薄白，脉沉细缓。前方去清胃散，加入通气散。

处方：柴胡15g，香附15g，川芎15g，葛根30g，磁石30g（先煎），麻黄10g，附片10g（先煎），细辛6g，升麻15g，远志10g，黄芩15g，天花粉15g，白芷15g，甘草6g。水煎温服。

三诊（12月17日）：牙痛已愈，耳鸣亦减，听力稍复，夜间口干，头微昏胀，四肢不温，夜尿频多，腰膝酸软。舌淡红苔薄白，脉沉细缓。此系肾阳虚亏，宜温肾壮阳。

处方：附片10g（先煎），熟地黄20g，山茱萸15g，怀山药15g，杜仲15g，肉桂10g，补骨脂15g，骨碎补15g，益智15g。水煎温服。

后以此方稍作加减，连服6剂，耳鸣重听，亦得治愈。

按：张景岳《景岳全书》云："肾虚而牙痛者，其病不再经而在脏。盖齿为骨之所终，而骨则主于肾也。故曰：肾衰则齿豁，精固则齿坚。"患者牙痛松浮，昼轻夜重，牙龈红肿，渴喜温饮，头昏恶寒，舌淡苔薄黄，脉象沉数，尺脉无力，乃阳虚感寒，胃中积热所致。故当温阳解表，清胃凉血。方中麻黄解太阳之表；柴胡解少阳之表；白芷解阳明之表，并治牙痛。如此毛窍开泄，外邪逐出。附片温肾助阳，振奋阳气，鼓邪于外；细辛外助麻黄解表，内助附片温里，并止牙痛；黄连苦寒，直折胃热；升麻清胃解毒，并止牙痛；生地黄、牡丹皮、川芎，凉血活血；骨碎补固肾强骨，善治牙齿松动疼痛。故药仅 2 剂，牙痛即止。二诊以耳鸣、听力下降为主，故去清胃散，加通气散。王勋臣谓此方："治耳聋不闻雷声。"其方由柴胡、香附、川芎组成。柴胡疏少阳经气郁结，香附行气开郁，川芎活血行瘀。该方用以治疗少阳气血郁闭之耳鸣、重听，有桴鼓之效。葛根善治耳聋，近代多有报道。磁石治耳聋，古已有之，故一并加入。末以右归丸加减，温肾壮阳，扶正收功。

十八、牙痈

关君贤田，年甫而立，临溪人也。

左上犬齿，每月作痛，牙龈浮肿，连及左侧上唇鼻翼，肿痛微红。每病发，服抗生素数次，肿痛消散，已逾半年，不得根治。1998 年 2 月 9 日，专来询余："吾牙痛每月必发，已超半年，中药可否根治？"余曰："牙痛复发，必有其因，待诊后告之。"视其左面浮肿，鼻沟淡红。乃令自翻上唇，见左侧犬齿龈肿焮红。按之坚硬，痛引上唇鼻沟。自觉犬齿伸长，触之剧痛。伴头痛身强，微恶风寒，咳嗽痰稠，咽干而痛，左鼻阻塞，左面灼热，纳谷呆滞。舌红苔黄，脉象浮数。诊毕谓曰："君之所患，牙痛也，乃脾胃积热，化火上逆而致。今又外感风邪，肺失宣肃而作咳。"关曰："原来如许。"乃以清胃泄热合解表宣肺止咳为法治之。用清胃散合麻杏石甘汤加减。

处方：黄连 15g，当归 12g，生地黄 15g，升麻 15g，白芷 15g，牡丹皮 15g，麻黄 10g，杏仁 15g，石膏 30g，细辛 6g，桔梗 15g，半夏 15g，金银花 15g，连翘 15g，僵蚕 15g，牛蒡子 15g，重楼 15g，玄参 15g，甘草 6g。水煎温服。

二诊(2月11日)：上方服后，牙龈肿痛大减，头痛、咳嗽、恶寒均除，左鼻仍塞，纳谷未复。舌红苔黄，脉象弦数。上方加减，再清余热，拔其伏邪，以杜复发。

处方：辛夷10g（包煎），苍耳子10g，升麻12g，石膏20g，细辛6g，白芷15g，玄参15g，黄连15g，僵蚕15g，牡丹皮15g，连翘15g，金银花15g，夏枯草15g，天葵子15g，砂仁10g，广藿香10g，甘草6g。水煎温服。

连进2剂，诸症消除。半年后遇之，告谓：牙龈肿痛未再复发。

按：患者牙龈，为何反复肿痛？因其每现龈肿，便服抗生素，一见痛止，便即药停，邪未根除，潜伏龈内，或食辛辣，或感六淫，引动伏邪，牙痛龈肿，因而复作。方用清胃散加重楼、僵蚕、金银花、连翘、玄参等，清胃泻火，解毒消肿；因其感冒咳嗽，加入麻杏甘石汤并桔梗、半夏、牛蒡子，辛凉解表，宣肺止咳；另入少量细辛，兼制黄连、石膏等苦寒之品，又"善开结气，宣泄郁滞"（《本草正义》），使伏邪难留。如此表里双解，肺胃同治，故能应手而效。

十九、牙松酸楚

江妇小英，年近花甲，中和人。

右侧下牙上浮，松动酸楚，时有齿衄，咀食即痛，三餐稀软，囫囵咽下，已逾月矣。1989年7月17日，来就余诊。

细觇牙龈，不红不肿。自谓：平时不觉疼痛，苟遇酸甜冷热，齿若触电，酸痛难忍，口渴欲饮，茶水宜温。舌淡苔薄白，脉沉细无力。此虚火夹胃热上浮所致。治当清胃养阴，引火归原。用玉女煎加桂、附治之。

处方：石膏15g，知母15g，麦冬15g，怀牛膝15g，熟地黄20g，附片6g（先煎），肉桂6g，骨碎补15g，胡桃仁4个。水煎温服。

1剂牙痛止；2剂牙齿紧固，且未复发。

按：方中熟地黄，滋补肾阴，使虚火归窟而能固守；石膏清泄胃热；知母滋清兼备，一助石膏清胃止渴，又助熟地黄滋养肾阴；麦冬甘寒，既滋肾阴，又润胃燥；牛膝补肝肾，且降上浮之虚火；少量桂、附，引火归原；骨碎补益肾强骨，善治牙齿松动；胡桃仁补肾固齿，亦治牙齿松动。方药服后，胃热得清，肾虚得补，虚火归原，遂使松牙得固、齿酸消除、咀嚼自如矣。

二十、肾虚牙痛

夏妇朝翠，年逾五旬。2000 年 12 月 21 日来诊。

自谓：左上牙龈肿胀，已达 5 年。咀嚼疼痛，唯进粥羹。查其左牙，上龈浮肿，色泽淡红，肿及左面，按之疼痛。自觉痛齿增长，偶触下牙，酸痛难忍。伴见头晕，背寒足冷，胃脘隐痛，纳谷呆滞，腰膝酸软，夜尿频多。舌淡胖苔薄白，脉沉细缓，重按无力。此肾虚牙痛，系肾虚阳浮所致。治当温肾壮阳。用八味丸加味。

处方：熟地黄 20g，山茱萸 15g，怀山药 15g，牡丹皮 12g，茯苓 15g，泽泻 15g，附片 12g（先煎），肉桂 10g，细辛 6g，骨碎补 15g，怀牛膝 15g，胡桃肉 3 个。2 剂，水煎温服。

二诊（12 月 25 日）：上方服后，头晕消除，龈胀稍减，肿未消退，牙可轻触，不能咀嚼，面肿稍减，纳谷稍增，背仍畏寒，腰仍酸软，夜尿频急，稍慢遗出。舌淡胖苔薄白，脉仍沉细。上方加入缩泉丸，温肾缩尿。

处方：熟地黄 20g，山茱萸 15g，怀山药 15g，牡丹皮 10g，茯苓 15g，泽泻 15g，附片 12g（先煎），肉桂 10g，补骨脂 15g，细辛 6g，覆盆子 15g，益智 15g，桑螵蛸 15g，怀牛膝 15g，胡桃肉 3 个。2 剂，水煎温服。

三诊（2001 年 1 月 1 日）：背寒腰酸缓解，夜尿减少，龈肿稍减，面未全消，咀食仍痛，痛引左耳。舌淡胖苔白润，脉沉细缓。上方去缩泉丸，加入潜阳丹，继进。

处方：龟甲 6g，砂仁 10g，炙甘草 6g，附片 15g（先煎），肉桂 10g，熟地黄 20g，山茱萸 15g，山药 15g，牡丹皮 12g，茯苓 15g，泽泻 15g，骨碎补 15g，菟丝子 15g，补骨脂 15g，怀牛膝 15g，胡桃肉 3 个。3 剂，水煎温服。

四诊(1 月 10 日)：服上方 3 剂，牙龈肿消痛止，可咀软食，胃纳大增，畏寒消除，腰膝有力。上方加减续进。

处方：熟地黄 10g，生地黄 10g，肉桂 10g，附片 15g（先煎），山茱萸 15g，山药 15g，牡丹皮 15g，泽泻 15g，龟甲 6g，砂仁 10g，露蜂房 15g，菟丝子 15g，补骨脂 15g，怀牛膝 15g，天冬 12g，炙甘草 6g。水煎温服。

此方连进 3 剂，牙龈肿痛，竟获痊愈。

按：牙龈肿痛，有虚实之分。实者或风热郁结而致，或胃中积热而生。因于风热者，必有发热、身痛等表证可循，龈肿色红，法宜宣散风热，方如消风散；胃中积热者，定见口臭气热、心烦口渴、龈肿焮红，法宜清泄胃热，方如清胃散。其虚者，亦有阴阳之分。肾阳虚乏，阴寒上攻者，其人面白无华、龈肿苍白或淡红、舌多青滑，法宜扶阳抑阴，方如八味丸、潜阳丹；肾阴亏虚，虚火上炎者，其人多见潮热心烦、渴欲饮冷、小便短赤、龈肿不甚，法宜滋肾养阴，方如六味丸，甚者知柏地黄丸。

本例患者，病历 5 年，龈肿淡红，且致面浮，伴见背寒足冷、腰膝酸软、夜尿频多、舌淡胖苔薄白、脉沉细缓、重按无力等肾阳亏虚脉症，故当温肾壮阳。初诊用八味丸，加骨碎补、牛膝、胡桃肉等补肾之品，其效不著，且夜尿频急。二诊加入缩泉丸，以治尿频尿急。三诊加入潜阳丹，引火归原，其效始著。守方续进，终愈顽疾。

潜阳丹出自清·郑钦安《医理真传·卷二》，由砂仁、附子、龟甲、甘草组成。郑氏称："乃纳气归肾之法。"并析其方义："西砂辛温，能宣中宫一切阴邪，又能纳气归肾。附子辛热，能补坎中真阳，真阳为君火之种，补真火即是壮君火也。况龟板一物坚硬，得水之精而生，有通阴助阳之力，世人以利水滋阴目之，悖其功也。甘草补中，有伏火互根之妙，故名潜阳。"

二十一、齿衄

马某，男，年二十有六，氮肥厂工人。1993 年 10 月 21 日初诊。

齿衄数年，时剧时缓，服药已多，难臻良效。查其牙龈，未见红肿，亦不疼痛。或刷牙出血，或无故出血，甚则抿嘴吸气，齿衄亦出。并云：频频梦遗，缠身数年，以致面色无华，精神不振，蹲后晕眩，脱发，腰酸膝软，手足心热，频繁感冒。舌淡红瘦小，苔薄白，脉沉缓无力。此肾虚阳浮，精关不固，精液外泄，实为诸病之根。急当涩精止遗，固其根本。用桂枝加龙骨牡蛎汤合封髓丹加味治之。

处方：桂枝 15g，白芍 15g，龙牡各 30g，黄柏 12g，砂仁 10g，炙甘草 6g，仙鹤草 24g，熟地黄 15g，山茱萸 15g，山药 15g，大枣 12g，生姜 12g。3 剂，水煎温服。

二诊（11 月 1 日）：服上方 3 剂，齿衄已少，夜仍梦遗。舌淡红胖大，苔薄白，脉细缓无力。改用二加龙牡汤合潜阳丹。

处方：桂枝 15g，白芍 15g，白薇 15g，龙牡各 30g，附片 10g(先煎)，砂仁 10g，龟甲 15g，芡实 15g，炙甘草 6g。3 剂，水煎温服。

12 月 24 日患者伤食、腹泻来诊，云：齿衄、遗精均止。

按："血从齿缝牙龈出者，名为齿衄，此手、足阳明及足少阴肾家之病"（《景岳全书·卷二十八》）。盖牙龈属胃，齿乃骨余属肾。故胃火上炎或肾虚火浮，均致齿衄。再者，阴虚阳亢，相火扰动精宫，精关失于固摄，遂有梦遗、滑精之恙。故用桂枝加龙骨牡蛎汤，和营卫，调气血，燮阴阳，交心肾，安神志；合封髓丹，滋阴降火，固精封藏。然虚阳上浮，系水亏不能摄纳，故加熟地黄、山茱萸、山药，滋养肾阴，摄纳浮阳；加仙鹤草，收涩止血以治标。服后齿衄减少，而梦遗频仍。

二诊改用二加龙牡汤（余用此方不去桂枝）合潜阳丹，纳气归肾。方中砂仁辛温，宣中宫一切阴邪，且纳气归肾；附片补肾阳而壮君火；龟甲通阴助阳，炙甘草补土镇水，而使相火潜伏肾窟；芡实"补脾固肾，助气涩精"（《本草从新》）；桂枝加龙、牡，调和阴阳，安神定志，潜镇摄纳，以治遗精。纵观全方，意在补肾填精，引火归原，固精止遗。

二十二、鼻窒

蒋女玉梅，花信之年，鼻窒宿疾，久治不愈。1994 年 12 月 27 日，来校求诊。

自述鼻常窒塞，或单孔闭阻，或双孔不通，春夏较轻，隆冬转重，感冒益剧；昼常单阻，汗出暂通；夜则双堵，张口呼吸，鼾声如雷，已十年矣。平素涕多，或稠白，或清稀，嗅觉失灵，香臭不知，头额昏胀，劳则易疲。舌淡红苔薄白，脉浮缓。曾到医院求治，诊为"慢性鼻炎"。服药、滴药，或无效，或短效，难以根除。此鼻窒也，乃肺脾气虚，风寒滞留，壅塞鼻窍所致。先宜温通鼻窍，再觇进止。

处方：麻黄10g，附片10g(先煎)，细辛6g，苍耳子15g，辛夷10g(包煎)，白芷15g，川芎15g，桔梗15g，葶苈子20g，甘草6g，鱼腥草20g。水煎温服。

1剂鼻通，遂妥藏处方。受寒复发，1剂又通。后遇同病，乐献此方，亦臻佳效。

按：鼻窒，即鼻塞不通。若日久不愈，多为肺气偏虚，卫外力弱，风寒乘之，壅滞鼻窍所致，尤其夜间属阴，更易鼻塞。本方宣肺通窍，温散寒邪。方中麻黄，宣肺散寒；附子温经助阳，鼓邪外出；细辛既助麻黄宣散外邪，又协附片温经祛寒；配苍耳子祛风寒，透鼻窍；辛夷"利九窍，通鼻塞"(《名医别录》)，并治"香臭不闻"(《寿世保元·药性歌括》)；白芷、川芎，活血行气，祛风止痛；桔梗"利肺气，治鼻塞"(《珍珠囊补遗药性赋》)；风寒郁久化热，故用鱼腥草清肺经郁热；葶苈子泻肺部壅塞；甘草调和诸药。方药服后，寒散窍利，鼻窍自得畅通。鼻窍通后，应及时补益脾肺，方免复发。余常用六君子汤合玉屏风散加减。

二十三、鼻渊

学生蒋洁，年十七，幼患鼻渊，断续治疗，迄今未愈。1993年2月21日，其母陪伴，来就余诊。

自幼鼻窒，常流浊涕，稠而色白，联翩而至，嗅觉失灵。记忆日减，每言寻忘笔，已数年矣。询其兼症，则动辄汗出，易于感冒，痰多易咳，纳谷尚可，二便正常。舌淡红，苔薄白，脉浮缓。此鼻渊也，亦称"脑漏"。证属营卫不和，肺虚气壅。宜和营调卫，通窍止涕。用桂枝汤加味。

处方：桂枝15g，白芍15g，苍耳子15g，辛夷10g（包煎），细辛5g，甘草6g，大枣10g，生姜4片，连须葱白4枚。水煎温服，日服1剂。

5剂后，其母来告："吾儿涕止鼻通矣。"后拟玉屏风散合四君子汤，加桔梗、苍耳子。又进 10 剂，少有鼻塞。

按：《素问·气厥论》曰："胆移热于脑，则辛頞鼻渊。鼻渊者，浊涕下不止也。"盖邪热郁胆，循经上犯，蒸灼鼻窦，发为鼻渊。此急性鼻渊之病机也。其症鼻塞涕黄、黏稠如脓、腥臭异常，伴口苦咽干、耳鸣心烦、舌红苔黄、脉弦数，病程较短。而蒋生自幼鼻窒，涕稠色白，并无腥臭、口苦咽干、耳鸣心烦、舌红苔黄、脉弦数等热象，而见记忆日减、易于感冒、动辄汗多等虚象，故不可从热论治。张景岳《景岳全书·鼻证》云："凡鼻渊脑漏，虽为热证，然流渗既久者，即火邪已去，流亦不止，亦液道不能扃固也。故新病者多由于热，久病者未必尽为热证。此当审察治之。若执用寒凉，未免别生他病。"细析患者动辄汗多、易于感冒、脉浮缓，当系肺气虚弱，卫表不固。盖卫气不固，易感风寒，遂使营卫不和，邪羁难除，郁阻胆热。况肺气不足，金难制木，于是胆热上移，肺气壅滞，涕浊不止。治当先和营卫，用桂枝汤加入苍耳子、辛夷、细辛，祛风散寒，止涕通窍。待鼻通涕少，再以玉屏风散合四君子汤，补益肺气，扶正善后。

二十四、鼻鼽

祝妇明玉，年甫四旬，罗渡人。

自旦至夕，喷嚏频作。春节赴宴，围席聚餐，忽连嚏声响，涕沫四溢，飞溅邻客。众人注目，且有愠色。祝羞愧离席，自视己病，治不可待也。求医数辈，未臻良效。1995 年 8 月 2 日，访治于余。

自述易于感冒，已有多年，每触寒凉，鼻痒狂嚏，清涕如注，交替鼻塞。查其鼻窍，肌肉苍白，微有肿胀。询其兼症，则动辄汗出恶风，喉痒干咳，气短懒言。舌淡苔薄白，脉浮细缓。此肺气虚寒，卫外不固所致。治当补肺气，和营卫。用桂枝加人参汤、玉屏风散、苍耳子散合方治之。

处方：桂枝 15g，白芍 15g，党参 15g，黄芪 20g，白术 15g，防风 15g，苍耳子 15g，辛夷 10g（包煎），五味子 10g，白芷 15g，蝉蜕 10g，川芎 15g，甘草 6g，大枣 10g，生姜 10g。水煎温服，嘱守方服 10 剂。

后带邻人来诊，告谓：连进 10 剂，病情大减，半年未曾感冒，偶见喷嚏、流涕。

按：《素问玄机原病式》云："鼽者，鼻出清涕也。"盖肺主皮毛，开窍于鼻，宣发卫气。若肺气虚寒，腠理疏松，卫外不固，风寒邪气，或自皮毛而入，或自鼻窍而进，肺气失宣，肺津不化，则涕流如注；鼻受风邪，痒而喷嚏。方用桂枝汤并防风，和营卫以祛外邪；党参、黄芪、白术，补肺气以固腠理；苍耳子、辛夷、白芷，通鼻窍而止清涕；以其久病鼻鼽，故加五味子收敛肺气；蝉蜕、防风，祛风止痒；川芎辛温，性升而散，祛风而治"多涕唾"（《名医别录》）。对久病体虚者，应守方续进，待正气来复，病方自除。

二十五、鼻衄二例

例一：脾不统血

刘女小华，年二十一，临溪人。1992 年 5 月 24 日来诊。

鼻衄频发，时近一年，或每月一发，或间月一发，发则血涌势急，塞其鼻窍，血自口出，需注射止血针剂，出血方止。近月农忙，衄血尤频。昨夜下雨，黎明即起，拦水整田，以备插秧，劳累过度，鼻衄涌注。村医为其注射止血针剂，并予内服西药，数小时后，仍滴沥不止。乃来求服中药。

见伊面色无华，塞鼻棉球，仍湿润渗血。询知平素头晕目眩，倦怠乏力，气短心悸，纳差食少。舌淡苔白，脉沉细缓。此脾亏气虚，统摄无权，血不循经而离脉道，上溢鼻窍而为鼻衄。治当益气健脾，补血摄血。方用归脾汤加减。

处方：黄芪 30g，党参 15g，当归 15g，白术 15g，茯苓 15g，怀山药 20g，炒栀子 15g，炮姜炭 15g，远志 10g，侧柏炭 15g，仙鹤草 30g，阿胶 15g（烊化兑服），炙甘草 6g。水煎温服。

此方服后，衄血即止。嘱续进 2 剂，以资巩固。此后数年，凡病来诊，未闻鼻衄复发。

例二：阴虚胃热

江妪某玉，年逾花甲。1992年冬，天气寒冷，连进辛辣，以御寒气，不意胃热渐炽，突发鼻衄，血红如注，塞鼻转从口出。12月1日，急来求诊。

询知除鼻衄外，犹见心烦口渴、咽干口臭。舌红苔黄，脉洪数。此阴虚胃热，熏灼鼻窍脉络，发为鼻衄。治宜清胃滋阴，凉血止血。用玉女煎加味。

处方：石膏30g，生地黄15g，麦冬12g，知母12g，川牛膝12g，侧柏叶15g，茜草12g，炒栀子15g，藕节15g，白茅根30g，生甘草6g。水煎温服。

外治方：生白矾研末，以脱脂药棉蘸少许，塞入鼻孔，衄血即止。此治标应急之法也。

按： 鼻衄亦有虚实之分。虚者，多为脾不统血，其或久病脾虚，或劳倦伤脾，致脾气虚弱，统血无权，血不循经，上溢鼻窍，发为鼻衄。刘女鼻衄，即如是也。缘其脾虚失统，频发鼻衄，故见面色无华、头晕目眩、倦怠乏力、气短心悸、纳差食少、脉沉细缓。方用归脾汤，益气健脾，补气摄血。方中党参、黄芪、白术、甘草、茯苓、山药，健脾益气以摄血；当归、阿胶，补血止血；炒栀子、炮姜、侧柏炭、仙鹤草，收敛止血。诸药协同，标本兼顾，故服后衄血即止。

江妪衄血，则因过食辛辣，导致胃火炽盛，循经上攻，热灼鼻络，衄血鲜红；热耗阴津，则心烦口渴、咽干口臭；舌红苔黄、脉洪数，亦属热象。故治以清胃泄热，滋养肾阴，兼以凉血止血。方以玉女煎投之，其中石膏、知母，清泻胃火；易熟地黄为生地黄，凉血滋阴，并能止血；麦冬、白茅根，养阴生津，以治烦渴咽干，白茅根且可止血；侧柏叶、茜草、炒栀子、藕节，凉血止血；川牛膝引血下行；甘草调和诸药。全方共收清胃泄热、养阴生津、凉血止血之效。

二十六、耳痛二例

例一

刘小燕,花季少女也。1990 年初秋,突患耳痛,时缓时急。父母带就数医,咸予消炎止痛西药,服之立效。安然数日,疼痛复起。其父遂按方购药,缓其疼痛,如此近年矣。1991 年 6 月 17 日,耳痛复作,其母带来求服中药。

询知两耳疼痛,甚则耳胀耳鸣,痛引面颊,牵引项强,听力下降。查其双耳,并无肿胀,扪之不热,按之痛甚。舌红苔薄白,脉弦缓。《素问·至真要大论》云:"少阳热胜,耳痛溺赤。"此风邪羁留少阳经脉所致。当和解少阳,兼以祛风。以小柴胡汤加减治之。

处方:柴胡 15g,半夏 15g,黄芩 15g,葛根 20g,羌活 15g,牡丹皮15g,川芎 15g,香附 15g,赤芍 15g,甘草 6g,夏枯草 20g。水煎温服。

1 剂服完,疼痛缓解;续进 2 剂,诸症消失,且未复发。

按:少阳经脉,环耳而过。《灵枢·经脉》云:"胆足少阳之脉……其支者,从耳后入耳中,出走耳前。""三焦手少阳之脉……其支者,从膻中,上出缺盆,上项,系耳后。"邪踞少阳,经气不通,故耳中疼痛,痛引面颊,牵引项强。治用小柴胡汤,和解少阳;加香附、川芎,又兼通气散意,疏通气血;葛根、羌活,疏风解痉,以治项强;以其病久,又加入牡丹皮、赤芍,以协川芎活血通络;夏枯草"善于宣泄肝胆木火之郁窒,而顺利气血之运行"(《本草正义》)。方与病机相吻,近年耳痛,3 剂而瘳。

例二

李妇艺群,年近五旬,中和人。1991 年 10 月 14 日来诊。

耳痛数日,前医诊为"急性中耳炎",投银翘散加减不效。询知两耳灼痛,痛引颠顶,呈跳跃式疼痛,有溃脓之势。伴耳闭如塞,往来寒热,腰痛不能俯仰,口苦,纳谷乏味。舌苔粗白,脉弦数。此少阳经证也,和解少阳则愈。宜小柴胡加味治之。

处方:柴胡 18g,半夏 15g,黄芩 15g,川芎 15g,香附 15g,连翘

15g，独活 15g，细辛 6g，当归 15g，藁本 15g，狗脊 15g，甘草 6g。水煎温服。

二诊（10 月 17 日）：服上方 1 剂，耳痛、腰痛均止，又见脘腹作胀，延及腰背，腹中知饥，不欲饮食。舌尖红，苔薄黄，脉细缓。治宜理气和胃。

处方：柴胡 15g，白芍 15g，枳壳 15g，白术 15g，茯苓 15g，香附 15g，天台乌药 15g，白豆蔻 10g，木香 15g，甘草 6g。水煎温服。

服后腰腹作胀消除，饮食亦开。

按：此亦风寒袭于少阳之耳痛也。邪客少阳，故往来寒热、口苦、不欲饮食；风寒化热，故耳中灼痛、痛及颠顶、耳中如塞。或问：少阳经脉行于身侧，何致腰痛不能俯仰？答曰：人皆谓肾虚腰痛，不知十二经脉及奇经八脉病变，皆可致人腰痛。《素问·刺腰痛》曰："少阳令人腰痛，如以针刺其皮中，循循然不可以俯仰，不可以顾，刺少阳成骨之端出血。"本病邪居少阳，乃以小柴胡汤和解之，加川芎、香附，又纳通气散于方中，以疏理气血，治其耳闭如塞；藁本疗颠顶疼痛；独活、细辛、当归、狗脊，兼其腰痛。主症既除，兼症随解。二诊仅气滞腹胀、纳谷未复，故以理气和胃收功。

二十七、两耳失聪二例

例一

汪燕，女，年十五。1993 年 8 月 27 日来诊。

数日前，两耳突如棉塞，不闻声音。伴耳鸣夜甚，胸闷不舒。眠食如故，二便正常。舌苔薄白，切脉弦缓。此少阳经气郁结，耳窍气阻所致。宜理气通窍。用通气散加味。

处方：柴胡 15g，川芎 15g，香附 15g，远志 10g，菖蒲 10g，苍耳子 15g，葛根 30g，甘草 6g。水煎温服。

服 1 剂，气滞得通，两耳复聪矣。

按：通气散出自《医林改错》，由柴胡一两（30g）、香附一两（30g）、川芎五钱（15g）组成。王清任称其"治耳聋不闻雷声"。余常用治暴聋，或耳中气滞如塞、听力骤降者，每获良效。常加石菖蒲、远志、苍耳子，开窍通闭。有报道称，葛根善治"早期突发性耳聋"，故加入方中。

例二

王妇艳君，年甫四旬，中和人。1993年9月4日来诊。

1993年春节后，出现耳鸣，初起单侧，继则两耳齐鸣，听力渐次下降。近月病情加重，与人交谈，侧耳倾听，犹重复问询，方知所谈内容，伴纳差、短气、面黄。舌淡苔薄白，脉细无力。此中气不足所致。宜益气健脾，升举阳气。用补中益气汤加味。

处方：黄芪30g，党参15g，白术15g，当归15g，柴胡10g，升麻10g，香附15g，川芎15g，炙甘草6g。水煎温服。

服上方5剂，遂愈。

按：《灵枢·口问》云："上气不足，脑为之不满，耳为之苦鸣，头为之苦倾，目为之眩。"或劳倦饮食，或思虑过度，或病后失调，致脾胃受伤，气血化生不足，经脉空虚，不能上承于耳，渐致耳鸣、耳聋。患者兼见纳差、短气、面黄、脉细无力，因诊为中气不足。宜补中益气，升举阳气。方用补中益气汤加减。其中黄芪，补中益气，升阳举陷；党参、白术、炙甘草，补气健脾，俾中气健旺，气血生化有源；当归养血和营，与参、芪配伍，气血双补；柴胡、升麻，协助黄芪，升提中气；香附、川芎，理气活血。诸药协同，阳升气旺，气血调畅，耳得滋养，听力恢复。

二十八、鼻塞、耳阻、梅核气

表兄贺才夫，年近花甲，伏龙人也。患梅核气日久不愈，或谓噎膈初期，心颇忧惧，乃于1989年12月27日，来校求诊。

自述双耳如塞，听力下降，鼻塞涕稠，喉中梗阻，如有布贴，咯之不出，吞之不下，疑患噎膈。求医数月，均乏佳效。除上症外，尚见胸闷痰多，喷嚏，鼻塞夜重，常塞卧侧，遇冷益甚。双耳失聪，但闻嗡鸣，以手揉按，听力暂复。舌苔薄白，切脉浮缓。此痰气交阻，上窍不利之证也。实因感冒失治，或治不得法所致。宜宣肺理气，化痰通窍。用三拗汤、通气散、半夏厚朴汤合方治之。

处方：麻黄 12g，杏仁 15g，桔梗 15g，柴胡 15g，香附 15g，川芎 15g，厚朴 15g，半夏 15g，茯苓 15g，辛夷 10g，苍耳子 12g，苏梗 15g，葛根 30g，甘草 6g。2 剂，水煎温服。

二诊（1990 年 1 月 1 日）：服上方 2 剂，耳窍已通，听力恢复，鼻窍仍塞，咽喉未畅。苔薄白，脉缓。改用过敏煎合半夏厚朴汤加减治之。

处方：银柴胡 15g，乌梅 12g，五味子 10g，僵蚕 15g，白芷 15g，苍耳子 15g，桑白皮 15g，桔梗 15g，辛夷 10g，厚朴 15g，半夏 15g，茯苓 15g，苏梗 15g，甘草 6g，生姜 4 片。2 剂，水煎温服。

三诊（1 月 4 日）：加入过敏煎，鼻窍已通，咽部仍哽，吞之不下，吐之不出，咽干燥。舌苔薄白，脉缓。仍用半夏厚朴汤加味。

处方：半夏 15g，厚朴 15g，茯苓 15g，苏梗 15g，甘松 15g，威灵仙 15g，桔梗 15g，浙贝母 15g（打碎），玄参 15g，瓜蒌皮 15g，甘草 6g，生姜 10g。2 剂，水煎温服。

服此方 2 剂后，喉亦通畅，数月痛苦，悉得解除。

按：头部诸窍，相互连通，一窍不和，多窍不利，故患者耳鼻咽喉，同时患病。两耳如塞，气滞也；鼻塞流涕，肺气不宣也；梅核气，痰气阻于咽喉也。病居三窍，皆因痰气交阻，滞于窍道。故宜宣肺理气，化痰通窍之法。方用三拗汤，宣发肺气；配以通气散，疏肝理气；再入半夏厚朴汤，行气散结，化痰降逆。另加辛夷、苍耳子，通鼻止涕；葛根，其气轻浮，能鼓舞胃气上行，"解经气之壅遏"（《长沙药解》），可助通气散，疗耳闭之力。二诊听力恢复，鼻塞依旧，故选祝谌予先生名方"过敏煎"，去防风，加白芷、桔梗、苍耳子、辛夷，以通鼻窍。三诊仅梅核气未解，仍用半夏厚朴汤加减治之。先易后难，治有侧重，亦临证之常法也。

二十九、耳鸣

傅仲文，年近五旬。旁校而居，耳中鸣响半年矣。服药多剂，未能止鸣，遂听之。近来病情加重，以致左耳如塞。前日因其耳鸣失聪，留下笑柄。那日清晨，傅牵牛放牧，途经公路，路侧草茂，牛见而奔，横路噬草。傅傍牛侧，专注其牛。时有煤车数辆，轰鸣而至，却因牛身挡道，屡鸣汽笛，傅竟不闻，悠闲观牛啃草。司机无奈，熄火下车，趋至傅前，大声责骂。傅乃转头，始见车队，牵牛让路。后或问之：汽车隆隆，笛声鸣响，何以不闻？彼曰：我耳终日轰鸣，难闻外声。自忖耳聋偾事，不可再二，乃于1989年2月24日，专来询余：针灸可愈耳聋乎？余曰："可也。"遂请针之。

询其病情，傅无动于衷，似无所闻，乃大声近耳询之。傅指右耳曰："如蝉噪耳，终日鸣响，已有半年，左耳早年已聋，亦不闻声矣。"舌苔薄白，切脉弦缓。据其耳鸣声响，连续不断，当属实证耳鸣，乃邪壅耳窍，经气不通所致。

针刺方：取右侧耳门、听宫、听会、翳风、外关、液门穴，针刺，平补平泻，每日1次。

至3月2日，共针7次，右耳复聪。

按：耳鸣有虚实之分，虚者鸣声小，病程长；实者鸣声大，病程短。患者耳鸣声大，时仅半年，当为实证，故取上穴针之。耳门为手少阳三焦经穴，"主耳鸣如蝉声"（《铜人腧穴针灸图经·卷三》）。听宫为手太阳小肠经穴，为治耳聋耳鸣要穴。《灵枢·刺节真邪》曰："夫发蒙者，耳无所闻，目无所见……刺此者，必于日中，刺其听宫，中其眸子，声闻于耳，此其输也。"听会为足少阳胆经之穴，主治耳聋耳鸣，如《玉龙歌》："耳聋之症不闻声，痛痒蝉鸣不快情，红肿生疮须用泻，宜从听会用针行。"翳风为手、足少阳之会，亦为治疗耳聋耳鸣要穴。外关治"耳焞焞浑浑聋无所闻"（《针灸甲乙经》）。焞焞浑浑者，听觉下降而失聪也。以上诸穴，皆近于耳，为就近取穴。液门为手少阳三焦经穴，亦治耳鸣耳聋。诸穴配合，连针7次，邪去气通，耳鸣消除。

三十、耳聋致面瘫

谢君小明，年近不惑，遂宁人也。娶妻罗渡，遂安家于彼。

2019年4月下旬，感冒咳嗽，鼻塞流涕。数日后，又见右耳失聪、头目眩晕、步态不稳、呕吐等症，当地医治乏效。5月1日赴广安某医院医治，诊为"突发性耳聋"。住院数日，咳嗽、呕吐渐缓，头晕亦减，耳聋如故，旋又右面绷紧、口鼻㖞斜。遂转针灸科治疗，针灸 3 次，觉其效缓，且畏疼痛，乃出院回家。经人介绍，5 月 7 日，来就余诊。

患者口鼻左斜，右睑微翻，眼含泪水。令其抬眉，右额无皱。询得右侧耳鸣失聪，项背强急；右面绷紧拘急，进食不利，漏汤漏饭。头胀如裹，昏晕不清。动辄汗出湿衣，汗后畏风，口苦纳差。舌苔白厚，切脉浮缓。此感风邪夹湿，化痰阻络，而致耳闭面瘫。宜先治面瘫，再图耳聋。治以祛风除痰，和解太少。方用桂枝加葛根汤合小柴胡汤加减。

处方：桂枝 15g，白芍 15g，葛根 30g，白芷 15g，南星 15g，白附子 12g，白豆蔻 10g，薏苡仁 30g，苍术 15g，厚朴 15g，陈皮 12g，柴胡 12g，法半夏 15g，黄芩 15g，防风 15g，僵蚕 15g，荆芥 12g，甘草 5g，生姜 3 片。2 剂，水煎温服。初服取汗出，谨避风寒，并忌油腻甜食、生冷食物。

二诊（5 月 11 日）：服上方 2 剂，右面绷急已缓，皱额右侧可见浅纹，右耳仍鸣，已可闻声，唯声若蚊蝇，头仍昏胀，倦怠乏力。舌苔白厚而腻，脉弦缓。效不更方，加减续进。

处方：桂枝 15g，白芍 15g，葛根 30g，白芷 15g，南星 15g，白附子 12g，草豆蔻 10g，薏苡仁 30g，苍术 15g，厚朴 15g，陈皮 12g，柴胡 12g，法半夏 15g，黄芩 12g，防风 15g，僵蚕 15g，川芎 10g，香附 12g，甘草 5g，生姜 3 片。2 剂，水煎温服。

三诊（5 月 23 日）：口鼻已正，右耳听力，大致恢复，然仍耳鸣，头脑昏重，周身乏力，四肢酸软。苔仍白厚，脉象沉缓。湿者，水之气也，故改用胃苓汤，俾湿从小便而出，并加通气散治其耳鸣。

处方：葛根 30g，苍术 15g，厚朴 15g，陈皮 15g，草豆蔻 12g，桂枝 15g，白术 15g，茯苓 15g，猪苓 12g，泽泻 18g，柴胡 15g，香附 15g，川芎 12g。2 剂，水煎温服。

后于 6 月 6 日，又因感冒咳嗽来诊，谓：右耳已得复聪。

按：头部诸窍，相互连通，病邪亦可相互传递。本例患者，先由感冒致聋，旋致面瘫。岂非一窍感邪，㳷及邻窍乎？纵观病情，邪自外入，先伤肺卫，症见鼻塞、流涕、咳嗽。治未及时，或治不得法，继而邪侵耳络，与气血搏结，致使耳络闭塞，又见耳聋。随后病邪延及面部口鼻，再致面瘫。耳聋、面瘫，看似两病，然则病机相同，皆风邪夹湿，与气血搏结，阻于头面经络所致。故当祛风除湿，化痰通络。然身患数病者，治当先标后本；或治标为主，兼及本病（先病为本，后病为标）。故初诊以治面瘫为主，待面瘫缓解，再治耳聋耳鸣。拟方据其动辄汗出、恶风、项强、口苦、纳少等兼症，选用桂枝加葛根汤合小柴胡汤加减。桂枝汤解肌发汗，调和营卫，祛风止汗；加葛根，解除项背及面部拘急；小柴胡汤达表和里，升清降浊，于祛邪之中，助营卫协调，俾病邪从外速解；白芷、防风、荆芥，既祛风又胜湿，颇为对症；制南星、白附子、僵蚕，祛逐风痰，以解经络挛急；白豆蔻、薏苡仁、苍术、厚朴、陈皮，理气和胃，燥湿运脾。二诊病邪消减，面瘫向愈，耳有闻声。故于方中加川芎、香附，合为通气散，以通耳窍，而疗耳聋耳鸣。三诊面瘫已愈，耳聋缓解，耳鸣头昏如故，舌苔白厚。故改用胃苓汤，引湿化水，自溺利出，诸窍疾患，豁然而解。

三十一、梅核气

吴妇清芳，年四十一。患梅核气，数月不愈。1990 年 8 月 7 日，来求余诊。

自述咽喉至胸，梗梗作痛，或如梅核卡喉，吞之不下，咯之不出。余问："进食哽否？"答曰："进食如常，晨起口苦。"伴心情抑郁，寡言少欢。舌苔白厚，切脉沉实有力。细询之，乃知春末，夫妻反目，并遭暴殴，悲痛过度，渐致情绪低落，胸闷如堵，时或干哕，纳少乏味，喉中痰滞，咳吐不出，时时清咽。此梅核气也，缘于情志不遂，肝气郁结，痰气互结，停聚咽喉所致。宜疏肝解郁，理气化痰。用半夏厚朴汤合逍遥散加味。

处方：半夏 15g，厚朴 15g，茯苓 15g，柴胡 15g，白芍 15g，瓜蒌皮 15g，枳壳 15g，归尾 15g，桔梗 15g，紫苏 15g，合欢皮 15g，甘草 6g，生姜 10g。2 剂，水煎温服。

二诊（8 月 9 日）：服上方 2 剂，胸闷、咽痛缓解，心情稍舒，然喉中仍有异物感，晨起口苦、咽干。舌苔淡黄，中根偏厚，脉沉弦。上方加减再进。

处方：半夏 15g，茯苓 15g，厚朴 15g，甘松 15g，威灵仙 15g，玄参 15g，桔梗 15g，浙贝母 15g，合欢皮 20g，香附 15g，郁金 15g，柴胡

15g，甘草6g。2剂，水煎温服。

此方服后，喉中异物感大减。嘱续进2剂，喉病遂除。

按： 夫妻反目，并遭家暴，情志抑郁，肝气郁结；胃失和降，肺失宣肃，气停胸中，而胸闷如堵；肺津不布则为痰，痰气相搏，结于咽喉，故见喉如物阻，咯吐不出，吞之不下，时或干哕，纳少乏味。治当疏肝解郁，理气化痰。方中柴胡疏肝解郁，俾肝气条达；合欢皮解郁宁心，"令人欢乐无忧"（《神农本草经》）；当归、白芍，养肝血，滋肝体，肝体柔顺，肝用方能正常；半夏、生姜、厚朴、枳壳，辛苦相伍，辛以散结，苦以降逆，而解喉中搏结痰气；茯苓佐半夏利痰；紫苏气味芳香，理肺疏肝，宣郁结之气。二诊加入香附、郁金，以增行气解郁之力；甘松开脾郁，醒脾气，与走而不守之威灵仙合用，善治咽喉痰气搏结；玄参、桔梗，滋阴利咽，宣肺开结；浙贝母化痰散结。全方疏肝解郁、利气消痰之力甚著，服后痰气速消，心情遂畅。

三十二、阎王刺根中老母虫善治口腔恶疮

例一：上腭痈（肿瘤）

李君大云，年四十有三。患口腔恶疮，久治不愈。1990年6月27日，来校求诊。

见李右侧鼻面微肿，上唇外翘，精神萎靡，形体消瘦，满面愁容。自谓上腭悬一肿瘤，初小如结，渐次增大，并不疼痛，已年余矣。求医甚多，亦去重庆医治，难臻效验。令其张口视之，见上腭肿胀，右侧为甚，其色嫩红，后临咽喉，前达上龈，如贴一饼，大小约5cm×4cm，下垂1～2cm。嘱以指插口，可进半指。余询："进食哽否？"答曰："稍觉哽滞。"并告："右鼻窒塞，倦怠嗜睡。"舌淡苔白，脉弦细无力。此为痰瘀毒邪，阻于口腔。拟化痰散结之方予服。

药用半夏、南星、浙贝母、白芥子，燥湿化痰；玄参、牡蛎、僵蚕、海藻、夏枯草，软坚散结；赤芍、归尾、川芎、莪术、郁金，活血化瘀；并以射干解毒利咽；威灵仙走窜经络，使肿块消散；后又入蜈蚣、皂角

刺，以增解毒攻坚之力。间日一剂。

至 7 月 4 日，肿瘤消退近半，张口可入一指，右鼻亦通，吞咽不阻，心情转佳。唯近咽处仍红肿，手心热，易感冒，口渴欲饮。舌苔薄白，脉弦缓。上方加黄芪、黄精，益气养阴，扶助正气。

守此方稍有加减，至 7 月 11 日，肿缩过半，口张可容二指。但至 7 月 13 日，病突反复，肿块陡增，右牙疼痛。上方加减，腭肿再消，数日复肿。至 8 月中旬，反复 3 次。乃劝其再次赴渝求医，后未再诊。

次年春末，感冒来诊。见其精神颇佳，已非昔体。喜谓余曰："吾上腭肿瘤，已消散数月，并非去渝治愈，乃一走方草医，传一土方所愈。"

余叩其方。药仅一味，乃阎王刺根中老母虫也。挖根觅虫，每日数只，洗净擂绒，涂敷瘤面，缄口不言，良久吞服。药敷十余次，肿消而愈。

例二：舌菌（舌右侧缘高分化鳞癌）

谌某，年甫五旬。去冬以来，舌前右侧，突生一核，初如米粒，渐大如李。其子西医，执业合川某区医院，遂入该院治疗。历数月，病不减，乃于 2001 年春节回家。2 月 5 日，赴岳池县医院进一步检查，经细胞活检诊断为"舌右侧缘高分化鳞癌"。医生劝其去重庆手术治疗。患者思想顾虑，坚持保守治疗。2001 年 2 月 21 日，来校求诊。

观其舌右边缘，连及舌下，突一肿瘤，表面溃烂，凹凸不平，大小约 3.5cm×2.5cm，头大蒂小，状如花菜。口涎外遗，口气臭秽。自云疮痛夜甚，触之出血，大便干结，数日一行，纳谷呆滞，周身瘙痒。舌尖边红，苔白欠润，脉沉细缓。此心肝热毒，结于舌上。诊为舌菌，属翻花疮之类。乃以清热解毒拟方。

药用栀子、黄连、黄柏，清热泻火；金银花、升麻、夏枯草，清热败毒；射干、天花粉、浙贝母，清热化痰，消肿排脓；生地黄、麦冬、玄参、火麻仁，滋阴养液，润肠通便；青黛、赤芍、丹参、蒲黄，清热凉血，化瘀止血；土茯苓解毒利湿；并入少量肉桂反佐。2 剂，水煎温服。

2 月 24 日来诊，大便已畅，右舌肿瘤见缩，疼痛减轻，纳谷有增，口唇作痒，右侧面颊及咽喉疼痛。于是又加山豆根、重楼、儿茶，以增清热解毒、止血化瘀之效；加薏苡仁、白芥子、僵蚕，增渗湿化痰之效。

次日急来相告："舌上肿痛，反复如初矣。"余查其舌，果如所言。乃劝其去重庆手术。彼颇不情愿，叹曰："诸药无效，唯有死途。"经再三规劝，彼乃实告，家贫无赀，借贷实难，如何成行？言罢泪下。余闻之唏嘘，忽忆李某上颚瘤肿，敷阎王刺根中老母虫得愈，遂嘱即寻李某，细问详情。彼闻之愁云始霁，面有喜色，遂去。

数月后在中和街上相遇，见其精神较佳。握余两手，喜告病痊，乃谓：当日回家，未找李某，荷锄上坡，寻得牛王刺藤，挖取藤根，得虫数枚，洗净捣敷，顿觉清凉，疼痛缓解。窃喜其效，信心大增，谆请亲友，遍寻斯虫，敷药不辍，疮瘤日小，经约月余，居然痊愈。余闻亦喜。

为使效方不致湮没，因记于此，以广流传。查《四川中药志》，老母虫为黑金龟子幼虫，味咸，性温，有毒，入肝经，功能破血、行瘀、解毒。治癥瘕、积聚、折损瘀痛、闭经、破伤风、喉痹、历节风。研末入丸、散，服1.5～6g。研末调敷或捣绒治丹毒，取汁点眼治目翳。

又，阎王刺，性平，无毒，功能祛风除湿、解毒消肿，主治感冒发热、咳嗽、咽喉肿痛、牙痛、风湿痹痛、痈疽肿毒、皮肤瘙痒、毒蛇咬伤。

据此，二者均有解毒、消痈肿之功，故能愈其肿痛。录之以供临床参考。

奇病篇

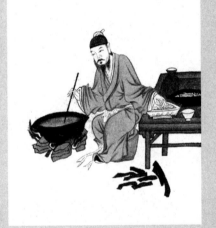

奇病者，少而难遇之病也。以其少见，偶然遇之，便无头绪，束手无策，故久治不愈。若能脉症会参，细析病情，探究病因，亦可应手而愈。

一、头痛欲敲

傅姓妇，名朝书，年四十六，华蓥市明月镇人。

头颠胀痛，时剧时缓，垂廿三稔矣。服药虽多，殊难获效。渐次痛甚，备受煎熬。一日痛甚，偶击头部，痛得暂缓，遂痛辄击之。前日一戚来访，遇傅妇坐受夫君棍击头部，怪而诘之。妇告原委。戚曰："我荐一医，可愈汝病。"并将余之医术及所在，一一道明。伊遂于1993年4月1日，乘车来诊。

见其面色少华，眼袋下坠。落座便谓："闻老师善医头痛，特来求治。"余问："汝如何头痛，请道其详。"伊曰："吾头痛二十余年，初则时发时止，其痛可忍。渐次加重，颠顶为最。白昼痛缓，入夜转重，痛剧则呕，起坐则天旋地转。需他人以木棒敲击头部，痛可渐缓。伴头脑昏重，畏寒肢冷，嗜睡。切脉沉细而缓，舌淡苔白厚腻，舌下青筋怒张。并告："近月夜半痛甚，需叫醒他人敲击，扰眠家人，心实愧疚，遂决心治疗。"

细析脉症，当属痰瘀交结，上阻于头。即于百会、太阳（双侧）点刺放血。血初出如墨，渐次转红。遂用棉球，按压止血。放血后痛胀即减，头脑顿感轻松。乃拟二陈汤合通窍活血汤加减燥湿化痰、活血祛瘀治之。

处方：半夏15g，茯苓15g，陈皮15g，苍术15g，天麻15g，土茯苓30g，桃仁15g，红花12g，川芎15g，赤芍15g，土鳖虫12g，藁本15g，细辛5g，甘草6g，冰片2g（分次兑服），生姜12g，葱白3根。药煎成，兑入冰片少许、白酒十数滴，饭后温服。

患者持方去后，未再复诊，直至6月4日（端午节）送来10枚粽子，以示感谢，并告：上方服1剂，头痛大减；连进6剂，迄今两月，未现头痛。

按：头痛固定不移，日轻夜重，舌下青筋怒张，可判瘀血头痛。头脑昏重，畏冷肢冷，嗜睡，舌淡苔白厚腻，又为痰湿见症，故诊为痰瘀头痛。痰瘀在头，气血被阻，故颠顶痛甚。白昼阳旺，瘀阻尚轻，夜晚阳衰，瘀阻益甚。故白昼痛缓，夜间痛剧而呕，起则眩晕。湿阻阳遏，故畏寒肢冷、嗜睡。或问：槌击头部，何可缓痛？答曰：敲击，猛力也，可使胶滞痰瘀松动，气血可得暂通，故可缓痛。百会、太阳，头部穴位，放血排瘀，可缓其胀痛。方用二陈汤加苍术，燥湿化痰；通窍活血汤，活血化瘀。以其病程甚长，瘀积难免，故加土鳖虫，以逐陈瘀。细辛破痰利水，散寒止痛；藁本祛风散寒，除湿止痛；土茯苓分清去浊，善治湿浊头痛。因无麝香，故以冰片代之，其性辛香走窜，领诸药上行颠顶，而收行瘀化痰之效。痰瘀得除，头痛可息。

二、见水则呕

夏朝军，男，年四十二，华蓥市高兴镇人。

患病之初，食冷饮凉，泛恶欲呕。虽曾求医，未获良效。因起居无碍，遂听之。迁延数年，驯至见水呕哕，受寒亦然，始觉严重。戚中有数年五更泄者，经余愈之，专去夏家，力荐余诊。乃于1998年7月14日，前来求治。

自述每闻水声，或见水域，则干哕连声；食后临水，必呕食物；漱口作哕，甚或呕出清水痰涎。询及他症，则背冷脘痞，渴喜热饮，食欲不振，早餐尤著，时见心悸。舌淡苔白滑，脉象沉细。此寒饮内停，中阳被遏，胃失和降所致。治宜温阳化饮，温胃降逆。用苓桂术甘汤合砂半理中汤治之。

处方：茯苓20g，桂枝15g，白术15g，党参15g，干姜15g，砂仁10g，半夏15g，丁香10g，炙甘草6g，灶心土60g（包煎）。2剂，水煎温服，每日1剂。

越日来诊，谓：服上方2剂，见水呕哕并止，余症亦减。余谓：药效既佳，不必更方，原方再进2剂。

按： 此例呕吐，乃水饮停蓄胃脘所致。盖中阳虚弱，水饮潴留，胃失和降，饮邪上逆，或呕或哕；饮阻阳遏，则背冷；气机受困，则脘痞；饮邪内阻，气不化津，津不上承，故渴喜热饮；脾运不健，则食欲不振；饮乘火位，则心悸。见水则呕哕者，此同类相招，同气相求之故而。舌淡苔白滑，脉象沉细，亦为阳虚饮停之象。故宜温阳化饮，降逆止呕。方用苓、桂温阳化气，利水除饮；参、术、苓、草、干姜，益气健脾，温中化饮。诸药配合，则饮化阳回，脾运臻健；再加丁香温胃降逆、灶心土温中止呕、砂仁开胃化湿、半夏燥湿止呕，则胃逆得降，呕吐可止。全方标本兼顾，故能数剂病除。

三、劳则作呕

罗妇清翠，年五十五，临溪人。

1996年9月21日，中和逢场，有王姓老者来访。见面即询："拙荆患一怪病，遍求诸医，皆不能愈，不知老师可曾见过？"余曰："何怪之有？"王乃述其妻病：劳即作呕，以致家务农活，全落己肩云云。余笑曰："可是尔疼爱令内，让其闲逸乎？"老者急曰："非也，非也，内子确实患病，身体消瘦多矣。"余乃谓曰："可带令内来诊方知。"午后夫妇同至。

观伊形体消瘦，面色少华。落座便谓："吾非懒人，自幼干活，已成习惯。今这怪病害人，让老头受累。"舌淡红苔薄欠润，切脉沉细而缓。询知劳则干哕，甚或呕吐，已有年余。伴口渴饮少，纳差难化，进食油腻，则腹胀嗳腐，唯喜粥羹，易于消化；四肢麻木，易疲乏力；大便量少，状如笔管，小便短黄。诊毕谓曰："此病殆汝昔日过劳，伤及脾胃所致。"二人即问："可得愈乎？"余曰："试服两剂便知。"遂按脾虚胃弱，浊气上逆论治。当健脾养胃，降逆止呕。拟六君子汤加味治之。

处方：黄芪20g，党参15g，白术15g，茯苓15g，半夏15g，陈皮12g，麦冬10g，玉竹10g，赭石30g，吴茱萸6g，广藿香10g，楂曲各10g，甘草5g，生姜12g。2剂，水煎温服。

二诊(9月23日)：服上方2剂，胃纳有增，可食较软干饭，口已不渴，大便增多，肢麻稍缓。其夫未让干活，不知是否仍吐。舌淡红苔薄白，脉浮缓。上方加减再进。

处方：黄芪20g，党参15g，白术15g，茯苓15g，半夏15g，陈皮12g，砂仁10g，木香10g，广藿香10g，怀山药15g，楂曲各10g，玉竹10g，甘草5g，生姜3片。水煎温服。

连进 5 剂，饮食大开，体渐康复，劳未再呕。

按：患者自幼勤劳，或劳累过度，或饥饱失宜，致伤中气。胃虚不能受纳水谷，脾虚运化失健，故见纳差难化、食油腹胀嗳腐、大便细如笔管；脾虚食少，气血匮乏，故四肢麻木、易疲乏力。中阳不振，内生湿浊，一旦劳累，中气益虚，浊阴乘虚上逆，哕呕即作。故当健脾养胃，降逆止呕。方用六君子汤加黄芪，益气健脾，燥湿化痰；加赭石、吴茱萸、广藿香、生姜，芳香化湿，降逆止呕；楂、曲消食健胃。脾喜燥而恶湿，胃喜润而恶燥，方中大队温燥药中，配以少量麦冬、玉竹，则燥湿而不伤胃阴，且有阴阳既济之妙。后按此法，稍作加减，脾胃渐健，气血渐旺，劳不再呕矣。

四、遇风腹胀

李妇玉兰，年五十七，岳池北城人。2020 年 9 月 4 日来诊。

自述遇风腹胀，已历 6 年，服药虽多，从未得效。后缝棉兜，出门缠肚，腹胀稍减，遂未再治。前有邻人患病，经余治愈，荐伊来诊。

询知遇风腹胀，腹冷如冰，四肢不温，频繁感冒。伴心烦易怒。舌淡红苔白润，切脉沉缓而弦。诊为中焦虚寒，卫外不固。用理中汤温中祛寒，玉屏风散益气固表，并加四逆散疏肝理气。

处方：党参 15g，白术 15g，干姜 15g，柴胡 15g，白芍 15g，枳壳 15g，防风 15g，黄芪 15g，丁香 10g，槟榔片 15g，莱菔子 15g，甘草 6g。2 剂，水煎温服。

二诊（9 月 9 日）：前方服后，诸症依旧。细询之，除遇风腹胀外，尚有腹部隐隐作痛，痛甚则泻。昨日进城，邻人摩托带之回家，一路风吹，十余分钟，胀痛即起，喷嚏连连，清涕如注。回家热熨，其胀渐缓，然仍隐痛，且泻 2 次，腹痛缓解。舌淡红苔薄白，脉象沉弦。乃从表虚不固，脾虚肝旺论治。宜益气温中，柔肝补脾。用玉屏风散合理中汤、痛泻要方加减。

处方：黄芪 15g，白术 30g，防风 15g，干姜 15g，党参 15g，白芍 20g，陈皮 15g，木香 15g，炙甘草 6g。2 剂，水煎温服。

三诊（9月15日）：2剂服后，遇风腹胀大减，但仍隐痛便溏，背麻肢冷（此为宿恙，前未言及）。舌淡苔薄白，脉沉细缓。守上方加附片、生姜，再进2剂。

处方：黄芪15g，白术30g，防风15g，干姜15g，党参15g，白芍20g，陈皮15g，木香15g，附片12g（先煎），炙甘草6g，生姜10g。水煎温服。

四诊（9月29日）：上药服后，四肢已温，背麻亦除，大便正常。停药后，连日搭乘摩托，腹仅微胀，亦无流涕喷嚏、头晕乏力之感。为防复发，专来续三诊方2剂。

按： 初诊按中焦虚寒，卫外不固用药，服后未知。二诊细询，除遇风腹胀外，兼有腹痛作泻。腹冷隐痛，大便溏薄，四肢不温，脾虚寒凝之故。脾土虚寒，肝木乘之，肝脾不和，故见肚腹冷痛，痛甚则泻。母病累子，脾虚及肺，肺气虚弱，卫外不固，故频繁感冒。《灵枢·本神》曰："肝气虚则恐，实则怒。"患者心烦易怒，肝实气上之故也。"风气通于肝"，腹受风冷，犹土受木克，脾土受制，气滞不行，则腹部作胀。故当益气温中，柔肝补脾。方用黄芪、党参、白术、炙甘草，健脾益气；干姜温脾祛寒，扶阳抑阴；姜、术同用，又能温燥寒湿，而止腹泻；白芍柔肝缓急，而止腹痛；防风祛风，"能于土中泻木。木盛克土，防风能散肝火"（《成方切用》）；陈皮、木香，理气消胀；后又加附片、生姜，更增温脾散寒之力。方药服后，肝旺得抑，脾虚得补，中寒得温，气血遂畅，腹胀痛泻，皆可除矣。脾土健旺，肺金受益，卫外亦固，感冒遂少。

五、突然喑哑

王君开良，年四十六，住中和9村。

1994年4月7日上午，与妻田中锄禾，锄落身晃，急抓妻臂，曰："眩晕欲仆，脑胀项强，掌指麻木矣。"旋即舌体强硬，伸缩不灵，语言不出，唯啊啊作声，口涎直流。其妻见状，急切询之："尔何故也？"王摇头指口："啊……啊……"其妻扶之，慢步回家，请来村医。村医未见此证，不敢接诊，乃协王妻，护送中和上街，求治本族中医王某。服药3剂，未见好转。又更二医，反增下肢无力。遂于 4 月 27 日，王妻陪伴，乘车来诊。

妻子搀扶下车，扶臂而行。患者步履蹒跚，摇晃不稳。待其落座，乃询所苦。答唯"啊……啊……"。余问：能写字否？彼颔首示之。乃予纸笔，令其笔答。问："头晕否？"书一"不"字。问："身痛否？"又书一"不"。问："有何痛苦？"乃书："脚无力，走不稳。"经约一小时口问笔答，其妻从旁补充，乃晓大致病情。

观其舌体僵硬，活动不灵，张口舌微前伸，不能出唇，并向左斜，不时流涎。询知饮水呛咳，吞咽作哽，进食减慢，头胀眩晕，掌指麻木，下肢乏力，步态不稳。舌淡红苔白腻中厚，切脉弦滑。综合脉症，当为风喑。乃风痰阻于舌本之故。治当祛风化痰，开喑通窍。用导痰汤加入祛风活血之品。

处方：半夏 15g，南星 15g，茯苓 15g，枳壳 15g，竹茹 10g，白豆蔻 10g，薏苡仁 30g，杏仁 15g，厚朴 15g，僵蚕 15g，羌活 15g，防风 15g，赤芍 15g，天麻 15g，钩藤 15g，葛根 30g，水蛭 6g（研粉兑服），甘草 6g。水煎温服。

二诊（4 月 29 日）：仅服 1 剂，已有语言，然仅一二字发音，语不清晰。舌强舒缓，且不喎斜。头胀眩晕缓解，掌指麻木轻微。行走虽稳，然如脚踩棉絮之状。进食饮水，已不作呛，尚喉痒作咳。舌淡苔白，中根稍厚，脉弦缓。前方既已中病，稍作加减续进。

处方：水蛭 6g（研粉兑服），半夏 15g，南星 15g，茯苓 15g，陈皮 15g，枳壳 15g，僵蚕 15g，羌活 15g，防风 15g，秦艽 15g，赤芍 15g，当归 15g，薏苡仁 30g，白豆蔻 10g，杏仁 15g，钩藤 15g，甘草 6g。2 剂，水煎温服。

三诊（5 月 4 日）：2 剂服完，语言已出，吐字缓慢，且欠清晰，喉间痰多，咳吐不利，行走步态已稳，但腿脚沉重，咽喉时痛。舌苔薄白腻，脉弦缓。拟再化湿痰。

处方：半夏 15g，茯苓 15g，南星 15g，桔梗 15g，枳壳 15g，陈皮 15g，射干 15g，白豆蔻 10g，杏仁 15g，薏苡仁 30g，瓜蒌皮 15g，僵蚕 15g，川芎 15g，当归 15g，郁金 15g，甘草 6g。3 剂，水煎温服。

四诊（5 月 12 日）：语言已清，然说话稍多，舌转不灵，而致语迟、停顿。行走复常，下肢已觉有力。舌苔薄腻，舌下青筋明显，脉弦浮。痰瘀同祛，拟导痰汤合通窍活血汤加减。

处方：半夏 15g，茯苓 15g，陈皮 15g，南星 15g，僵蚕 15g，枳壳 15g，细辛 6g，猪牙皂 6g，桂枝 12g，竹茹 10g，川芎 15g，赤芍 15g，红花 10g，桃仁 15g，炮山甲 10g，泽兰 15g，甘草 6g。2 剂，水煎温服。

五诊（5 月 19 日）：舌体转动、伸缩自如，语言恢复，唯易疲乏，不耐稍劳。舌淡苔薄白润，脉象弦细，重按无力。痰瘀已除，气血未复，当补益气血，兼化痰瘀，以善以后。

处方：黄芪 30g，当归 15g，党参 15g，川芎 15g，白芍 15g，熟地黄 15g，白术 15g，茯苓 15g，枳壳 15g，泽兰 15g，竹茹 12g，南星 15g，半夏 15g，甘草 6g。2 剂，水煎温服。

数月后，上街购物，遇王氏夫妻卖菜，见其精神健旺，已无往日病态。二人即以鲜蔬相赠，余接付款，坚拒不受。

按： 风喑一病，《肘后备急方》中早有记载。如《肘后备急方·治卒风喑不得语方第二十》有："治卒不得语方，以苦酒煮芥子（芥，即菹，今之茭白），敷颈一周，以衣苞，一日一夕乃解，即瘥"。《备急千金要方·诸风》将中风分为："一曰偏枯，二曰风痱，三曰风懿，四曰风痹。"虽无风喑之名，却有相类之风痱，如"风痱者，身无痛，四肢不收，智不乱，言微可知则可治，甚即不能言，不可治"。其治有"大续命汤……治卒然瘖哑"；"西州续命汤，治中风痱，身体不知自收，口不能言语，冒昧不识人，拘急背痛，不得转侧"。书中多从外风论治，用药不外麻、桂、芎、归、膏、芩、蒌、杏等辈。宋元以后，有真中、类中之分。风喑当属类中，治疗则从肝肾入手，代表方如地黄饮子。

本案初见眩晕、手麻、舌强，皆风证之象；舌苔白厚、流涎、行走脚沉，皆痰湿内阻之征。风痰阻于廉泉，舌僵挛急，故难发声。治以祛风化痰，开噤通喑，佐以理气活血。方用钩藤、天麻，息内风而止痉挛；羌活、防风、葛根，祛风胜湿，舒缓强急；僵蚕祛风化痰，善治"中风不语"（《玉楸药解》）；半夏、茯苓、南星、陈皮，祛除湿痰；三仁合用，宣展气机，分消利湿；风去痰除，舌僵得解，则语言可出也。风痰湿阻，气血必滞，故又用枳壳、厚朴，理气行滞；赤芍、水蛭，活血化瘀；后又加入川芎、桃仁、炮山甲，以增活血化瘀之力。气血畅通，舌体转动，自可灵活。盖风邪非虚不中，故以十全大补汤，益其气血阴阳，以杜复发。

六、大便中途出血

临溪陈进国，年甫不惑，大便下血，累治不愈。1991 年 8 月 6 日，来就余诊。

自述大便初硬后溏，燥屎出后，继下纯血，血色鲜红，量可杯许。血后软便续之，软粪并无血液，便后偶夹涕样黏液，已有半年。屡服中西药物，终未断血。切脉弦数，舌质正常，苔水黄腻。诊毕而思，此非远血，亦非近血，若系痔疮，当伴肛门疼痛，或如物塞，终日作胀。询之，并无此症。细诘之，则谓："数年前曾查出直肠息肉，因无明显症状，未予重视。"岂此物作祟耶？据其大便初硬后溏，当属脾虚。然下血鲜红，便后偶夹涕样黏液，脉弦数，舌苔水黄腻，是复夹湿热之故。权先清化湿热、凉血止血，以治其标；待血止后，再图其本。用赤小豆当归散合济生乌梅丸加味治之。

处方：赤小豆 30g，当归 15g，乌梅 15g，僵蚕 15g，炮姜 12g，黄芩 15g，侧柏叶 30g，白术 15g，仙鹤草 30g，甘草 6g。2 剂，水煎温服。

二诊（8 月 9 日）：服上方 2 剂，大便中途出血减少，便后仍有白色黏物。苔转薄白，脉象弦缓。原方黄芩改为黄连，续进 2 剂。

三诊（8 月 13 日）：近 3 日，大便中途未再出血。然便转干结，且夹涕样黏液，草纸沾有血迹，伴易疲嗜睡，脉虚弦。此气血亏虚之故，当扶正为主，兼除余邪。方用补中益气汤合济生乌梅丸加减。

处方：黄芪 30g，党参 15g，柴胡 15g，升麻 15g，白术 15g，当归 15g，白芍 15g，乌梅 15g，僵蚕 15g，炮姜 10g，川连 15g，木香 15g，甘草 6g。2 剂，水煎温服。

按：便血为何仅见于大便中途，殊难理解。岂初硬燥屎，擦伤直肠息肉所致？然仍可据脉症处方用药。方中赤小豆，凉血解毒，清热利湿；当归补血和血，引血归经；炮姜温中止血，并制黄芩寒性；黄芩清热燥湿止血；侧柏叶凉血止血；仙鹤草收敛止血；白术、甘草益气固中，甘草且和诸药。济生乌梅丸，由乌梅、僵蚕组成，出自严用和《严氏济生方》。陈修园将其选入《时方歌括》，并谓"治大便下血如神"。重庆名医龚志贤先生，将本方加味，用治直肠、声带、宫颈息肉，均取得显著的效果，并释"乌梅性味酸平，有敛肺、涩肠、入肝止血，蚀恶肉、化痔消息肉之功……僵蚕有消风、化痰、散结之功"（《龚志贤临床经验集·济生乌梅丸加味治疗直肠、声带、宫颈息肉》）。故将二药加入方中，服后下血果止。惜患者便血止后，未去医院复查，息肉是否消除或缩小，不得而知。

七、发呆干呕

女生肖琳，年十七，岳池县万寿乡人。1990 年 10 月 22 日来诊。

患者 1990 年中考，录入我校九三级中医专业。8 月 16 日，该生突然昏仆，不省人事，口角流涎，汗出肢冷。急移于床，灌以姜汤，不知吞咽。经十余分钟，却自苏醒，醒后头晕乏力，又如常人。父母见女病已愈，心情始舒。讵料次日昏厥又发，连续不断，或每日一发，或间日一发。治疗半月，未得控制，且昏厥时间延长，病情有所加重。至开学数日，女病未愈，肖母遂致信学校，阐明伊女未能按时到校缘由，并请延时到校。9 月中旬，赴南充川北医学院附属医院治疗。住院二十余日，病得控制，未再昏厥，于 10 月 10 日出院，带药回家调养。出院数日，昏厥再现。素性活泼之女，而今终日呆坐，寡言少语，纳谷乏味，饮食偏少，夜卧少寐，辗转不宁。本欲再送医院，无奈经济拮据，遂按医院用药，购买服用。病未痊愈，父母岂敢让女离家到校？但恐延期日久，学校改录他人，遂于 10 月 21 日，其母专程来校，说明其女病情，求校长再宽时日。校长石君义伦，闻言即谓："开学时近两月，缺课已多，颇难跟上课程，不如令爱愈后，复读初中，明年再考。"肖母闻言便谓："小女有志中医，错过今年，便无机会。"盖我校中医专业，三年招生一次，三年后其女自无机会矣。肖母乃向校长苦苦祈求，校长矢口不允，却谓伊曰："汝可带令爱来校，请我校中医教师看看，住处煎药，均好解决。"言罢，校长带伊，前来见余。伊向余陈述其女病情，随后即问："中医可治此病？"余曰："令爱来校，诊后方知。"当日回家，次日上午，母女同至。

询其所苦，肖母即谓："每日间或发呆，目不眴动，端坐不语，问亦不答，频频干哕，或吐白沫，十余分钟醒悟，恢复正常。"余转询肖生："发病时汝可知否？"答曰："头脑迷糊，一片空白，往事今事，概无记忆。"肖母又告："两月来精神不振，心悸不宁，纳呆乏味，夜难安枕。"观其舌淡苔白，中根厚腻，切脉沉细而缓，双手不温。询知足亦常冷。脉症合参，当属肝胃虚寒，内停水饮所致。宜温中散寒，降逆化饮为治。方用吴茱萸汤合茯苓、甘草加味。

处方：吴茱萸 9g（单煎数分钟去水，再纳诸药，加水同煎），党参 15g，炙甘草 6g，大枣 10g，茯苓 20g，桂枝 15g，半夏 15g，赭石 24g，首乌藤 30g，生姜 15g。水煎温服。

肖母捡回中药，拙荆为其煎熬。1 剂后病情大减；原方连进 3 剂，诸症悉除。饮食调养，月余康复。此病愈后，学生颇受鼓舞，坚定信心，学习中医。该生毕业后，考入成都中医药大学，现为我县乡镇医院中医。

按： 浊阴干胃，胃气不降，反而上逆，出现干哕，甚或呕吐涎沫；水气凌心，则精神不振、心悸不宁；寒水中阻，阳气不伸，则四肢不温；脾虚湿困，则纳呆乏味；阴寒阻于中焦，心肾难交，故夜难成寐；寒邪循经上逆，脑失温养，则头脑呆滞、记忆顿失，甚则昏厥。故以温中散寒，降逆化饮之法治之。方中吴茱萸温胃暖肝，降逆止呕，并以半夏、赭石、生姜助之，温降止呕之力益强；党参、炙甘草、大枣，益气健脾，培土守中；茯苓与桂枝、炙甘草合用，为茯苓甘草汤，扶助心阳，宁心安神；首乌藤交通阴阳，养心安眠。两方合用，切中病机，故能 3 剂而愈，迄今未曾复发。

或问：方中吴茱萸因何重用，而又煮去头水？答曰：吴茱萸善治心腹积冷，心下结气，用治肖生之疾，实属对证，然非重用，不足降逆散寒。而吴茱萸大辛大热，常用量为 1.5～4.5g，过重每易中毒，出现腹痛腹泻、视物模糊、头痛眩晕等症。先父在中公尝谓余曰："吴茱萸量过二钱（6g）者，须煮去头水，除去药毒，再与诸药同煎，方无斯弊。"此后重用吴茱萸，咸守此法。

八、夏咳秋止七年不愈

徐妇建群，年三十八，渠河乡人。1989年9月2日来诊。

夏咳秋止，连续7年。来诊时，咳已两月，西药乏效，求服中药。观其形容消瘦，面色晦暗。切脉须臾，咳声即起，遂停诊待咳。咳则连声不断，兼有喘息，直至咳出黄色稠痰，咳方暂止。咳痰吁气，涕泪俱出。俟其平息，诊得脉象细数，舌红苔黄中厚，边有瘀点，下有青筋。询得胸紧隐痛，鼻痒喷嚏，口渴饮冷。并告：连续7年，病起盛夏，而止秋凉。初始咳轻，因未重视，遂成顽疾。近年夜间咳甚，日咳稀少，且夜卧右安，左卧即咳。综合脉症，当属肺热兼瘀之咳嗽也。治宜清泄肺热，活血化瘀。

处方：麻黄6g，杏仁12g，半夏15g，黄连15g，瓜蒌皮15g，枳壳15g，桔梗15g，茯苓15g，当归10g，桃仁15g，胆南星12g，炒苏子10g，地龙10g，丹参12g，大黄10g，甘草6g。2剂，水煎温服。

二诊（9月6日）：首剂服后，反觉气促。续服次剂，咳喘大减，胸闷咳痛、鼻痒喷嚏亦除。唯痰黏难咳，咽喉干痒，稍劳仍喘。舌苔转白，边有瘀点，脉象沉缓。上方稍作加减，续进。

处方：麻黄6g，杏仁12g，半夏15g，黄芩15g，瓜蒌皮15g，枳壳15g，桔梗15g，牛蒡子15g，当归10g，桃仁15g，胆南星12g，桑白皮10g，地龙10g，丹参12g，浙贝母10g，甘草6g。2剂，水煎温服。

服后咳痰渐少，患者见方药甚效，欲图根治，9月14日专来求开"断根"方药。余嘱：原方连服数剂，即可"断根"。后数年，带女来诊，告之：二诊方共进6剂，咳止喘息，夏季未再咳矣。

按：或问：此妇何逢夏则咳？答曰：盖夏至一阴生，天虽暑热，而藏阴气，或贪凉露宿，或畏热饮冷，皆易感伤阴寒。经曰："形寒饮冷伤肺。"日积月累，寒蓄肺中，日久化热，灼津成痰，肺失宣肃，咳即作焉。或治不得法，或治不及时，日久不愈，留下宿根。人畏长夏热，趋凉避暑，一旦受凉，引发宿疾，咳难遽止。秋后天凉，饮冷既少，露宿亦绝，增衣添袭，风冷反难侵袭。况入秋金气当令，天助肺金，肺气渐旺，故咳嗽渐止。患者夏咳 7 年，为时已久。"久发、频发之恙，必伤及络，络乃聚血之所，久病必瘀闭"（《叶氏医案存真》）。且其面色晦暗，胸紧隐痛，舌有瘀点，下有青筋，咳嗽日轻夜甚，必有瘀血，阻于肺络；而右卧则安，左卧即咳者，亦为瘀血咳嗽之特征也。此在《血证论·咳嗽》中已有论述："又有咳嗽侧卧一边，翻身则咳益甚者……盖瘀血偏着一边，以一边气道通，一边气道塞。气道通之半边，可以侧卧；气道塞之半边，侧卧则更闭塞，是以翻身则愈加咳逆也。宜血府逐瘀汤加杏仁、五味子主之。侧卧左边者，以左边有瘀血，故不得右卧也，右卧则瘀血翻动，益加壅滞，宜加青皮、鳖甲、莪术，以去左边之瘀血；侧卧右边者，以右边有瘀血，故不得左卧也，宜加郁金、桑白皮、姜黄，以去右边之瘀血。"然徐妇口渴饮冷、痰黄而稠、舌红苔黄、脉象细数，又为内有郁热，故于清泄肺热中酌加活血化瘀之品。方中麻黄、杏仁、桔梗，宣肺止咳，麻黄且"利九窍，调血脉"（《日华子本草》），用之可利肺窍、畅络脉；桔梗祛痰，并"开肺气之结"（《重庆堂随笔》）；半夏、黄连、瓜蒌皮、胆南星，清热化痰，宽胸散结；茯苓健脾化痰；枳壳、炒苏子，理气宽中，降气消痰；当归、桃仁、丹参、大黄，活血祛瘀；地龙善治肺热喘咳；甘草调和诸药。2 剂后，痰热瘀血渐消，喘咳亦减。二诊症见痰黏难咳、咽喉干痒，加入牛蒡子、浙贝母、桑白皮，利咽清肺，平喘化痰。守方续进，宿恙竟除。

九、室女乳泣

严姓女，赛龙人，内子闺友也。年逾花信，待字闺中。1967 年仲夏，突患乳泣。初，乳溢量少，且属偶见，未予重视。渐次增多，却因羞涩，仍未治疗。未几，胸前衣湿，且有乳气，无颜外出。其母促其远处求医，免生闲言。遂于 9 月下旬，去罗渡医院诊治，查乳房、生殖系统，均无明显异常，予西药数种，带回服用。数日药尽，乳溢如故，乃私告内子，祈求询余，可否医治。余闻而曰："此气血亏虚所致也，补之可愈。"严女遂于 10 月 5 日来诊。

见其形体清瘦，面色萎黄。询之，则谓："乳汁溢出，量多如水，滴沥不绝，胸前衣湿，常垫草纸。"再询："乳胀痛否？"答曰："乳房柔软，不胀不痛。"并询得稍劳即汗，头晕心悸，神疲乏力。年十八，月汛始潮，之后恒延期而至，量少色淡，偶夹血丝。舌淡苔薄白，脉象细弱。综合脉症，病属室女乳泣。系气血亏虚，固摄无力所致。治宜益气养血，固摄止溢。方用十全大补汤加味。

处方：黄芪30g，党参20g，白术15g，茯苓15g，当归15g，川芎12g，白芍15g，熟地黄15g，桂枝12g，五味子10g，芡实15g，牡蛎30g，甘草6g，川牛膝10g，炒麦芽30g。水煎温服。

服1剂乳泣减少；2剂后未再溢出乳汁，月经亦趋正常。

按：妇人乳汁，系由冲任气血所化。人体气血调和，经络通盛，则应期下注冲脉，成为月经。产后哺乳，则血随冲脉及足阳明经脉流入乳房，变为乳汁。此乃正常生理功能。然严女尚为室女，何成乳汁，且现乳泣？盖体虚而气血逆乱，冲脉气血，上多而下少，以致乳泣不止。血既上注，化乳溢出，则冲脉血枯，胞宫不满，故月经延后而量少也。方用十全大补汤，温补气血，调和阴阳；加五味子收敛固涩；芡实补脾肾而涩精。能涩精者，亦能固涩乳汁外溢。盖精血同源，乳汁为血液所化，故可借以固涩乳汁外溢；牡蛎收敛固涩；炒麦芽功能回乳，古书多有记载。服后气血得补，冲脉得安，外溢得固，乳泣自能获愈。

十、通宵赌博致眼凸

朱勇，赛龙人，年逾而立。患目珠前凸，胀而微痛，已数月矣。近月眼凸益甚，伴视力下降，近视尚可，远视模糊。某医诊为"甲亢"，医治无效。后经川北医学院附属医院检查，排除"甲亢"。1991年8月17日，知余暑假回乡坐堂，乃来求治。

细询之，除上症外，尚有遇风泪出、大便溏薄、尿黄短涩。叩其病因，朱乃实告："吾喜赌博，夜辄酣战达旦。初觉双目干涩，渐次眼珠渐凸。"余轻按其目，则谓："眼珠胀甚。"舌苔白而厚腻，脉沉细弦。此因长伴牌桌，通宵达旦，忍困不眠，目不得息，久视伤血所致。本当补益气血，然患者舌苔厚腻，显系湿邪内阻，权先利水除湿、理气消胀。用五苓散加味治之。

处方：桂枝 15g，白术 15g，茯苓 15g，猪苓 10g，泽泻 18g，车前子 15g，决明子 15g，香附 15g，夏枯草 20g，菊花 15g，甘草 6g，柴胡 15g，枳壳 15g。2 剂，水煎温服。并嘱其戒赌夜息，否则难治。

二诊（8 月 21 日）：目胀减轻，舌苔稍薄，脉象沉弦。嘱守方续进。

至 8 月 30 日，余回校前，已进药 8 剂，二便正常，苔转薄白，泪出减少，眼凸明显内收，视力有所提高。拟杞菊地黄汤，加参、芪、归、芍，以善其后。并嘱再勿夜赌。

按：《素问·宣明五气》云："久视伤血……久坐伤肉。"伤血，即伤肝也。伤肉，即伤脾也。盖肝藏血，主疏泄，肝之经脉系于目。人之视力正常，全赖肝气疏泄，肝血滋养。若用眼过度，眼疲伤肝，致肝血调节失常，即"久视伤血"。且"人卧血归于肝，肝受血而能视"（《素问·五脏生成》）。朱却通宵豪赌，忍困不寐，血不入肝，视力安不下降？久坐不动，脾胃受伤，饮食减少，化源不足，肌肉必然消瘦。脾不健运，又生内湿。肝既受伤，疏泄失常，气滞不行，水湿不运，阻于眼珠，故眼珠作胀。日积月累，眼珠外凸。

或问：湿何独阻眼球？答曰：邪之所凑，其气必虚。久视既伤肝血，连日赌博，彻夜不眠，血不归肝，眼无肝血滋养，岂不虚乎？故湿邪困于眼也。

方用五苓散加车前子，利水渗湿；车前子且能明目；柴胡、香附、枳壳，疏肝理气；决明子、菊花，明目止泪；菊花且治"目欲脱，泪出"（《神农本草经》）；夏枯草"善解肝气，养肝血，散结开郁"（《景岳全书·本草正》）；甘草调和诸药。湿邪除后，再以杞菊地黄汤滋肾养肝，加参、芪益气，归、芍养血，以善其后。

十一、头痈感冒复发

周女玉珍，年甫二旬。1994 年 11 月 3 日来诊。

头顶偏右，生一痈肿，大小约 6cm×6cm，高约 3cm。自云此痈消而复发，已逾五稔。每因感冒、受热，头痈迅肿，如覆一杯，待其自溃，月余渐愈。前三年每岁一发，近两年岁发二三。伴面色无华，倦怠乏力，稍劳心累，纳食亦少。余以手按之，微有波动感，乃谓患者曰："明日可切开引流。"舌淡苔薄白，切脉沉细无力。乃疏解毒托疮之剂。

处方：黄芪30g，桂枝15g，白芷15g，赤芍15g，当归15g，川芎15g，金银花15g，连翘15g，白术15g，山药20g，重楼15g，柴胡15g，甘草6g。水煎温服，间日1剂。嘱忌生姜。

次日，患者至，在痈右下方，剪除头发，消毒后纵向切一小口，引出脓液杯许，再以茶水洗净，用二八丹药条两根，自切口插入疮中，外贴黑膏药。前3日，每日来校换药一次。3日后，脓水已少，乃间日一换。

二诊（11月14日）：上方已进5剂，头痛脓净生肌，疮周作痒，患者谓：往年痈脓切开后，需治月余方可愈合，今仅11天，即将告愈。再拟扶正方善后。

处方：黄芪30g，党参15g，白术15g，茯苓15g，熟地黄15g，当归15g，川芎15g，赤芍15g，白芍15g，肉桂10g，金银花15g，连翘15g，甘草6g。2剂，水煎温服。

患者服药凡7剂，外治10次而告愈，再未复发。

按：或问：此痈因何反复5年不愈？答曰：皆因痈溃疮顶，上部脓液易出，底部脓液囊贮。疮顶脓净，生肌封口，底部残脓，兜留潜伏。或遇感冒，或受热邪，致气血壅滞，残脓受热，毒增疮发。况患者气血本虚，难托疮毒，故亦难愈。余治其痈，取痈下方，纵向低位切口，脓易流出，不致兜脓贻害。方中金银花、连翘、重楼、白芷等品，解毒排脓；又用黄芪、白术、山药、当归、甘草等味，补益气血，扶正托毒。外用二八丹、黑膏药，化腐提脓，生肌长肉。故能速愈而不复发。

气血亏虚，疮溃难愈，须大补气血，方能获愈。曾治一林姓妪。右足冲阳，生疮溃后，3年不愈。1989年秋，就余诊治。见其疮口全白，筋膜覆盖，四周皮色淡暗，按之硬痛。余用红升丹，将白筋化除，而肉色淡白，毫无血色。改用生肌丹数次，竟不收口，乃疏十全大补汤内服。彼接处方，面有难色，谓家中数只母鸡，病死殆尽，别无生财之道，实无配方之资。余乃将其历次药费，凡一元五角，悉数退还，嘱去药店，购买黄芪100g，宰鸡炖服，疮可速愈。半月后专来相告："当日购得黄芪，家中尚有病死鸡肉，便与黄芪炖服，疮口逐日缩小，旬日果愈。"

十二、十年不愈之井疽

游妇世芬，年四十五。2002 年 3 月 18 日来诊。

胸下鸠尾，生一顽疮，夏溃冬敛，十稔不愈。其夫闻余晓中医外科，伴之来治。

观其胸下，起一硬结，上窄下宽，状如葫芦，长约 6cm，上部宽约 2.5cm，下部宽约 6cm，肤色淡暗，按之硬痛，四周瘙痒。自云 10 年前夏季，此处起一小疖，痒而搔之，破皮出血，溃如蜂窝，多孔出脓，状如豆渣。经治不愈，至冬疮敛口收，来年入夏，复发如昔。因起居无碍，痛痒不甚，遂未深治，迄今十易寒暑矣。来诊时尚未溃孔，疮面暗淡，坚硬如石，其处瘙痒，夜间尤甚，面额黧黑，精神不振，衣着厚实，四肢犹冷。舌淡苔白腻，切脉沉细。其疮所生部位，正当鸠尾，应名为"井疽"。然日久不愈，乃正气虚弱，冷脓瘀毒宿留所致。治当扶正托邪，温散寒结，解毒排脓。用阳和汤加味治之。

处方：麻黄 6g，生地黄 15g，鹿角片 10g，干姜 10g，肉桂 10g，白芥子 10g，黄芪 20g，当归 15g，川芎 15g，蜈蚣 2 条，皂角刺 6g，白鲜皮 30g，地肤子 30g，连翘 15g，浙贝母 15g，薏苡仁 30g，白芷 15g，甘草 6g。3 剂，水煎温服。

二诊（3 月 24 日）：连进 3 剂，精神有振，四肢已温，瘙痒渐除。上方去白鲜皮、地肤子，加党参、白术，以增益气健脾之力。

后守此方，偶有加减，共进 12 剂，肿硬消散，色转正常。当年夏季，未再复发。

按：井疽之名，出自《灵枢·痈疽》，其曰："发于胸，名曰井疽。"《医宗金鉴·外科心法要诀》云："井疽心火发中庭，初如豆粒渐肿疼，心躁肌热唇焦渴，红活易治黑陷凶。"并注释曰："此证生于心窝，属任脉中庭穴，由心经火毒而成。初如豆粒，肿痛渐增，心躁如焚，肌热如火，自汗唇焦，大渴饮冷，急服内疏黄连汤或麦灵丹。若烦闷作呕，发热无汗者，夺命丹汗之；如红活高肿者顺，黑陷平塌者逆。"然其对日久不愈者，又当何治，未曾记载。据其夏溃冬敛，十年不愈，则正虚可知；疮面暗淡，坚硬如石，面额黧黑，脉象沉细，舌淡苔白腻，又可推知内有寒痰宿毒。然此疮因何夏溃冬敛？盖夏季阳旺，体内阳气，向外发散，陈疮宿毒，得天时之助，亦化脓溃出，然痛痒轻微，故不深治。秋冬阳气收敛，脓水减少，毒瘀亦内敛潜伏。周而复始，日久不愈者，皆正气亏虚，不能托毒之故也。是以宜扶正托毒，温化寒结。方用阳和汤加黄芪、当归、川芎，益气补血，温通寒滞；蜈蚣解毒散结，通络止痛；连翘、皂角刺、浙贝母，消肿散结，托毒排脓；白芷消肿排脓，且止瘙痒；薏苡仁健脾除湿，兼能排脓；白鲜皮、地肤子，祛风除湿，解毒止痒。二诊时加入参、术，更增扶正之力，而促使顽疮速愈。

或问：疮无溃口，尔云解毒排脓，其宿毒残脓，自何而出？答曰：人体经络相连，气血贯通，疮毒脓液，可经正气吸收、经络输转，再经二便，排出体外。余曾治一胸椎结核，经 X 线片检查示：背部大面积脓肿。患者无钱手术，后经余治，内服扶正托毒之剂，外敷阴毒内消药膏。半年后，背部脓液，全部吸收，经二便排出。后据患者所述：解出如墨黑尿液，及脓样大便，为时近年。可见疮脓，不经开刀引脓，亦可在药物作用下，至二便而出。然此为不得已之法，且脓出缓慢，费时较多。